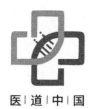

医工交叉系列教材出版工程

医道中国概论

苏佳灿　黄标通　徐　可　陈　晓　**主编**

王　彤　谭　鸣　**主审**

U0256479

上海大学出版社

·上海·

图书在版编目(CIP)数据

医道中国概论 / 苏佳灿等主编. —上海：上海大学
出版社，2023.1
ISBN 978-7-5671-4675-4

Ⅰ.①医… Ⅱ.①苏… Ⅲ.①医学—技术发展—中国
Ⅳ.①R-12

中国国家版本馆 CIP 数据核字(2023)第 007648 号

责任编辑　刘　强
封面设计　缪炎栩
技术编辑　金　鑫　钱宇坤

医道中国概论

苏佳灿　黄标通　徐　可　陈　晓　主编

上海大学出版社出版发行
(上海市上大路 99 号　邮政编码 200444)
(https://www.shupress.cn　发行热线 021-66135112)
出版人　戴骏豪

*

南京展望文化发展有限公司排版
江苏凤凰数码印务有限公司印刷　各地新华书店经销
开本 787mm×1092mm　1/16　印张 14　字数 306 千字
2023 年 2 月第 1 版　2023 年 2 月第 1 次印刷
ISBN 978-7-5671-4675-4/R·27　定价　68.00 元

版权所有　侵权必究
如发现本书有印装质量问题请与印刷厂质量科联系
联系电话：025-57718474

医道中国·医工交叉系列教材出版工程

总顾问：刘昌胜　张英泽　戴尅戎
总主编：苏佳灿

《医道中国概论》编委会

主　审：王　彤　谭　鸣
主　编：苏佳灿　黄标通　徐　可　陈　晓
副主编：耿　振　井莹莹　姚　萱　魏　彦

编委（按姓氏笔画排序）

王　敏	王嘉丽	石业娇	丛　薇	刘心如	刘　晗
苏　笠	李啸群	何世鹏	张　浩	陈双双	陈伟凯
胡宏岗	胡　衍	高　飞	郭嘉炜	崔　进	

目 录

绪　论　从医道中读懂中国 ⋯⋯⋯⋯⋯⋯⋯⋯⋯⋯⋯ 001

第1章　从殊途同源到各自璀璨——东西方医学发展简述 ⋯⋯⋯⋯ 008

　本章提要 ⋯⋯⋯⋯⋯⋯⋯⋯⋯⋯⋯⋯⋯⋯⋯⋯⋯⋯⋯⋯ 008

　导语 ⋯⋯⋯⋯⋯⋯⋯⋯⋯⋯⋯⋯⋯⋯⋯⋯⋯⋯⋯⋯⋯⋯ 008

　1.1　天人相应的整体观——东西方古代医学起源 ⋯⋯⋯ 009

　1.2　神权为上还是君权为上？——唐宋元明与中世纪医学的不同
　　　 发展 ⋯⋯⋯⋯⋯⋯⋯⋯⋯⋯⋯⋯⋯⋯⋯⋯⋯⋯⋯ 012

　1.3　逻辑观察还是明心见性？——明清时期与文艺复兴后的两极
　　　 分化 ⋯⋯⋯⋯⋯⋯⋯⋯⋯⋯⋯⋯⋯⋯⋯⋯⋯⋯⋯ 018

　1.4　中学西还是西学中？——现代中西医结合的辩证讨论 ⋯⋯⋯ 022

　1.5　传统医学发展黄金时代——新时代中国特色社会主义时期的
　　　 中医新发展 ⋯⋯⋯⋯⋯⋯⋯⋯⋯⋯⋯⋯⋯⋯⋯⋯ 025

　思考题 ⋯⋯⋯⋯⋯⋯⋯⋯⋯⋯⋯⋯⋯⋯⋯⋯⋯⋯⋯⋯⋯ 027

第2章　江山代有才人出　各领风骚数百年——历史上的大
　　　 医生 ⋯⋯⋯⋯⋯⋯⋯⋯⋯⋯⋯⋯⋯⋯⋯⋯⋯⋯⋯ 029

　本章提要 ⋯⋯⋯⋯⋯⋯⋯⋯⋯⋯⋯⋯⋯⋯⋯⋯⋯⋯⋯⋯ 029

　导语 ⋯⋯⋯⋯⋯⋯⋯⋯⋯⋯⋯⋯⋯⋯⋯⋯⋯⋯⋯⋯⋯⋯ 029

　2.1　从巫到医的萌芽开端 ⋯⋯⋯⋯⋯⋯⋯⋯⋯⋯⋯⋯ 030

　2.2　辉煌年代的璀璨明珠 ⋯⋯⋯⋯⋯⋯⋯⋯⋯⋯⋯⋯ 032

　2.3　弃医报国的伟大豪杰 ⋯⋯⋯⋯⋯⋯⋯⋯⋯⋯⋯⋯ 036

　2.4　走向中国的国际友人 ⋯⋯⋯⋯⋯⋯⋯⋯⋯⋯⋯⋯ 038

　思考题 ⋯⋯⋯⋯⋯⋯⋯⋯⋯⋯⋯⋯⋯⋯⋯⋯⋯⋯⋯⋯⋯ 041

第3章　工欲善其事　必先利其器 ⋯⋯⋯⋯⋯⋯⋯⋯⋯⋯⋯ 043

　本章提要 ⋯⋯⋯⋯⋯⋯⋯⋯⋯⋯⋯⋯⋯⋯⋯⋯⋯⋯⋯⋯ 043

导语 ·· 043

3.1 黑暗中摸索前进——传统文明古国的诊疗智慧 ··········· 044

3.2 从蒙昧到科学 ·· 047

3.3 乘着科技进步的东风 ··· 050

思考题 ··· 053

第4章 白衣天使是怎样炼成的——医生社会地位的演变 ········ 054

本章提要 ·· 054

导语 ·· 054

4.1 起始的光明 ··· 055

4.2 漫长的黑暗 ··· 056

4.3 乍现的星光 ··· 059

4.4 黎明前的黑暗 ·· 061

4.5 新时代的曙光 ·· 063

思考题 ··· 064

第5章 述瘟疫史话 道大国兴衰 ···································· 065

本章提要 ·· 065

导语 ·· 065

5.1 瘟疫与起义：华夏改朝换代的催化剂 ······················· 066

5.2 瘟疫与战争：操控西方帝国盛衰的命运之手 ·············· 069

5.3 天灾与人祸：关系人类生存的根源 ·························· 071

5.4 合作与共赢：中国与世界卫生组织的互动 ················· 073

思考题 ··· 075

第6章 兼容并蓄 继往开来——做勇攀高峰的医学传承者 ····· 076

本章提要 ·· 076

导语 ·· 076

6.1 活水源头民间医学教育出人才 ································· 077

6.2 立足前朝官办医学教育达鼎盛 ································· 080

6.3 各方力量促近代医学教育发展 ································· 083

6.4 海纳百川迎接医学教育新时代 ································· 086

思考题 ··· 090

第 7 章　医学与社会 ………………………………………………………… 091

 本章提要 ……………………………………………………………………… 091

 导语 ………………………………………………………………………… 091

 7.1　"新晴好天气,谁伴老人游?"——老年群体的重视 …………… 091

 7.2　"儿童也爱晴明好,纸剪风鸢各一群"——儿童健康的保障 …… 094

 7.3　"十月胎恩重,三生报答轻"——生育安全的提升 ……………… 096

 7.4　"千磨万击还坚劲,任尔东西南北风"——病残生活的改善 …… 099

 7.5　"但愿人长久,千里共婵娟"——流行疾病的抗争 …………… 102

 思考题 ……………………………………………………………………… 104

第 8 章　如何实现人人"看得上病,吃得起药"? …………………… 105

 本章提要 ……………………………………………………………………… 105

 导语 ………………………………………………………………………… 105

 8.1　封建社会的"劫富济贫" ……………………………………… 106

 8.2　近代中国的"水生火热" ……………………………………… 108

 8.3　新中国成立后的"与日俱进" ………………………………… 110

 8.4　全民小康的"阳光普照" ……………………………………… 113

 8.5　西方医疗的"皇帝外衣" ……………………………………… 116

 思考题 ……………………………………………………………………… 119

第 9 章　古往今来战胜疾病的巧妙科技 …………………………… 120

 本章提要 ……………………………………………………………………… 120

 导语 ………………………………………………………………………… 120

 9.1　古代医学科技的璀璨明珠 …………………………………… 121

 9.2　呕心沥血的近代医学科技 …………………………………… 123

 9.3　当今时代医学的科技风口 …………………………………… 125

 9.4　生物科技自我管治与伦理意识 ……………………………… 126

 思考题 ……………………………………………………………………… 128

第 10 章　中华传统文化与祖国中医药学的发展 …………………… 129

 本章提要 ……………………………………………………………………… 129

 导语 ………………………………………………………………………… 129

 10.1　神话启蒙与传统医学的萌芽 ………………………………… 130

10.2　传统中医药,传承在民间 ………………………………………… 132

10.3　百家争鸣的稷下学宫,中华医学逐渐成熟 ………………… 136

10.4　时代洪流下中医药现代化踔厉奋发 ………………………… 138

思考题 …………………………………………………………………… 141

第 11 章　究天人之际　通健病之变 ……………………………… 142

本章提要 ………………………………………………………………… 142

导语 ……………………………………………………………………… 142

11.1　生命离不开空气 …………………………………………………… 144

11.2　绿水青山就是金山银山 ………………………………………… 146

11.3　论人类回归自然 …………………………………………………… 150

思考题 …………………………………………………………………… 152

第 12 章　影视剧中啼笑皆非的医学乌龙 …………………………… 153

本章提要 ………………………………………………………………… 153

导语 ……………………………………………………………………… 153

12.1　你真的病了吗? …………………………………………………… 154

12.2　你真的了解医生如何施治吗? ………………………………… 156

12.3　这么急救合适吗? ………………………………………………… 158

12.4　还原一个真实的医生 …………………………………………… 161

思考题 …………………………………………………………………… 163

第 13 章　让世界看到中医药的魅力 ……………………………… 165

本章提要 ………………………………………………………………… 165

导语 ……………………………………………………………………… 165

13.1　中医药飘香的丝绸之路 ………………………………………… 166

13.2　丝绸之路上西域医学的发展 …………………………………… 168

13.3　中医药文化走向海外之旅 ……………………………………… 171

13.4　当代中医药与"一带一路" …………………………………… 173

思考题 …………………………………………………………………… 176

第 14 章　始于仁心,忠于国法 …………………………………… 178

本章提要 ………………………………………………………………… 178

导语 ……………………………………………………………………… 178

14.1　道德维系古代医患关系 ·························· 179

14.2　封建法条保护上层阶级 ·························· 181

14.3　近代法制缓解医患紧张 ·························· 183

14.4　当代法律德法并重、以人为本 ···················· 185

思考题 ·· 188

第 15 章　医学与健康信息传播 ························· 190

本章提要 ·· 190

导语 ·· 190

15.1　古代中医信息传播 ······························ 190

15.2　在传教中发展的西方医学 ························ 192

15.3　插上翅膀的医学健康信息传播 ···················· 193

15.4　新媒体时代下妖魔化的医患关系 ·················· 197

思考题 ·· 201

第 16 章　医学与未来——科技发展推动未来医学变革 ········ 202

本章提要 ·· 202

导语 ·· 202

16.1　永生的探索 ···································· 203

16.2　手术的困境 ···································· 205

16.3　器官的再造 ···································· 208

16.4　诊疗的挑战 ···································· 209

思考题 ·· 211

绪　论

从医道中读懂中国

医学很重要。医学涉及生老病死，从摇篮到坟墓，一生与人相伴。有人把医学称为上位学科——"百科之首"。

医学很艰深。坊间流传着一句话："劝人学医，天打雷劈。"虽然有玩笑的成分，但某种程度上说明了学医的难度。学医难在两点，一是要学的内容很多，二是成才的周期很长。一方面感慨人体结构的复杂精妙，一方面感慨学业的艰难困苦，这就是医学生的常态。

医学很伟大。自然界的生存法则是"物竞天择，适者生存"，而医学的存在恰恰是对抗这一天然法则，简直是"逆天而行"。每个人的归宿都是一样的，大家都在"排队"，医学的作用就是防止有人"插队"，时不时把人从"队伍"里拎出来往后面排排。

医学很无奈。美国纽约东北部的撒拉纳克湖畔，E. L. Trudeau 医师的墓志铭镌刻着"To Cure Sometimes, To Relieve Often, To Comfort Always."，即"有时去治愈，常常去帮助，总是去安慰"。这段话越过时空，久久地流传在人间，至今仍闪耀着人文之光。现在尽管医学已经高度发达，然而能解决的问题仍然十分有限。

能上升至道的学问不多，医学算是一个。医道，狭义的理解为医术，指治疗疾病的各种技术；广义的理解为医学涉及的各种道理。医道的发展不是孤立的，内蕴大千世界，五彩缤纷，关联几乎人参与的一切活动。

医学相伴的是历史。中国许许多多的历史事件背后都有医学的影子，在许多历史关口都留下了医学的故事，有时甚至改变了历史走向，决定了兴衰更替。

医学折射的是文化。中国传统医学和传统文化相生相辅，医学塑造了文化，文化又反过来推动医学的发展。中国自古推崇天人合一的理念，传统医学也多取之自然，用之自然。

医学关联的是政治。中国自古推崇不为良相便为良医的入世哲学，将医学和出将入相放在同等位置。医学为文人士子在学而优则仕之外，另辟了一条通往实现价值的康庄大道。

医学比拼的是科技。在现代社会，医院就是现代科技集大成的博物馆，是诺贝尔奖成果的集中展示。心电图、磁共振、质子刀……背后是一个个人类科技与智慧的结晶。

我们生活在一个医疗技术爆炸的时代。借助数学、物理学、化学知识和工具，人类从未如此了解自己的身体，近几十年来医学的进步超过了过去几百年之和。医学相关话题总能占据热搜榜头条。肿瘤治疗的突飞猛进让我们欢欣鼓舞；基因编辑婴儿让我们看到了失去伦理制约会带来怎样的伤害；新冠病毒大流行让我们看到人类面对病毒的无奈；医学疫苗的快速问世让我们看到免疫技术的日新月异；基因编辑技术让我们找到改造自身遗传密码的工具……医学让我们一时自信满满，一时垂头丧气。

回顾历史长河，中国有着5 000年的璀璨文明，医学从中华民族诞生的那一刻起一直守护着我们。中国在人类发展史上有相当长一段时间处于巅峰状态，其文化、历史、科技等在人类文明史中一直闪耀着夺目的光彩。中国传统医学不仅为中华民族保驾护航，还通过各种途径传布全世界，保存传递生生不息的文明火种。随着西方现代医学的传入，从起初的对立到现在的融合，中西医结合在现代中国医疗体系中扮演着越来越重要的角色，其背后彰显的不仅是技术层面的交流，更是古老中华文明的自信与回归。

医学与我们的生活息息相关，与中国的发展密切相连。我们不妨先抛开复杂的医学专业书籍，跟随编者一起了解一下医道背后的故事，从一个崭新的角度，看到专业书背后中国医学波澜壮阔的发展史，看到一个个鲜活人物、事件背后的医学故事，让大家在轻松之余能够更懂医学，更懂中国。

信任：妙药银针除病去，丹心圣手唤春回

信任是良好沟通的前提和基础。国之大医，中国肝胆外科之父吴孟超院士曾经说过："医生和患者是同一战壕里的战友，他们共同的敌人是疾病。"没有医患之间的充分信任，治疗效果往往会大打折扣。如果医生和患者之间相互猜疑、互相提防，怎么可能击败病魔呢？信任对疾病治疗到底有多重要，我们来看两则故事。

三国时期，一次关羽在樊城作战中右臂被毒箭射中，关羽疼痛不已，伤口慢慢肿大，战斗力直线下降。华佗是当时的一代名医，声名远扬，部下费了许多周折终于请到华佗为关羽诊治。华佗仔细检查了关羽的伤口后不住地叹气。

"关将军，您中的是乌头毒箭，毒已侵入骨髓，办法我有，可就怕您受不了疼痛啊！"听了华佗的话，关羽微微一笑，说："在战场出生入死，千军万马尚不怕，难道还会怕一点儿疼痛吗？先生尽管放手治疗，不必担心我，如果能够把我的右臂医治好，关羽感谢不尽！"华佗心里一阵感动，说："我准备在房梁上钉一个铁环，请您把右臂伸进铁环中固定好，我再把您的眼睛蒙上动手术。"

"不用铁环了，太麻烦。"关羽说："您就直接用刀吧，我保证不动。"

第二天，关羽在大帐设宴，先犒劳华佗。宴会结束后，关羽一边和谋士对弈，一边脱去外衣，把右臂伸给了华佗。华佗取出尖刀，消了毒，割开关羽的胳膊，只见里面的骨头早已变成了青黑色。华佗用刀"咔嚓、咔嚓"地将骨头上的毒全部刮干净，缝合伤口，敷上药，包扎好，手术做完时已是满身大汗。尽管关羽疼痛难忍，但他一动不动，配合完成了手术。等手术完毕，关羽站起身来对华佗说："先生，现在我的右臂已经不疼了，看，我又能像以前一样活动了。您真是妙手回春！"手术之后关羽很快恢复了战斗力。

华佗另外一个病人也是鼎鼎有名。曹操患有头风病，发作的时候头疼欲裂，十分痛苦。他也打听到华佗医术非常有名，人称神医，于是把华佗召来，请他为自己诊治。华佗

开始时用针灸帮曹操缓解头疼，针到病除，曹操立刻觉得头疼好了很多。但过了一段时间，曹操的头风病又恢复到以前的发作程度，曹操要华佗想办法一定要除根。

华佗仔细为曹操检查后，说："除根也不是不可以，但是需要做一个手术。"

曹操心里疑惑，说："你打算怎么做？"

华佗说："需要将您的头颅用手术工具切开，找到里面导致疼痛的部位，切除掉就可以了！"

曹操听了大惊："大胆！你是谁派来的，竟想借机谋害我？"说完命令士兵把华佗押了下去，关进了大牢，按死刑犯来处理。

曹操的一些谋士劝说曹操："华佗的医术确实很高明，与人们的生死相关，还是把他放了吧！"曹操听后越发觉得华佗背后有人指使，更加不信任他，下令处死了华佗。后来曹操的头风病发作得越来越厉害，痛苦难忍，他叹息说："我悔不该杀了华佗，不然也不用这样痛苦了。"

两个故事对现在中国的医患关系仍有重要启发。如果患者都像曹操一样，认为医生满脑子想的都是加害自己，如果医生受到猜疑伤害后，一朝被蛇咬，十年怕井绳，把每个患者都预设为曹操，那我们只会看到越来越多的医患冲突和悲剧。如果医生和患者之间能像华佗和关羽一样，相信我们能看到一个又一个的医疗奇迹。

在缺少信任的医患关系里，没有人是赢家。

艺术：别有梓人传，精艺夺天工

艺术是医学的巅峰。学问的尽头是哲学，技术的归宿是艺术。医学技术不仅是具体实用的解除病痛的方法，当它发展到登峰造极的那一刻，便具有了美学价值，成为可以带来美感的艺术。正如北京协和医院郎景和院士所说："医学是个不确定的科学和可能性的艺术，是夺天地造化，化腐朽为神奇的艺术。"

中国古代早就有了免疫学思想的萌芽。葛洪，就是最早的免疫学萌芽思想的提出者。

东晋时候，人们发现，凡是被疯狗咬伤的人，都会得一种怪病，非常痛苦，受不了刺激，只要听见一点声音，就会抽搐痉挛，甚至听到倒水的响声也会抽风，直到痛苦地去世，所以人们把这种病叫作"恐水病"。

有一次，一个人被疯狗咬伤了，他惊恐万分，立刻跑来找到葛洪，苦苦哀求葛洪救他一命。"大夫，求您救救我吧！"葛洪之前已经遇到过许多类似的病人，尽管他竭尽全力医治，但都没有救活。看到病人苦苦哀求，葛洪决定，无论如何，这次要冒险一试。

原来，在葛洪的头脑里有一个非常大胆的设想。他猜想疯狗身上一定是有什么毒素，狗在咬人时通过伤口把毒素传染给人，人染上了疯狗体内的毒，自然会变"疯"死去。于是他想到了"以毒攻毒"的办法，用疯狗身上的毒来治疗被咬人身上的毒。

可是，疯狗身上的毒究竟藏在哪里呢？葛洪做过多次试验，他仔细检查了疯狗的肌肉、内脏、口水，最后，他想到应该用疯狗的脑子。想到这里，葛洪立刻让人把咬人的疯狗带过来，当场打死，从狗脑袋里取出脑髓，敷在病人的伤口上。这一次，葛洪成功了。这个人并没有像之前的病人一样出现恐水、发疯的情况，而是一直像正常人一样活着。后来葛洪用这种方法陆续治疗好许多被疯狗咬伤的病人。葛洪的这种做法，正是现代医学中免疫学的方法，比西方提出免疫学理论预防狂犬病早了一千五百年。

精妙的思想，精巧的设计，对同一种疾病治疗方法相隔千年的佐证，充满了艺术的对称美，不禁让人感慨传统与现代医学的交互辉映。

中华人民共和国成立后，由于我们起步晚，底子薄，医学领域在世界上领先的技术并不多，在其中，断肢断指再植是让世界惊叹的奇迹，也是中国对世界的贡献。

1963年1月2日，上海机床钢模厂青年工人王存柏在工作时右手腕关节以上1寸处不慎被冲床完全切断，半小时后被送到上海市第六人民医院救治。当时王存柏的伤情非常严重，血管、神经、肌肉、骨骼、肌腱完全离断，按照当时国内外处理此类伤情的方式，大多是为病人清洗伤口、消毒、缝合、包扎，然后王存柏从此永远失去右手。

幸运的是，王存柏遇到了陈中伟。

王存柏央求陈中伟把他的断手接上去。此时的陈中伟早已按捺不住心中的激动，"十年磨一剑"，早已苦练多年的技艺终于到展现的时候了。在那个时候，由于工厂安全措施不足，条件简陋，断手断脚的事故时常发生。放眼世界，对这种肢体离断伤，除了截肢也没有更好的办法。年轻的陈中伟在看到那么多患者的不幸遭遇后，便下决心定要攻克这一世界医学难题。手承担许多复杂精细功能，解剖结构极为复杂，尤其是众多血管、神经，最细的不足1毫米，将它们重新缝合起来并使其恢复原有功能，在当时医学界被认为是不可能的事。陈中伟一步一步摸索，用动物反复实验，尝试将动物离断的腿再接回，使其重新恢复原有功能。实验的成功距离实际的成功，需要的就是一个机会。

不同以往简单粗暴的截肢，这次陈中伟直面挑战，将离断的肢体再接回去。整个医院的医护人员都屏住呼吸，静静等待手术结束。面对毫米粗的血管和神经，陈中伟用比头发丝还细的针和线，在显微镜下一针一线地进行缝合。经过十个小时的努力，陈中伟重新连接起患者的肌肉、肌腱、骨头、神经和血管，成功地为王存柏进行了断肢再植。奇迹发生了，术后王存柏的右手不仅活了下来，还有了感觉，恢复了屈、伸、转、翻等功能，不仅能握笔写字、打乒乓球，还能提4公斤的重物。

由陈中伟、钱允庆等医生共同完成的断肢再植手术，成为世界医学史上首例成功的断肢再植病例。陈中伟被赞誉为"世界断肢再植之父"。

无奈：无可奈何花落去，似曾相识燕归来

无奈是医学的常态。医学不是上帝，不是万能的。在媒体一次次医学奇迹的宣传报道里，人们把胜利当成了常态，早已看不到医学的无奈，这成为医患关系紧张的重要导火索。

可以举几个简单的与疾病斗争的例子。

大约在五百多年前有了关于梅毒的记载。那时，哥伦布带领船队发现了美洲大陆，返回后将梅毒带到了欧洲。16世纪初，欧洲商人又沿水路将梅毒传播到亚洲各国，从此梅

毒在世界范围内猖獗肆虐，持续了三个多世纪。梅毒是一种高致死性疾病，得了梅毒便意味着等待死亡，直到1906年，两位德国学者使用暗视野显微镜发现了梅毒的病原体——苍白螺旋体，但对梅毒治疗仍旧束手无策；到了1943年，美国学者首先用青霉素治疗，才有了突破性进展。

艾滋病被称作当代超级癌症。自1981年第一例艾滋病确诊以来，到现在已经过去了40年。截至2020年底，中国共有超过105万人感染艾滋病病毒，且数量还在持续升高。现代医学可谓发达，但人类至今仍未寻觅到能够根治艾滋病的方法。

药物史上的至暗时刻——"反应停"事件。反应停药物的名称为沙利度胺，20世纪50年代后期由联邦德国生产，当时被认为是一种毒性低、副作用小、温和的镇静安眠药，经动物实验验证安全无害，对治疗妊娠早期恶心、呕吐效果非常明显。一时间人们仿佛找到了对抗生理反应的武器，沙利度胺销售风靡欧洲、澳大利亚、加拿大、日本等国家和地区，非常抢手。但随着沙利度胺的大规模应用，德国首先报道，使用沙利度胺的孕妇很多会生下四肢短小如鳍的怪胎，形如海豹，被称为"海豹胎"。几年间仅联邦德国就出现了8 000多例"海豹胎"，日本也有1 000余例，酿成了触目惊心的药物性灾难。

毒品问题是困扰世界的难题。1803年，德国一位青年药师从鸦片中分离出一种重要的生物碱，其具有优良的止痛效果。他满心欢喜，希望这种新药物能够给人类带来福音。他根据希腊"梦神"的译音为其取名吗啡。谁也没想到吗啡所产生的毒瘾比鸦片更难戒断。为了戒断吗啡，又提炼出海洛因，而海洛因却更加可怕。20世纪初，人们用颠茄类药物作为戒毒物，一直持续了整整30年，这又是一件很残酷的事，残酷得有些无奈。因为事实上颠茄类药物根本不能戒断毒瘾，相反还会使人中毒，失去理智，大喊大叫，十个人中至少会有一个人在疗程尚未结束时便死在病床上。

2015年，诺贝尔生理学或医学奖授予了中国大陆首位获奖者——屠呦呦女士，以表彰她在青蒿素发现方面的伟大功绩。可能很多人不理解为什么世界医学最高奖要表彰一个用于治疗疟疾的药物的发现，感觉疟疾已经离我们很遥远。但其实只要稍稍了解一下这种疾病的危害就能明白这种发现的分量。根据世界卫生组织的数据，2020年，全球估计有2.41亿个疟疾病例，疟疾死亡人数估计为62.7万人。其中，非洲病例占全球总病例的95%，死亡病例占全球总死亡病例的96%，5岁以下儿童死亡病例占该地区总死亡病例的80%。青蒿素投入使用后每年能拯救几十万人。

情怀：但愿苍生俱饱暖，不辞辛苦出山林

医学有太多无奈，坚守需要情怀。事实上，从上古的神农到今日的国之大医们，情怀一直是医者的底色。

上古时候，人们没啥吃的，靠捋草籽、采野果、猎鸟兽维持生活，经常会为了填饱肚子误食很多有毒的东西，很多人为此丧命。人们也会生病，有的人头痛难忍，有的人腹痛剧烈，然而却一点办法也没有，只能靠硬挺，看运气。运气好的时候就挺过去了，运气不好的时候就死掉了。

有一天,部落里又有几个人因吃野果而毒发身亡,部落首领神农帝一直为这件事忧心忡忡,碰巧他的女儿花蕊公主也生了病,茶不思,饭不想,浑身难受,腹胀如鼓,怎么调治也不见好转。

神农帝非常犯愁,抓了一些草根、树皮、野果,数了数,一共十二种。花蕊公主吃下后肚子疼得像刀绞,没大一会儿就生下一只小鸟,飞到地里找到神农帝。

神农帝正在树下打瞌睡,小鸟扑棱棱飞过来,落在神农帝左臂上。神农帝觉得很神奇,仔细打量这只小鸟:浑身翠绿透明,吃下去的东西看得一清二楚。神农帝高兴坏了,托着这只玲珑剔透的小鸟回到家,把花蕊公主吃过的十二味药分开在锅里熬。熬一味,喂小鸟一味,一边喂一边看,观察这味药在小鸟肚里往哪走,有啥变化。他又自个儿再亲口尝一尝,体会这味药在自己肚里是啥滋味。十二味药喂完了,尝妥了,走遍了手足三阴三阳十二经脉,神农帝终于搞清楚了这十二味药的作用。

为了解除更多人的病痛,神农帝开始尝百草。他托着这只鸟上大山,钻老林,采摘各种草根、树皮、种子、果实,捕捉各种飞禽走兽、鱼鳖虾虫,挖掘各种石头矿物,一样一样喂小鸟,一样一样亲口尝,观察体会它们在小鸟身体里各走哪一经,各是何性,各治何病。

天长日久,神农帝描绘了人体的十二经脉,撰写了《本草经》。直到有一天,神农尝到了断肠草,中剧毒离开了人世。虽然这只是传说,但我们可以想见先民摸索总结医疗经验的艰辛,体悟先民的医者情怀。

梁益建,医学博士,四川省成都市第三人民医院骨科主任,2016年感动中国人物。他用数十年坚守的情怀挽救了一个又一个极重度脊柱畸形患者。《感动中国》评选委员会给予梁益建的颁奖词:自谦小医生,却站上医学的巅峰,四处奔走募集善良,打开那些被折叠的人生。你用两根支架,矫正患者的脊柱,一根是妙手,一根是仁心。

国际公认的极度重症脊柱畸形手术有三大禁区:极重度脊柱畸形、合并脊柱畸形、合并心肺功能衰竭。"禁区"意味着很多医生不敢触及。脊柱畸形改变的不仅是人的外形,与之相生相伴的呼吸衰竭、心脏衰竭,不断侵蚀着人的生命。梁益建选择了挑战,将极重度脊柱畸形手术作为自己的主攻方向。在成都市第三人民医院住院治疗的脊柱畸形患者中,75%以上是脊柱侧弯130°以上、四处求医无门的重度脊柱畸形患者。2013—2016年,梁益建在该院治疗的脊柱畸形患者达507名,截至《感动中国》给梁益建颁奖时,已有417人术后出院。梁益建终结了极度重症脊柱畸形手术"禁区说"。他说:"别人问我为什么可以做到,我唯一可以介绍的经验就是'坚持、不放弃'。我一步步地走,边走边总结经验,就像攀登一座高峰,虽然经历了很多坎坷,但坚持下来,回头一看,我一不小心竟然到达了别人从未抵达的高度!"

到医院求治的病人,很多经济条件都不好。为了让患者尽快得到治疗,梁益建不仅处处为病人节省费用,还常常为经济困难的患者捐钱,四处"化缘"。碰到有钱的朋友,他会直接开口寻求帮助,甚至尝试过在茶馆募捐。梁益建博士团队从2014年开始与公益基金合作。据不完全统计,已获得帮助的患者接近200名,资助金额总计近500

万元。

信任是医学的基础,艺术是医学的归宿,无奈是医学的常态,坚守常常需要情怀。从医道中可以看到中华文明绵延至今的原因,这些宝贵的特质也是推动中华民族实现伟大复兴的动力。

不忘初心,方得始终。无论何时,医学的初心是治病救人,始终秉持这一朴素情怀,医学会万古常新。

（陈　晓）

第 1 章

从殊途同源到各自璀璨
——东西方医学发展简述

本章提要

1. 阴阳五行学说和体液理论分别构筑了中西方古代医学理论的基石,都反映了人与自然界之间统一的整体观,是古代哲人对世界唯物主义认识在医学领域的体现。
2. 西方的中世纪时期是医学等科学体系的黑暗时期,医学沦为异端邪说;而同时期的中国正处于唐宋时期的鼎盛阶段,医学发展呈现欣欣向荣的景象。
3. 文艺复兴时期的西方医学在近现代科学发展的带动下蓬勃发展,同期处于封建社会后期的祖国医学却因为闭关锁国而错失了与世界共同进步的良机。
4. 西方文化强势入侵引发了中西医间的学术论争,也进一步推动了中西医的交汇与融合。
5. 中国特色社会主义新时代,传统医学迎来了发展的黄金时代,必将为人类健康福祉作出崭新的贡献。

导语

从历史上看,生命医学的发展明显展现出两条不同的分支,犹如两条蜿蜒的河流,来自似乎相同的源头,又各自流经不同的山川峡谷,蛇行曲折,时而湍急,时而平缓,共同奔赴向前,又时而交汇、激荡、融合。它们有各自不同的物质内涵,生活着不同的生物,相似却又截然不同。这就是东西方医学的发展。

东西方医学在各自学术思想形成过程中,既有各自独立思考进化的历史脉络,又有互相借鉴融合的你我纠缠,最终形成具有各自学术特色的两种体系。充分了解两种医学体系在历史过程中的学术思想变化,既可以学习双方各自体系间的共性和通性,又可以认识互相之间的差异,有利于当今两种主要医学体系的相互借鉴与提升。

1.1 天人相应的整体观——东西方古代医学起源

1.1.1 最后时刻——两位传奇人物的离奇死法

1685 年 2 月 2 日早上 8 点,英格兰国王查尔斯二世正起床准备刮胡子,突然面色苍白,全身痉挛,无法说话。当时在王宫做客的一位医生被紧急传唤过来,给国王治疗,他先给国王放了近 500 毫升血,病情并没有好转,主治医生来了后又在国王的肩膀上割了三道口子,用一种类似拔罐的方法从国王身上放出约 250 毫升血。

国王不安地扭动,医生们认为这是放血起了效果。为进一步巩固效果,他们又开始给国王催吐和灌肠,以让国王排出更多不好的体液。他们还给国王剃了光头,在光头上涂抹有助于利尿的膏药。

国王在各种折腾中苏醒了过来,医生们欣喜若狂,认为治疗奏效了。他们开始使用另一种催吐剂,以排出国王体内的黄色体液(胆汁),并将一些植物的粉末吹进国王鼻孔,刺激他打喷嚏,以排出白色的体液(痰)。这还不够,他们在国王入睡前又进行了一次彻底的灌肠,以让国王"在夜间保持肠道通畅"。

接下来的三天,国王不但颈部静脉被切开,放出大约 300 毫升的"不良血液",还被喂了各种植物和白糖混合而成的甜品,不停地被搬过来翻过去,一次又一次地灌肠,还使用了治疗疟疾的奎宁。国王的病情迅速恶化,他精疲力竭、痛苦万分,身体已几乎流不出血液。医生们非常沮丧,他们搜遍了王宫,创造了一种解药,里面含有"王国所有草药和动物的提取物",从国王的喉咙灌了进去。但终究没有见效,奄奄一息的查尔斯二世很快便去世了。

根据尸检报告和后来医学界的推测,查尔斯二世应该是长期痛风,有一定的慢性肾损伤,这次是脑中风引起的症状。如果不接受治疗,查尔斯二世应该也不容易康复,但至少不会死得那么痛苦。

另外一位传奇人物,也因为当时的不当治疗方法而丢了性命。

1799 年 12 月 13 日,退休两年多的华盛顿因为淋雨感冒,感到喉咙发痛,声音越来越嘶哑,到了晚上,甚至连看报纸都觉得难受,只能由秘书读给他听。

第二天早上,华盛顿极度不适,躺在床上呼吸困难,山庄的员工给华盛顿做了放血疗法,放了约 300 毫升血,并给他喝了一些黏稠的混合物来缓解喉咙疼痛,这令华盛顿几乎窒息并开始抽搐。

医生来了后,认为华盛顿的喉咙发炎了。他们在华盛顿的喉咙上涂了一种药物,使喉咙起水疱,让体内的"脏"液体排出。然后又连续四次给华盛顿放血,共放出了约 2 400 毫升血,其中最后一次放了约 1 500 毫升血,并在中午进行了灌肠。

华盛顿的病情并没有好转,医生们又陆续给他服用了催吐剂来诱导呕吐,但他的病情仍继续恶化。当天晚上 10 点多,华盛顿去世了。

许多现代医生都认为华盛顿当时得的应该是急性会厌炎,而且很多人相信,正是短时间内的放血使华盛顿的病情变得更加糟糕。

1.1.2 体液理论——西方古代医学的奠基石

查尔斯二世和华盛顿两人人生最后一程的经历不免让人唏嘘不已,也不免让人对其中提到的放血疗法、灌肠、催吐及"体液"等说法感到好奇。其实,这些治疗方法在当时非常普遍,源于一个非常古老的理论体系——体液理论。

19 世纪以前,体液理论一直是西方医学理论的核心。体液指的是人体中流动的东西,人体被认为是由四种液体组成的混合物:黑色胆汁、黄色胆汁、血液、痰(黏液)。每个人都由特定的体液构成,具备独特的"体质"。体液平衡了人体就健康,体液不平衡则会引发疾病。

体液理论是希波克拉底学派为了纠正当时人们纷乱复杂的医学谬论而归纳起来的(前 460—前 370 年)。在 2 世纪,盖伦对这一理论进行了阐述,阿拉伯学者和欧洲学者又分别从 9 世纪和 11 世纪开始对这一理论作进一步的发展。直到 19 世纪,它一直在医生和公众中占据主导地位。

体液理论中,人体的四种体液不仅与人的身心健康及个体特性相关,而且与世界组成的基本物质空气、火、土、水的元素相对应,与四季、气候等外界环境息息相关。比如,黄胆汁被认为既热又干,它的对立面是痰(感冒的黏液),又冷又湿;黑胆汁又冷又干,而血又热又湿。

在当时的医学看来,为了身体健康,这四种体液需要保持平衡。人一旦生了病,一定是其中某种或某几种体液不流畅或不平衡了,如过多、过少、拥堵或有炎症等。如果要治病,就必须采取一些办法,让人体的体液恢复平衡。比如发烧,一种又热又干的疾病,那罪魁祸首是黄胆汁,因此医生会试图通过让患者洗冷水浴来增加它的反面——痰;而如果感冒,明显产生了过多的痰,治疗方案则是把病人捆绑在床上喝葡萄酒。

医生们一般先开一个饮食、活动和锻炼的方案,旨在消除身体的不平衡体液。如果这还不奏效,他们就要采取其他方法来清除体内不纯的液体,最常用的方法就是催吐、灌肠和放血,他们希望通过这些措施让体液得到净化和清洗。因此,西方几千年来的疾病治疗史上存在偶有不适就灌肠吃泻药、一言不合就放血的现象也就不足为奇了。

1.1.3 阴阳五行——中医与古代哲学的深度交融

根据考古资料,中医的历史始于新石器时代(10000—4000 年前)。中医的基本原理主要包括阴阳和五行这两个经典理论。前者指出,人体和世界是阴阳不断相互作用和转化的产物;后者认为,木、火、土、金、水是自然界里必不可少的最基本物质,它们之间又通过相生相克的运动变化生成了世间一切事物。

阴阳学说和五行学说都起源于中国古代,是中国古人对物质世界的认识,被用来解释和分析自然界中的事物。后来,阴阳学说和五行学说应用于中医,成为中医理论体系的一个重要组成部分。从对人类生命的起源、人体的生理现象和病理变化的认识,到临床疾病的诊断和治疗,都离不开以阴阳学说和五行学说为基础的中医理论的指导。

阴阳最初指的是自然界中的一切现象间存在的相互关联而对立的关系。中医认为,人体的组织结构、生理功能以及病理变化都充满着阴阳对立统一的关系。比如,人体中,上为阳,下为阴;体表为阳,体内为阴;背为阳,腹为阴;四肢外侧为阳,四肢内侧为阴;五脏属阴,六腑属阳。阴阳平衡的人就是最健康的人,阴阳失去平衡,如阳过盛或阴过盛、阴虚或阳虚,身体就会生病。只要设法使太过的一方减少、太少的一方增加,使阴阳再次恢复平衡,疾病自然就会消失。

自然界的邪气侵袭人体,人体的正气就要与之抗争,邪正相争的过程就是疾病发展变化的过程。如果正气战胜了邪气,疾病就会逐渐痊愈,如果邪气战胜了正气,疾病则会发展恶化。

五行中的木、火、土、金、水不单单是五种基本物质,而是指被木、火、土、金、水这五种属性划分了的自然界所有事物,自然界的各种事物和现象的性质、作用、运动,都在五行的范围中。

五行之间有相互滋生和相互助长的相生关系。五行相生的次序是:木生火,火生土,土生金,金生水,水生木,循环一体。五行之间还有相互克制和相互约束的相克关系。五行的相克次序是:木克土,土克水,水克火,火克金,金克木,循环一体。(图 1-1)

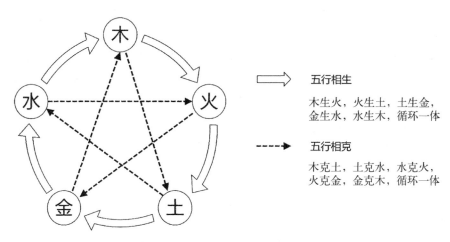

图 1-1 五行相生相克关系示意图

阴阳五行学说构建了整个中医学的基础,从阴阳五行的角度认识事物,都是宏观的归纳演绎,它们之间的相互关系和作用共同构建了自然界。中医学就是在这样的规律中认识人体,诊疗疾病。

比如,在中医中广泛运用五行学说来分析脏腑组织之间的生理关系,如脾胃输布津液至肺,且肺阴有赖于胃阴以补充,称之为"土生金"。

同时,运用五行学说还可以分析疾病过程的传输变化及某一脏腑病变对其他脏腑的影响。如因肝气过旺,可以横逆而犯脾胃,影响到脾胃的运化功能,称之为"木克土"。

在诊断时,五行学说往往用来分析病情。如脾病患者面色呈黄,为其本色,但如出现面色发灰黑,则为肾之色,提示水反侮土,病情较重。

在治疗时,又往往用五行学说作为指导。如"滋水涵木",滋补肾阴来养肝阴,从而涵敛肝阳,主要用于阴虚阳亢所致的高血压病;"培土生金",补益脾气从而补益肺气,主要用于肺脾气虚所致的咳嗽;"扶土抑木",疏肝健脾,主要用于肝郁脾虚所致的腹泻等多种疾病;"滋阴降火",滋补肾阴,清泻心火,主要用于阴虚火旺所致的多种疾病等。

1.1.4 殊途同源——中西方古代医学起源的联系

西方医学的体液理论和中医的阴阳五行学说分别构筑了各自古代医学理论的基石,它们具有类似的产生过程和内涵,都是古代哲人对世界早期唯物主义的认识在医学中的体现,都对当今医学发展起到非常重要的作用。

体液理论和阴阳五行学说都以自然界中基本物质作为理论学说基本要素,体液理论中的空气、火、土、水四种物质和阴阳五行中的木、火、土、金、水五种要素十分相似,都是古代人们对自然界大量观察和研究的结果,并且这几种基本要素之间都存在相互影响的关系,各自之间与自然界等宏观环境有紧密的关联关系,都体现了人与自然界之间统一的整体观。

另外,两种医学理论都强调各个基本要素间的平衡对人体健康的重要性,要保持健康,就要维持身体各要素的动态平衡,只有顺应自然,起居有常,维持人体、社会、自然间和谐统一,才能保障身体健康长寿。

西方医学体液理论是为拨乱当时其他各种医学谬论而产生的,且在几千年里得到不同程度的发展和进一步阐述。随着科学的发展,体液理论被证明是错误的,西方医学再一次从质疑和推翻中得到重生和发展。中医阴阳五行学说从诞生至今,经过历代医家的补充和发展,虽然也频受诘问,却几乎没有被根本质疑或推翻,这既证明了祖国传统医学的博大精深,也激励着新一代的研究者要敢于挑战,勇于自信,为真正传承和发扬中医学作出应有的贡献。

1.2 神权为上还是君权为上?——唐宋元明与中世纪医学的不同发展

1.2.1 黑暗时代——自然哲学医学模式的瓦解

395 年,罗马帝国一分为二,476 年,日耳曼人征服西罗马帝国,欧洲文明中心北移,开始进入漫长的中世纪。

中世纪一般泛指 5—15 世纪这一历史时期,这是个封建神权统治时期,基督教成为全社会的精神统治力量。历史地看,世界范围内宗教起源或多或少都跟医学有关,它们大多关注人类身心健康,大多致力于拯救人类脱离疾苦。在那个时代,女性平均预期寿命约为29 岁,男性仅为 28 岁,中世纪生活伴随着对死亡的持续恐惧。耶稣及其追随者最先就是以具有神奇治疗本领的医生面目出现的,在基督教上升为欧洲主要宗教过程中,医学起到了至关重要的作用,经验医学对疾病的无力促使芸芸众生成为基督教的坚定信徒。

中世纪之前的古希腊和古罗马时代,欧洲人的医学技术曾经发展到一个不错的水平,古希腊的"希波克拉底誓言"一直沿用至今,被视为全世界医务人员的共同信条。随着黑暗中世纪基督教的兴起,古希腊和古罗马的文明被一扫而空,哲学、科学都成为"神学的婢女",西方医学基于体液理论建立起来的自然哲学医学模式轰然瓦解,医学水平也退回到了原始的巫医不分的时代。

在中世纪,基于超自然的疾病观死灰复燃,生病被视为神的惩罚,治病的第一要务是重新建立病人与上帝之间的联系纽带。

1.2.2　暗黑疗法——西方中世纪的医学实践

中世纪时期,医生的数量和种类是不可估量的,他们几乎无处不在,从街上的流浪者到村里的铁匠,从魔术师到屠夫、理发匠,他们既经营自己的营生,也会开药方、拔牙,甚至做一些简单的手术。这些医生被认为是有一定技能的人,但他们的看病方式千奇百怪,对于是什么导致了疾病,医生们总会有自己的想法:有的认为是气味难闻,于是就自己发明一种"治疗方法"来消除难闻的气味;有的认为是运气不好,于是就使用祈祷和迷信的方法来祈求好运;有的认为是身体体液不平衡了,于是就用放血、催汗和催吐来恢复体液平衡。如果运气好的话,患者病情稍有好转,这肯定是医生的功劳,他使用的治疗方法将会再次被使用。如果对下一个病人不起作用,那就是病人的错,而不是治疗方法的错了。

在中世纪,人们一般有以下几种看病方式:

第一,祈祷或喝教堂的圣水。中世纪的时候,很多狂热的基督徒拒绝一切手术和药物治疗。生病的人们被告知去圣地朝圣以表达对上帝的爱,以此治愈他们的疾病,只要向上帝祈祷和涂圣油就可以治病,实在不行就请神父来念经驱邪。神职人员还会威胁说:"接受世俗医疗的罪人都是异教徒。"在流传下来的中世纪处方中有这样一条:剪下《圣经》中的一段经文,把它磨碎,化在酒里喝下去,"别怕,念完这条咒语就能痊愈了"。

第二,寻求当地"医生"或女巫的帮助。中世纪的人们身边遍布各种医学从业者,"从事外科手术的酿酒师、接生婴儿的雅培、写医学书籍的修士、给国王看病的财政大臣、西特里派外科医生——所有人都参与了治疗,所有人都参与了其他职业"。生病的人们会拜访他们,或者去拜访当地一些有智慧的女人或女巫,他们会提供各种各样的治疗方法,当然也包括草药和咒语,占星术也占了很大一部分。比如,对于发烧,一本医学书籍说:"一个发烧的人应该在月亮经过双子座中间时立即放血。"

第三,催吐、灌肠和放血。催吐、灌肠和放血是当时常规的一线治疗方法,是基于希波克拉底学派体液理论用来调整病人体内失去平衡的体液。催吐往往用的是口服刺激呕吐的药物。灌肠一度被认为是万灵的方法。如头痛、过敏甚至普通感冒，都被认为可以用灌肠的方法来治愈。放血源于3 000多年前的古埃及时代，被认为可以去除导致生病的过多体液，使体液恢复平衡，身体恢复健康（图1-2）。放血通过切开人体血管来实现，为此人们还发明了一整套的放血工具，其中就包括现在作为外科标志的柳叶刀。除了切开血管，放血还可以通过拔罐（没错，就是我们常见的中医的拔罐，至今仍在使用）和水蛭吸血来实现。一只水蛭可以吸血5—10毫升，而且由于水蛭咬伤的抗凝作用，可能会导致失血40—60毫升。据说在19世纪30年代，仅仅巴黎一年就要用掉500万—600万只水蛭，整个法国每年约需要3 500万只水蛭，水蛭养殖业成为当时法国一项大产业，而且还向英国大量出口。

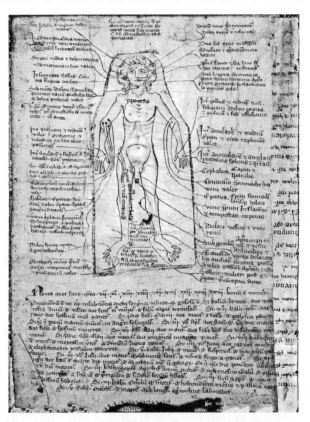

图1-2 中世纪《医学实践》手稿中的插图描绘了人体
上一些主要的放血部位和指征

1.2.3 世纪瘟疫——黑暗与光明并存的独特时代

中世纪时期的欧洲经历过几场瘟疫，特别是开始于1347年的"黑死病"，两年内杀死了大约1/4—1/3的欧洲人口。人们（包括各种医生、药师）除了通过祈祷和忏悔进行应对外，对瘟疫几乎束手无策。伤害和疾病已远远超出当时医生的救治能力范畴，并促使人们把关注点从疾病的治疗转移到预防上来。

第一,人们已经意识到瘟疫可以通过空气污染来传染其他人,于是诞生了一个特殊的职业——瘟疫医生,也叫鸟嘴医生(图 1-3)。他们穿着全皮革套装,戴着鸟嘴面具和高帽,手持长棒。这身装备是为了阻隔传播而设计的,鸟喙有两个小鼻孔,是一种含有芳香物品的呼吸器。喙可以容纳干花、草药、香料、樟脑或醋海绵,用来过滤"坏空气",医生们相信这些草药可以对抗瘟疫的"恶臭",防止被感染。"黑死病"流行期间,环境卫生问题引起了重视,不少城市和地区制定了行之有效的环境保护法和检疫法,意大利还实施了包括隔离、建传染病医院、疫情通报制度、使用健康通行证、建立常设的公共卫生机构等在内的抗疫措施,并取得了显著成效。

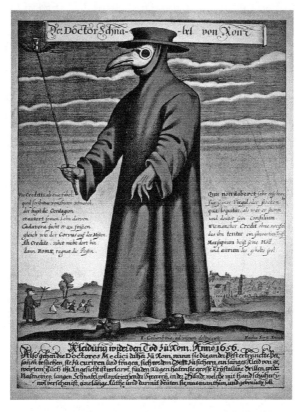

图 1-3　17 世纪罗马的"鸟嘴医生"形象(图片来自维基百科)

第二,他们意识到个人卫生和健康是预防的基石,他们强调饮食处方来平衡体液,并产生了用气味浓烈的草药和有刺激性气味的木材熏蒸来抵御瘟疫的处方。让无数人丧命的瘟疫也迫使人们更关注健康和寿命,在之后的 200 年里,人们改善了饮食,开始注意个人卫生,人均寿命也比瘟疫前的欧洲人明显延长。

第三,瘟疫带来了持久的社会影响。经过中世纪晚期的瘟疫,人们开始意识到人的生命在本质上可能是有价值的,这在许多领域奠定了现代思维的基础。另外,面对前所未有的疫情,当时的医生不得不开始通过自己的观察和实验,从质疑古人中发展自己的思考,这也成就了文艺复兴的一些思想基础。

中世纪的医学实践，虽然在21世纪的我们看来非常荒谬和恐怖，但从当时的角度看，它仍然给病人及病人家属带来无限的安慰和希望，其实，这与我们今天的医疗卫生人员所能提供的并没有太大的不同。同时，中世纪也是个黑暗和光明并存的时代，在各种黑暗制度的另一面，社会经济和人口缓慢持续发展，孕育了西方近代发展的物质和社会基础，是历经千年之后为意大利文艺复兴和启蒙运动铺垫的时代，也是欧洲近代崛起之前的一个过渡时代。可以说，没有经历中世纪，就没有今天独特的西方文化。

1.2.4　中外交流——隋唐时期中医实践医学的发展

在西方正经历黑暗时代的1 000多年时间里，中国正处于隋唐及宋金元时期，与西方几乎停滞的医学发展相比，中医学迎来了实践医学和中医理论深入发展的黄金时代。

隋唐时期，百业兴旺，国富民强，中国进入了一个经济繁荣、文化昌盛、国力强大的兴隆时代，大量医学实践著作纷纷涌现，中医实践医学的深度和广度都得到了拓展。如《巢氏病源》共记载病候1 700余种，不但描述相当详细和明确，还根据《黄帝内经》对其机理进行诠释，非常便于辨证论治的普及；《诸病源候论》对临床各病症进行系统分类，并对各种疾病的病因、病理、证候进行了详细论述，对后世医学影响较大。这些都说明当时学者对疾病已经有了非常深入的研究和认识。

隋唐时期的医学著作对临床证候的辨证施治、诊脉、针灸、外科、处方等实践医学均有深入研究。在《千金方》和《外台秘要》中，每病之下都列有大量的医方，或数方，或十数方，甚至数十方。

隋唐时期国内外商业贸易和科学文化交流空前繁盛，当时的中医学处于世界领先地位，对周边邻国影响巨大。

733年，日本派遣僧人荣睿、普照随遣唐使来中国留学，并邀请高僧赴日弘法受戒。742年，唐朝僧人鉴真接受日本邀请，于第二年和他的弟子祥彦、道兴等开始东渡。十年之内五次泛海，历尽艰险，均未成功。第五次东渡失败后，62岁的鉴真大师已双目失明，但他的东渡宏愿始终不易。753年，鉴真再次率弟子40余人第六次启程渡海，同年在日本鹿儿岛大字秋月浦登岸，次年入日本首都平城京，受到日本朝野僧俗的盛大欢迎。鉴真把中药鉴别、炮制、配方、收藏、应用等技术带到了日本并传授医学，热忱为患者治病，在日本医药界享有崇高的威望，被称为汉方医药始祖、日本之神农。

1.2.5　百家争鸣——中医基础理论深入发展

宋金元时期，尤其是北宋统治者非常重视医学，建立了较为完善的医疗卫生机构，组织编纂本草及方书，大量校勘医籍，发展医学教育，提高医生地位，造就了许多儒医，因而中医理论及临床各科都有长足的发展与进步，形成了不同的医学流派，医学界出现了"百家争鸣"盛况，宋元医学达到了前所未有的高度。

儒医大量出现是宋元医学发展的一大特点。儒医是指具有较高文化修养的医家，有先儒后医、先官后医、以儒通医、兼通医学等。古代读书人"不为良相,则为良医",先儒后医的,往往是因为或科场失意,或父母生病需要照顾,或自身体弱多病,就改行去当医生了。比如,李庆嗣"少举进士不第,弃而学医",纪天锡"早弃进士业,学医",张元素"八岁试童子举,二十七试经义进士,犯庙讳下第,乃去学医";刘禹锡担任过太子宾客,因自幼体弱多病,经常看病服药,30 年持之以恒,久病成良医,算是先官后医了。以儒通医者在文人中有很多,如苏轼、沈括、王安石等,也都有各自的医方著述。

大批的儒士进入医门,为中医发展提供了大量知识渊博的高素质人才,他们的思维方式和知识结构都跟祖孙相承、世袭从医者有很大不同。再加上宋金元时期长期战乱、生活贫苦、疾病流行,医学实践大大丰富,大量医家开始深入研究古代医学经典,并结合自身临床经验,竞相集方著书,来解释前人的理论,极大促进了中医基础理论的深入发展,从而出现了学术思想方面的不同主张,逐渐形成了中医理论的不同流派。如所谓的金元四大家中,刘元素主清火,张从政主攻下,李东垣主补脾胃,朱丹溪主滋阴降火,这些都是在宋代理论发展基础上产生的,也标志着中医发展进入一个新阶段。

辽、夏、金、元与两宋并立,以至元灭宋统一全国,又一次促进了民族医学交流和文化大融合,经验积累更为丰富,少数民族医学也得到进一步发展,为多元一体化的中国传统医学注入了新的活力。

1.2.6　大相径庭——神权统治和君权统治下的医学发展

中世纪时期是西方封建社会的开始,宗教统领着社会一切,"教会教条同时就是政治信条,圣经词句在各种法庭中都有法律效力"。基督教神学统治着当时的思想潮流,他们努力让人们坚信,上帝的启示就是绝对的真理,任何其他学说都是异端邪说,都应该被批驳。

信仰被绝对推崇,理性被极力贬低。"此事可信,因为它是可笑的,此事可靠,因为它是不可能的,我相信它,因为它是荒谬的。""如果要明白,就应该相信,因为除非你们相信,你们就不能明白。"在神学思想中,上帝从虚无中创造万物,物质世界是依附于上帝的,上帝赋予人们灵魂,人们的知识全靠在上帝的光辉下获得光照和启示,疾病和灾祸都是天惩神罚,都是在上帝主宰下的,都应该得到上帝的救赎才能恢复健康。医学被视为与圣经和神学相悖的学说,被斥为异端邪说,基督教徒们不允许人们接受世俗医学的治疗,医学在这种环境下更谈不上发展了。

与处于黑暗时期的西欧相比,当时幸存下来的东罗马帝国和阿拉伯世界未受到神学的彻底扫荡。拜占庭帝国(东罗马帝国)不但保存了大量古罗马、古希腊的医学著作,有些还进行了整理和注释;阿拉伯更是成为联系欧亚非大陆的中心地带,不仅大量吸收东西方古典文明,还大量翻译古希腊科学著作,传播科学文明,为科学发展作出了杰出贡献。

医学在当时的中国呈现一番欣欣向荣的景象。隋唐和宋元时期,虽然社会变迁动荡,朝代几经更迭,但一直是世界上最富庶、科技文化高度发达的国家,政治局面相对稳定,科技文化不断进步,经济繁荣,为医学发展提供了有利条件。

统治阶级特别是北宋政府非常重视医学发展,为发展中医学采取了一系列措施,如开设医官局、尚药局、太医局等官方医疗管理及官方医药保健机构,下诏颁布制定了一系列医事制度,积极发展医学教育,大力培养医学人才,整理编撰本草资料和古方医书,为医学发展提供了坚实的专业基础。

这一时期的中国,对外交通发达、民族文化融合,促进了医药知识的交流和传播,兼收并蓄,给祖国医学注入了新的血液,如文成公主入藏、鉴真东渡、日朝留学生来华等,以前只以局部地区或个人经验从事医疗实践的局面已被打破。医药文化绚丽纷呈,医药思维空前活跃,为医学理论和实践发展奠定了更高层次的基础。

隋唐和宋元时期是中国医学史上学派争鸣、民族医学奋起发展的一个辉煌时期,传统医学发展百花齐放,呈现了蓬勃的生机。

1.3 逻辑观察还是明心见性？——明清时期与文艺复兴后的两极分化

1.3.1 血腥表演——西方解剖学的发展

西方中世纪晚期流行着一种令人毛骨悚然的血腥表演,人们可以花钱端坐在圆形剧场内,观看现场人体解剖。

剧场内"臭气熏天的死尸,淌着体液的青色肉体,鲜血四流,令人作呕的肠子,白森森的骨头,还冒着极恶心的水蒸气!"四周的观众中,有医学生、大学教授、时髦青年、贵族们,他们兴奋不已,纷纷倾身趋前探视,甚至试图摸一摸温热的内脏。

被开膛破肚的一般是被执行死刑的罪犯,还有一部分是从墓穴中偷挖出来的尸体,有的甚至是生前被人图财而残忍杀害的人。

在古罗马和中世纪早期,人体解剖被视为对上帝的不敬,被严格禁止,影响1 000多年的希波克拉底学派和盖伦学说都是建立在动物解剖基础上的,大部分解剖其实是在猪身上完成的,最接近人类的解剖对象也就地中海猕猴了。即使是当时的名医,对人体解剖结构的认识也大都错漏百出。

13世纪初,意大利博洛尼亚大学开始进行尸体剖检,此后各地相继效仿。不过,在教会牢牢统治的中世纪,当权者对解剖的观念相当保守,政府分配给大学的合法尸体仍然少得可怜。

最突出最有成就的解剖学家当推蒙狄诺,他是第一个将解剖教学介绍到医学课程上的。蒙狄诺其实并不经常自己动手去做人体解剖,而是由仆人具体操作解剖,自己则坐在讲台上指点,学生们围着桌子旁观。

人体解剖学的奠基人是维萨留斯,他出生于医学家庭,但早先学习的却是美术,后来弃艺学医,当时学习的就是盖伦的医学理论,并担任解剖执行人。在那个时代,能合法解剖尸体的机会实在太少了,他甚至需要在半夜三更去绞刑架上偷死刑犯的尸体,或者到无人看守的墓地去"偷尸"。

维萨留斯在授课时一改以前解剖学家"动口不动手"的授课习惯,亲自上阵使用解剖工具进行操作示范,还督促学生也参与实践。经过详细的解剖和观察,加上维萨留斯早先的美术功底,他开始出版解剖图谱并及时修订。在他的著作中,列举了许多自己的新发现。在 1543 年发表的划时代著作《人体的结构》中,改正盖伦的错误 200 余处,他指出盖伦的记述只适用于动物,对于人体的记述则大多不完善或者是错误的。此书的出版在学术界引起极大的震动,受到医学家和科学家的热烈欢迎。《人体的结构》一书给予人们一个全新的人体知识。至此,解剖学终于摆脱宗教的桎梏,迎来空前繁荣。上文提到的私人解剖剧场也流行起来,只要钱到位,外科医生就会带着"素材"来到客户家中,举行一场隐秘的"小型表演"。近代医学就是在这个基础上逐步形成的。

文艺复兴时期的医学主要在人体解剖学方面建立了基础,这是一个划时代的突破。近代西医学就是在 16 世纪解剖学和之后生理学、病理解剖学、细胞学、细菌学等发展的基础上建立起来的。

1.3.2　百花齐放——文艺复兴时期其他学科的发展

欧洲的文艺复兴,首先是文化与艺术的复兴。当时的思想家和艺术家们不再将人类视为上帝的附属,而致力于恢复中世纪丧失的古典文化精髓,他们不再依赖宗教仪式来审视和塑造人性,而是坚信人类能依靠自己的力量塑造自己的辉煌。特别可贵的是,这种觉醒并不是简单的复古主义,而是带有充分自主创新和自我突破的新的革命。

在艺术的复兴中,我们也可以强烈感受到人体解剖学的巨大影响。当时的大画家如米开朗基罗、拉斐尔、图勒等都对人体形体和结构做了精细的研究和描绘,他们不但创作了流传至今的经典作品,还亲自解剖人体,用来修正和提升自己的作品。其中最有代表性的就是达·芬奇。他曾想把人的一生——从生到死、从头到脚都详细描绘清楚,包括解剖和功能,为此他做了一个 120 篇解剖论文的计划,遗憾的是最后没有完成。虽然达·芬奇最闻名于世的是他的画作,但绘画其实应该算是他的一个副业,他通晓数学、建筑、雕刻、生物学、物理学、天文学、地质学等学科,留下手稿 6 000 多页。达·芬奇的研究可以说涉猎了自然科学的每一个学科,是世界上少有的全面发展的科学家,也被誉为文艺复兴三杰之一。

除了艺术,文艺复兴时期也是近代科学的孕育阶段。爱因斯坦曾在一封信中阐述过这样一种见解,他认为对科学发展具有重要意义的很多实验方法在文艺复兴时期就已经出现。求真务实的科学精神在这个时期得到了充分的认同和发扬,数学方法和观察实验成为当时人们的主要研究方法,比如将透视法和解剖结构用在了西方绘画创作中等。伽利略就是文艺复兴晚期的重要科学家,是近代实验科学的奠基人之一。比如,他在比萨斜塔上做了著名的"两个铁球同时落地"的实验,推翻了亚里士多德"物体下落速度和重量成比例"的学说,纠正了这个持续了 1 900 年之久的错误结论。他还第一个发现了运动物体的惯性和加速度,他甚至还发明了望远镜,从此打开了近代天文学研究的大门。

文艺复兴通过复古和创新不但推动了欧洲文化思想的繁荣,还向人们展示了只有求真务实和观察实验才是探索自然奥秘的最佳手段,它为西方近代科学的兴起和发展奠定了坚实的基础。

1.3.3 壬寅宫变——大明王朝的咄咄怪事

明朝嘉靖时期的一个夜晚,天气阴沉,寒风刺骨,寂静的紫禁城里,嘉靖帝朱厚熜正在乾清宫中睡觉,一件前所未闻的事情发生了。宫女们悄无声息来到嘉靖窗前,一拥而上,蒙脸的蒙脸,掐脖子的掐脖子,按腿的按腿,抓手的抓手,慌乱而有序,分工明确。其中一个宫女拴上绳套,其他人用力去拉,试图把嘉靖活活勒死。但是无论如何使劲,嘉靖却迟迟不死。有宫女开始害怕了,赶紧溜出去报告了皇后。皇后带人赶来后,迅速制服了这些宫女,奄奄一息的嘉靖帝获救了。

此事发生于嘉靖十一年(1542),壬寅年,史称"壬寅宫变"。细观历朝历代,由宫女发起的行刺皇帝的宫变还真是少见,因此"壬寅宫变"就显得尤为特殊。在这个事件中,嘉靖帝朱厚熜不但差点送命,而且因为此事对大明王朝产生了极为深远的影响。

几个柔弱的宫女为什么会集体哗变,干出这等惊天动地的大事呢?

原来,朱厚熜即位不久就沉迷于道术,宠信方士,追求长生不老之术。其中一位方士进献了一个秘方,需要用处女经血和药粉来融合焙炼,制成"红铅",据说可壮阳强身。嘉靖帝对此深信不疑,强迫宫女们服药催经,强取经血,且宫女们在经期只能吃桑叶喝露水。宫女们苦不堪言,血崩者不计其数,因此而丧命者多达200多人。嘉靖帝长期服用此类丹药,阳亢燥热,喜怒无常,动辄暴打宫女。宫女们饱经残害,深知自己迟早难逃一死,因此才拼死一搏,要跟皇帝同归于尽。

"壬寅宫变"失败后,宫女们悉数被凌迟处死。而嘉靖帝经此惊吓,对乾清宫更是视为梦魇之地,从此他搬去西苑居住,把大部分时间和精力投入他热爱的炼丹事业,20多年再没回紫禁城上过朝。

1.3.4 修身养性——明清时期中医养生学的发展

为什么嘉靖帝会热衷于炼丹,并因此惹来杀身之祸呢?其实,这跟当时的思想文化发展息息相关。宋元以后,理学走向全面统治地位,儒释道三教合流。当时的人们注重人的理性作用,重思辨,轻实验,不以探索自然为主导思想,而以完善身心修炼为潮流。尽心明性成为当时医学研究的主要方式,解剖学等实验医学仅仅成为当时解释理学理论的一个工具,医学家的成就不是建立在对人体结构功能的深入研究上,而是很大程度上取决于对理学文史或中医文献的理解推演上。

明清时期,一部分士大夫和知识分子弃士从医或转儒为医,在程朱理学和佛道思想的影响下,出现了很多养生学家,提出了许多中医养生的理论和实践,中医养生学得到了空前的发展。明代以后到新中国成立前夕所出版的养生类著作比明清以前2 200多年所发行的总量还要多,极大地促进了养生学的深入和普及,提出了温补肾阳、治形宝精、调养五脏、动静结合等养生法则,并全面地发展了养生方法,使中医养生学发展成为既有理论又有实践的完整学说。再加上这个时期中外交通的发展,许多养生专著被译成外文传播到海外,在一定程度上促进了世界医学的发展。

据记载,明清时期的导引、气功、武术等练功健身的思想以独特的风格流行于海内外,"内练精气神,外练筋骨皮"的保健延年功效也深受人们喜爱,在养生保健中发挥了积极的作用,许多拳术和功法还流传至今。

在这种追求养生的大浪潮中,作为最高权势掌握者的皇帝,有些强身健体、延年益寿的想法也是无可厚非的,再加上各方术士为了迎合权势,向皇亲贵族们推荐各种奇方异术也就理所当然了。而这也在一定程度上促成了嘉靖帝热衷炼丹、暴虐宫女、宫女宫变的奇葩事件的发生。

1.3.5　此消彼长——中西医发展的两极分化

西方黑暗世纪的宗教桎梏给了当时医学家们压抑反叛和创新探索的极大动力,如上所述,在中世纪以后,西方医学热衷复古,鼓励创新,在思想上奠定了求真务实的意识基础,在实践上采取观察实验的论证手段,为西方医学的发展开辟了一条全新的道路。同时,在文艺复兴时期,同样发展迅速的数学、物理学、天文学、地理学、建筑学等近现代科学也为西方现代医学的稳固和发展奠定了坚实的基础,学科的融合和相互促进在这个时期发挥得淋漓尽致,促成了西方医学发展的众多革新和进步。这不但带动西方医学走进一个新的时代,也将人类文明带入一个腾飞的世界。

而在东方大陆,明清时期的中国,正处于封建社会的后期,君主专制进一步加强,政治上比较稳定,经济高度发展,科学技术也有了显著的发展。明代出现的铜字印刷和套版印刷,为医学知识等科学知识的普及和传播创造了非常便利的条件。医学理论进一步深化、理论和实践进一步结合,诞生了《瘟疫论》和《本草纲目》这些中医历史上的璀璨明珠。交通贸易的发展也促进了海内外医学的交流和发展,中外医药的交流范围已达亚、欧、非许多国家与地区,中外医学文化在交流接触中互惠受益。明代普遍应用的人痘接种术传到海外后,不但挽救了无数人的性命,还启迪琴纳发明了牛痘接种术,改变了人类历史,使人们不再惧怕天花病毒。

清代前中期,中医学理论和实践更是在长期的历史沉淀和检验下日臻完善和成熟,中医学无论在理论阐述还是诊治实践中,都有了完备的体系,治疗效果在当时的条件下也是非常卓著的,甚至在当时世界医药状况中也是略胜一筹的。王清任躬身于人体解剖,著有《医林改错》,反映了"中国医界大胆之革命论者"的开拓进取精神。

然而,根深蒂固的传统文化和思维方式依旧强烈影响着中医学理论的发展,特别是清朝时期的闭关锁国政策,更是阻断了西方文化和科技的输入和交流,西方文艺复兴所唤醒的近现代科学发展和医学观念竟然就这样被挡在国门之外而不知,中国历史性地失去了与世界同进步的机会。

1.4 中学西还是西学中？——现代中西医结合的辩证讨论

1.4.1 天津教案——西医传入中国

现在我们所说的西医,其实源于西方近代的以解剖生理学、组织胚胎学、生物化学与分子生物学作为基础学科所发展出来的一门全新的医学体系。

明末清初,来华传播基督教的传教士把西方近代科学和医药学带入了中国。由于当时传入的主要是浅显的解剖生理知识,而且当时西医在临床治疗上并不明显优于中医,故影响不大。

西医作为舶来品,初来中国时对于普通民众来说无异于天外来客。对西人和西医的怀疑、恐惧是社会民众的普遍心理反应。著名西医余云岫分析认为:"新医学之流入吾国也,以西人教会为先导,碧眼紫髯,其形状,国人所未见也;旁行斜上,其文字,国人所未曾读也;祈祷洗授,其举动,国人所未曾习也;称道耶稣,其所崇信之教主,国人所未曾闻也。故其对于教育,已抱疑忌畏恶之心。加以医治病人,动用刀针,乃目为杀人之凶愿矣。"而公众对于尸体解剖的惊诧和畏惧,是因为人死后"保守尸体为吾国最神圣不可犯之旧习,国人见其如此也,遂哗然以为杀人食人"。

西医一度成为邪恶的象征,针对教会医院还有种种讹言。诸如教会医师以迷药诱人入教,以媚药淫亵妇女,西医解剖尸体或制作人体标本被认为是出于邪恶动机,等等。当时对西医误解的人绝非少数。明末清初,在沿海官员的奏疏里,时常提及佛郎机人掠食婴儿的传闻,朝廷命官的背书让流言不断"坐实"。顾炎武在《天下郡国利病书》里也转录了传言,无疑让后辈学者更加深信不疑,乃至于"掠小儿为食"之语出现在了官修的《明史·佛郎机传》。国人对整个西方世界的妖魔化愈演愈烈。尤其英国人强行推开晚清国门之后,昔日对洋人的恐慌卷土重来,流言也增加了一些新的作料,与深入各地的传教融为一体。因为这样的误解,在清朝时期就发生了不少教案,比如天津教案。1870 年 6 月 21 日,天津人民一把火烧了一座名叫"望海楼"的法国教堂,并杀死了 20 名外国传教士以及侨民,其中主要是法国人。事后,以法国为首的列强大兵压境,清廷急忙派出曾国藩去调查本案,最后以清政府处死 16 名中国人结案告终。

1.4.2 针锋相对——中西医的论争运动

随着西方医学的大量传入,国内出现了中医、西医两种不同医学体系并存的情形。最早尝试接触西医的社会群体实际上是两部分人,一是社会底层无力求医问药的穷苦人,二是经中医久治不愈的病人。这些人"最先冲破了人们心中的防线,疑惑的坚冰一旦打开,贫病的中国百姓纷纷涌向教会医院"。人们在与西医的日常接触中慢慢了解了它的功效,民众的心理天平慢慢地向西医倾斜。畏惧疑虑心理逐渐消失,就医人数日益增加,有资料记载当时医院摩肩接踵、门庭若市的场景:"看一看在医院大门外,排在大街上候诊的队伍,看一看每天清晨从四面八方涌来的车马轿子,看一看那些官员、侍从、马夫、轿汉,是如何把整条街挤得水泄不通的。人们把小孩举过头顶,否则小孩就会窒息、挤伤。"

当时的中医界感到了危机,不同的人士提出了不同的观点,表达了不同的态度。一场关于中西医的比较与抉择的论争开始了。

论争从西医的挑战开始。1916 年余云岫刊布《灵素商兑》,将中医与巫术等量齐观,否定《黄帝内经》,认为阴阳五行理论不足以为学术根基,并以西方解剖生理诸说印证内经藏象理论穿凿附会、荒唐无经。《灵素商兑》以西方医学观念曲解并否定中医理论,拉开了中西医论争的序幕。其他在当时学术界影响较大的学者如梁启超、章太炎等也都有这方面的文章发表。梁启超 1923 年在《东方杂志》上就撰文指出"阴阳五行说为二千年来迷信之大本营,直至今日在社会上犹有莫大势力,今当辞而辟之"。章太炎也主张废弃五行说,在《医界春秋》上发表"论五脏附五行无定说",在中医界影响巨大。由于北洋政府进行学制改新,将中医摒弃于学制之外,甚至还有人将"废五行说"作为一项提案交神州医药总会讨论,主张废去五行。当时的全日教育会议和中央卫生委员会议上,都曾提出过著名的"废止中医案",但均未获通过。

《灵素商兑》刊印后遭到中医界的一致反对。1922 年恽铁樵著《群经见智录》,用专篇批判余云岫的观点,是中医界第一个挺身而出正面回应余云岫挑战者。他在该书中提出的关于《黄帝内经》基本理论的创见,对构成中医学基础的阴阳五行、六气等作出较令人信服的解释,具有较高的水平。杨则民更是"承恽氏之余绪",主张现代人要真正汲取《黄帝内经》的真谛,必须以哲学的眼光来衡量它,而不当用自然科学的见解去批判它。他直言《黄帝内经》的真谛就是辩证法。中医学界的陆渊雷也于 1928 年发表《改造中医之商榷》等文,参与论争。吴汉仙、陆士谔均与余云岫展开针锋相对的讨论。为维护中医学制,中医界有识之士纷纷团结起来,联合多个省市的中医药同业组织"医药救亡请愿团",纷纷请愿抗议。上海中医、中药界分别停业半天,药店门前张贴如"拥护中医药就是保持我国的国粹""反对卫生部取缔中医的决议案"等醒目的标语。

从民国建立到抗战爆发,中西医日益对立,论争日益激烈,中医药界面临危机四伏的险境。经过多方努力,中央国医馆部冲破重重阻力,终于 1931 年 3 月 17 日宣告成立,负责起草、制定中医药学校整理工作计划及中医药学术标准等。

中西医的论争发生在中华民族处于严重危机的时刻,是西方文化强势入侵的一个体现,也是中国传统文化奋起抗争的一种反应。爆发于特殊时期的中医药抗争运动,对全盘否定中国传统文化、抵制盲目西化、抵御西方列强对中国经济和文化的侵略起到重要作用。

1.4.3　取长补短——中西医的交汇融合

中医学在中西医两种医学体系的纷争中逐渐意识到双方的优劣,主张通过自身的整顿创新以抵制西医学的侵夺,"医学改良"成为当时中国医学界最盛行的一种趋势。恽铁樵指出,西方科学不是学术唯一的途径,要以中医为主体,吸取科学方法加以整理改进。这种改进中医的主张具有方法论的意义,对中医学进一步发展有重要的启迪作用。祝味菊则提出了具体的改进方法:通过吸取西医生理、解剖、病理等学科所长,补中医之不足,通过西医的研究方法使古法药物研究更臻完备,然后逐步推广至方剂学、诊断和治疗学。

20世纪30—50年代,中医界最有影响力的倡导就是"中医科学化"。众多医学家一方面肯定中药的疗效,强调中医的主体地位,另一方面主张以西医学为参照,用科学的方法研究中医理论,呼吁中医的标准化和规范化,认为中西医要互相学习,融会贯通,不能故步自封。这样的中医革新运动进一步拓宽了中医研究的视野,更新了中医研究的观念,对中西医的比较也日趋客观,为中医进一步发展做出了积极的探索和尝试。

新中国成立后,"团结中西医"成为我国卫生工作四大方针之一,一方面重视发挥中医的作用,明确指出要应用现代科学方法发扬中医药学,另一方面号召西医学习中医,并指出这是关键。从1955年开始,全国各地举办西医离职学习中医班。1958年10月,毛泽东在对卫生部首批西医离职学习中医班的情况报告的指示中提出"中国医药学是一个伟大的宝库,应当努力发掘,加以提高"。党和国家的推动,极大地提升了全国西医学习中医的热忱,培养了一大批西医学习中医人员,其中大多数成为以后中西医结合研究的技术骨干、学术带头人。

经过人才的培养和政府的号召,中西医结合工作的条件基本具备。中西医两种医学体系第一次进行了广泛而深入的融合,临床多种常见病多发病开始实行辨病与辨证分型相结合,中医或中西药治疗相结合的诊疗方法出现了异病同治、同病异治的治疗现象。各种临床病例在老中医的指导下,做了大量肯定疗效、探索规律的临床观察实证研究,涌现了一批可喜的成果。

在这一阶段,西医辨病与中医辨证分型相结合,集中了中医与西医两种诊断方法,对疾病的认识更为全面、细致,作出的诊断更接近疾病的本质,再加上中药和中医药相结合的治疗,治疗针对性更强,体现了中西医之间的取长补短的优点。

改革开放以后,1980年,卫生部提出"中医、西医和中西医结合这三支力量都要大力发展,长期并存,团结依靠这三支力量,推进医学科学现代化,发展具有我国特点的新医药学"。从此,中西医结合开始作为与中医、西医并列的一支医药卫生力量,活跃在我国医药卫生界。

1996年,由党中央召开的全国卫生工作会议上,党和政府重申党的中西医结合方针,江泽民总书记指出"中西医工作者要加强团结,相互学习,相互补充,促进中西医结合"。李鹏总理也指出"中医药是我国医学科学的重要组成部分,要正确处理继承与发展的关系,善于学习和利用现代科学技术,促进中医理论和实践的发展,在中西医结合上有新的进展"。

在中西医结合方针指引下,中西医结合工作不断深入开展。全国陆续开办了一批中西医结合医院和中西医结合研究所,一些著名医学院校也成立中西医结合研究所,西医科研、教学、医疗单位及中医的科研、教学、医疗单位也开展中西医结合工作,为中西医结合奠定了广泛的基础。

　　1981 年,中国中西医结合学会作为国家一级学会成立,并创办了全国性综合性医学期刊《中国中西医结合杂志》,中西医结合的科研工作也开展了多学科多层次的综合研究,取得了一系列显著的成果。中西医的融汇结合集中西医之优点长处,取长补短,互相促进,为疾病诊治提供了一条全新的有效途径,提高了诊疗效果,丰富了现代医学发展的内涵。2000 年,卫生部部长张文康主编《中西医结合医学》,对中国中西医结合事业发展进行了一次大总结,全面记录了 40 多年来中西医结合研究的业绩和成果。

1.5　传统医学发展黄金时代——新时代中国特色社会主义时期的中医新发展

1.5.1　光芒绽放——首获诺贝尔奖及中医药在近代疫情中的作用

　　1930 年 12 月 30 日,屠呦呦出生于浙江宁波,中学后考入北大药学系学习,专业是生药学,她尤其对植物化学、本草学和植物分类学有着极大的兴趣。毕业后,屠呦呦分配在卫生部中医研究院(现中国中医科学院)中药研究所工作。

　　1955 年开始,全国掀起西医离职学习中医班的热潮。1955—1966 年,共培养了 4 700 多名“西学中”人员,屠呦呦也是其中一员,她曾于 1959—1962 年在卫生部举办的全国第三期西医离职学习中医班学习。

　　20 世纪 60 年代,越南疟疾泛滥,死伤不计其数,无奈之下向中国提出救援。39 岁的屠呦呦临危受命,领导课题组接受抗疟药研究任务。她从历代医籍、本草、民间方药入手,编撰了 640 种药物为主的《抗疟单验方集》,并历经 300 多次实验,对其中的 200 多种中药展开研究。功夫不负有心人,项目组终于从中药青蒿中提取了对疟疾 100% 有效的成分,并最终从中提取出抗疟有效单体——青蒿素。

　　1978 年,青蒿素抗疟研究课题获全国科学大会“国家重大科技成果奖”。20 年来,青蒿素成为全球抗疟一线药物,挽救了数百万人的生命。屠呦呦也因此于 2011 年 9 月获得拉斯克医学奖,并于 2015 年 10 月荣获诺贝尔生理学或医学奖,成为第一位获得诺贝尔科学奖的中国本土科学家,及第一位获得诺贝尔生理学或医学奖的华人科学家。

　　中医药几千年的历史沉淀,对瘟疫有深刻的认识,且多次战胜瘟疫,对中华民族繁衍生息起到了一定作用。在现代社会,中医药同样发挥着重要的作用。2003 年暴发的传染性非典型肺炎,俗称“非典”,发病急,传播快,病死率高,世界卫生组织称其为 SARS,在世界上 32 个国家和地区流行,感染病例达 8 422 例,病死率为 11%。中国大陆确诊 5 327 例,死亡 349 例,病死率为 7%,低于我国台湾(27%)、香港(17%)以及加拿大(17%)和新加坡(14%),中西医结合治疗在其中发挥了强大的优势。2003 年 4 月国家卫生部印发的《非典型肺炎中医药防治技术方案(试行)》将非典明确归属于“温病”范畴,不但对健康人群和疑似有接触的健康人给出了预防用的中医药指导处方,还根据《伤寒论》《温病条辨》等典籍,推出了银翘散、麻杏石甘汤、三仁汤、清肺解毒汤、清瘟败毒饮等中药处方,在非典疫情防治中起到了不可替代的作用。国家 863 计划"中西医结合治疗 SARS 的临床研究"课题组对 222 例病例数据进行评价分析后表明,中西医结合疗法治疗 SARS 效果明显。

1.5.2　薪火相传——强化中医药特色人才建设

中医药是中华文明的瑰宝,体现了中华民族的伟大智慧。党的十八大以来,党中央更加重视中医药工作,强调中医药是中华民族的瑰宝,对中医药的继承、创新和发展作出了重大决策和部署。这不仅为中医药的复兴提供了基本指导,也为行动提供了指南,明确了新时期中医人才培养的指导思想和目标。

2019 年 10 月 25 日,全国中医药大会在北京召开。习近平总书记对中医药工作作出重要指示,指出中医药是中华文明的瑰宝,凝聚着中华民族几千年的健康养生理念及其实践经验,体现了中国人民和民族的博大智慧,为增进人民健康作出了重要贡献。强调遵循中医药发展规律,继承精华,守正创新,加快中医药现代化和产业化进程,坚持中西医并重,中医药和西医药相辅相成,协调发展,推动优质中医事业和产业发展,向世界推广中医药,充分发挥中医药防治的独特优势和作用,为建设健康中国、实现中华民族复兴的中国梦作出贡献。

2020 年 6 月 2 日,习近平总书记在专家学者座谈会上指出,在抗击新冠疫情中,中医药发挥了独具特色的作用,引起国际上广泛关注。要强化中医药特色人才建设,致力于打造一支高水准的国家中医疫病防治队伍,要加强对中医院工作的组织领导,中西医药相辅相成,协调发展。

进入新时代,中医药发展与党和国家的使命更加紧密地联系在一起,中医药事业迎来了一个崭新的发展期和机遇期。新时代有新要求,新时代传承与创新发展中医药事业的关键在人才,培养有理想、有担当、有职业胜任力的创新中医药人才是时代赋予我们的光荣任务。在中国特色社会主义新时代,我们必须战略性地把中医药人才培养摆到更加显著的位置,增强中医药竞争实力,为实现中医药事业高质量发展和民族复兴伟业提供坚强有力的人才和智力支撑。

1.5.3　守正创新——让中医药文化更有魅力

2019 年 10 月,习近平总书记对中医药工作作出重要指示,强调要遵循中医药发展规律,传承精华,守正创新,加快推进中医药现代化、产业化。中医药与其他现代学科相比,具有鲜明的文化特点,博大精深,蕴藏着极高的生命智慧。

中医药发展要以"中主它随"的思路为主导,对中医药理论进行传承创新,开拓中医药实践,进行中医药研究,脚踏实地走好中医药前进的"守正之道"。中医药是中华民族传统文化优秀资源,中医药文化早已融入老百姓的血脉、融入大众的日常生活起居,传承和发展中医药文化,必须正本清源,讲好中医药故事,展示中医药文化魅力,引导人们正确认识中医药的价值和贡献。要挖掘中医药文化资源内涵,增加中医药文化的趣味性,让中医药文化深入人心。另外,还要对古典医籍精华进行梳理和挖掘,追溯中医药学术源流,将中医药文化中天人合一、顺应四时、形神兼顾、阴阳平衡等理念应用于日常生活。既要培养具有文化自信、人文素养、国学底蕴的中医药领军人才,又要推动中医药文化进校园,让中医药文化在青少年的心中生根发芽,使中医药文化薪火相传、生生不息。

1.5.4 文明福祉——带领中医药走向世界

中医药学在我国有着 5 000 多年的历史传承。如今,中医药传播到 183 个国家和地区,年诊疗人数达到 9.1 亿人次,中医药在世界范围内不断掀起风潮。2013 年"一带一路"倡议提出后,中医药文化海外传播的问题被广泛讨论。2016 年里约奥运会上,泳坛名将菲尔普斯身上的火罐烙印让中医药着实火了一把。可以说,世界范围的"中医热"已然形成。

习近平总书记在致中国中医科学院成立 60 周年的贺信中指出,深入发掘中医药宝库中的精华,充分发挥中医药的独特优势,推进中医药现代化,推动中医药走向世界,切实把中医药这一祖先留给我们的宝贵财富继承好、发展好、利用好,在建设健康中国、实现中国梦的伟大征程中谱写新的篇章。

习近平总书记高度评价中医药学的地位,勉励广大中医药工作者要"增强民族自信,勇攀医学高峰",也正是他始终坚持将中华民族优秀传统文化的强烈自豪感、自信心传递给世人,传播给世界。

习近平总书记积极推动中医药产品进入国际市场,从促进中西医结合及中医药在海外发展到探索中医药走向世界的合作模式,再到中医药成为中国外交名片,习近平总书记通过自己的外交足迹,已经让中医药成为中国与世界各国开展人文交流、促进东西方文明交流互鉴的重要内容。

2018 年 10 月 1 日,世界卫生组织首次将中医纳入其具有全球影响力的医学纲要。中医药是中国的,也是世界的。中医药走向世界的过程就是文明交流互鉴、共建共享的过程。中医药事业发展关系着全人类的健康福祉,是一把打开中华文明宝库的钥匙,也是一把中国走向世界的钥匙。

(黄标通)

思考题

1. 简述东西方古代医学发展的起源有什么异同点。

2. 简述东西方医学在各自发展进程中经历过的曲折过程。

3. 简述祖国传统医学对世界医学发展的贡献。

4. 请对现代中西医结合发展进行辩证思考和讨论。

5. 新时期下如何推动中医药发展?

参考文献

[1] ALBICI M. Practica medicinalis, L9 imago viri, The Archive of the Prague Castle XV century: f. 1r - 152v.

[2] HAJAR R. The Air of History (Part II) Medicine in the Middle Ages[J]. Heart Views, 2012,13 (4): 158 - 162.

[3] IVANOV A. The analogy between the traditional Chinese acupuncture and phlebotomy in medieval bohemia[J]. J Acupunct Meridian Stud, 2019,12(4): 136 - 144.

[4] MATUSCHEK C, MOLL F, FANGERAU H, et al. The history and value of face masks[J]. Eur J Med Res, 2020,25(1): 23.

[5] 唐仁康. 中西医历史比较研究[D]. 哈尔滨: 黑龙江中医药大学,2018.

[6] 王锦,张继文. "一带一路"倡议下中医药文化海外传播路径研究[J]. 中国民族博览,2019(8): 233 - 236.

[7] 杨云松. 中西医结合研究史论[D]. 哈尔滨: 黑龙江中医药大学,2009.

第 2 章

江山代有才人出　各领风骚数百年

——历史上的大医生

本章提要

1. 本章介绍了在中华大地上推动医学事业进步,改变历史发展进程,具有卓著功勋的名医大家。

2. 上古时代,混沌初开,我们的祖先便开始探索自然,思考生命,从中体现的开拓精神为后人留下了宝贵的思想之光。

3. 在传统医学黄金年代,涌现出无数令国人骄傲的名医大家,他们为推进中国乃至世界医学的发展作出了巨大贡献。

4. 在我国历史上,还有这样一群医之大者,他们在民族生死存亡之际,弃医报国,以不同的方式拯救病入膏肓的国家。

5. 传统医学的发展离不开世界的影响,在中医与西医的碰撞和融合中,活跃着许多外国名医的身影,他们对中国医学史乃至历史的发展产生重要影响。

导语

中华大地,人才辈出。一部泱泱大国医学史,更是一卷灿烂恢弘英雄志。在这片热土上,涌现出一代又一代医学大家。他们怀揣着对医学的热爱与敬畏,探索万物运行的规律,揭示生命的哲学;他们秉承着对苍生的大爱与悲悯,钻研医术,悬壶济世;他们拥有着对祖国的赤诚与深情,挽狂澜于既倒,扶大厦之将倾。

在中国这片璀璨的星空下,闪耀着无数的名医大家。他们心系苍生、救国救民,他们精研医学、矢志不渝,他们锐意进取、坚韧刚强。他们的事迹如一盏盏明灯,照亮了中华民族的荣耀之路,也指引着一代代中华儿女不断奋勇向前。今天,时代的接力棒交到了我们的手里,更加壮丽的中华诗篇等待着我们去书写。

2.1 从巫到医的萌芽开端

在茹毛饮血的远古时代，面对无法解释的自然现象，人们相信存在主宰一切的神明，疾病的产生是神的意志。因此远古的医学属于巫术的范畴，治病救人属于巫师的职责。当时的巫师主要通过"事鬼神"的巫术方式进行治疗，因此早期的"医"被写作"毉"字。而史书中对上古神医其人其事的记载，是我国开始"巫医分立"的重要标志。

2.1.1 僦贷季：华夏第一名医

从人类诞生那天起，便有了医疗行为。上古时期独立的医学体系开始萌芽，僦贷季是此时中医学的代表人物。《黄帝内经》记载："上古使僦贷季，理色脉而通神明，合之金木水土，四时八风六合，不离其常，变化相移，以观其妙，以知其要，欲知其要，则色脉是矣。"僦贷季是史书记载的中国第一位医学专家。

僦贷季，精通阴阳五行，熟谙色脉之说，被尊称为"圣工"。明代徐春甫所著《古今医统》写道："僦贷季，黄帝时人，岐伯师也。岐伯相为问答，著为《内经》。"可见，具有极高医学与历史价值的《黄帝内经》是对以僦贷季为代表的医学理论的继承与延续。如此看来，既往认为中医开端于岐伯与黄帝而将中医称为"岐黄之术"或许有待商榷。毕竟岐伯的老师僦贷季便已"理色脉而通神明"。

更有趣的是，有学者认为僦贷季是希伯来上古史中一位名叫 Judas 的人物。首先，在中国上古史找不到与该名字发音相同的人名。在上古发音中，华夏语系为双音节，而三音节者多为其他民族。其次，按中原古语习惯，僦贷季音译几乎就是 Judas，今翻译为犹大。据《圣经》记载，至少 4 000 多年前，犹大是雅各（亚伯拉罕之孙）的十二个儿子之一，后来发展成犹大支族及犹大国。当然，这些都是发音相近引起的猜想，并无证据表明两者为同一人。

可见，在遥远的上古时代，我们的伟大祖先便已经开始观察自然，思考生命。以僦贷季为代表的名医们初创的医学理论体系，是我们沿用数千年的中医理论的萌芽，为后世子孙提供了无限庇佑。

2.1.2 伏羲：最早的医疗器械设计师

伏羲是华夏人的祖先，远古"三皇"之首，古成纪（今甘肃天水）人。传说人首蛇身，教人结网，传授渔猎畜牧之术。

伏羲最为人知的贡献在于创造了先天八卦，"以通神明之德，以类万物之情"。八卦不仅代表中国古代哲学基本思想，也是中医基础理论的重要构成。《帝王世纪》记载："伏羲画八卦，所以六气六府、五行五脏、阴阳四时、水火升降，得以有象；百病之理，得以有类。"伏羲通过观察天地山川的运行变化，总结出万物运行的规律，建立了以阴阳逻辑为基础的自然宇宙观与方法论,探索出人与自然和谐相处的智慧,为中医理论的形成奠定了基础。

除了奠定理论基础,伏羲还创造了最早的医疗工具。据《帝王世纪》记载,伏羲尝百药而制九针。所谓九针,是指九种大小及形状不同的针刺工具,包括镵针、员针、鍉针、锋针、铍针、员利针、毫针、长针、大针。虽名为针,实则是一套具有多种用途的医疗器械。如铍针、鍉针类似于今天的手术刀,可以进行脓肿切开引流;员利针类似于今天的按摩器;毫针则跟我们当前使用的穿刺针非常接近。

"逢山开道,遇水架桥"是我们祖先身上优秀的开拓创新精神。在与疾病斗争的过程中,以伏羲为代表的医者以石为器,开创性地发明了具有多种功能的外科器具,体现了古人高超的智慧与创造能力。

2.1.3 神农:纸上得来终觉浅,绝知此事要躬行

神农的原型是远古部落首领。当时人们以采集野果以及捕获鸟兽为生。但这样的生活并不稳定。聪明的神农经过反复探索,发明了农具,教人种植五谷,豢养家畜,创立了农业,而被人们尊称为神农。

关于神农有很多神话。传说神农有着透明的肚皮,可以直接观察各种植物在肚子里的反应变化。也有传说神农从天帝那里获得神鞭,可以通过鞭打草药知道药物是否有毒。传说为了给百姓治病,神农长途跋涉,曾与狼虫虎豹大战七天七夜,曾搭了一年的架子才爬上长满奇花异草的山顶。其后,便是每天抓着不知名的花草往嘴里塞。他尝尽百草,记录哪些是苦的,哪些是酸的,哪些能治病,哪些是有毒的。经过长期的实践,神农总结出不同的草药可以治疗不同疾病。史书记载神农"尝一日而遇七十毒,神而化之,遂作方书,以疗民疾,而医道立矣"。不知数千年后的 Marshall 在喝下幽门螺杆菌时,是否知道在遥远的东方有着神农这样一位前辈。

这些故事虽然存在神话色彩,但也反映了神农为天下苍生不惜以身试药,不断深入实践的医者大爱。正是由于神农的努力,草药作为医疗手段不断为大家所接受。为了纪念神农对中医药事业的推动,后世将中国首部中草巨作命名为《神农本草经》。

2.1.4 黄帝:探索生命哲学

黄帝是《史记》记载的五帝之首,是华夏民族的祖先。黄帝的功绩除了政治及军事,还在于促进中医事业的发展,是中医的鼻祖之一。大家耳熟能详的就是以黄帝命名的《黄帝内经》。

《黄帝内经》是以黄帝同岐伯、伯高、少俞、少师、鬼臾区、雷公六位医家问答的形式展开的,是记录黄帝和岐伯等医家探讨医学的巨典。《黄帝内经》将哲学与科学结合,以上古阴阳五行、四时运动规律为理论基础进行了传承与发扬,同时创造出自己的方法论。《黄帝内经》的成书被认为是中医理论体系初步形成的标志。

有趣的是,《黄帝内经》并不是黄帝所作。学界认为,《黄帝内经》所书岐伯和黄帝乃为托名。《黄帝内经》约成书于战国、秦汉之际,但作者并不是具体某一人,书中总结了既往

的医学理论及治疗经验,集中体现了几代医学家的智慧结晶。

《黄帝内经》是上古医学的集大成者,集中体现了中国古代医学的璀璨成就,对中医学发展产生巨大影响。我们可以体会到,以黄帝为代表的医之大家,不断在思考天地运行的规律以及生命的哲学,并进行了深入的总结,为后人留下了宝贵的思想之光。

2.2 辉煌年代的璀璨明珠

我国传统医学在古代经历了长足的进步与发展,涌现出数位令国人骄傲的医学大家,取得了许多领先世界的成就。同时期的西方,仍处在神权至上的至暗时刻,而我们的近邻如日本等国家也不断遣使到我国学习医术。

2.2.1 扁鹊:圣人不治已病治未病

扁鹊,姓秦,名越人,我国春秋战国之际渤海郡人(今河北任丘)人。传说扁鹊起先是一家旅店的主管,类似现在酒店的大堂经理。后来扁鹊结识长桑君,师从长桑君学医术,成了一位能"尽见五脏症结"的杰出医生。

扁鹊医术高超,精于内、外、妇、儿、五官等,尤其擅长内外两科,如今中医广泛使用的望闻问切四诊法就是扁鹊发明的。在长期实践活动中,扁鹊对传统的砭刺、针灸、按摩、汤液、热熨等中医治疗方法进行了改良。

如果古代有院士这个头衔,相信扁鹊一定能够当选。有趣的是,扁鹊认为他的两个哥哥医术远在他之上。但为何我们却只知道扁鹊,并不知道他的两位兄长呢?

魏文侯曾问扁鹊:"你们家三兄弟都是学医的,那谁的医术最高呢?"扁鹊回答说他的大哥水平最高,二哥次之,他的水平是最差的。魏文侯感觉很纳闷,问道:"人们都说你扁鹊是名闻天下的大医生,你为什么这么说呢?"扁鹊解释道:"我的大哥能在疾病还没发生之前就把病给除掉了,所以大家看不出他有多厉害。我二哥在疾病刚开始时就把病治好了,人们以为他只能治点小毛病,所以只稍微有点小名气。而我是在病情已经很严重时,在病人血脉上穿刺,让病人吃有毒的药物,切开病人的肌肤,这才让天下人知道我的名字。"

这段对话是否真实发生我们不得而知,但其中蕴含的却是我国传统医学一个重要的思想精髓,即"治未病"。以扁鹊为代表的中医十分注重疾病的预防,提倡及早发现疾病苗头,将疾病扼杀在萌芽阶段,而不是待病入膏肓之时再亡羊补牢。

很多人最早认识扁鹊,是从语文教材中那篇著名的《扁鹊见蔡桓公》。文中讲述了蔡桓公生病从"腠理"到"骨髓",最终不治而亡的故事,体现了中医"治未病"的思想。但2017年,扁鹊为什么被"移出"教科书了呢?

2013年成都出土的古墓,对研究扁鹊提供了至关重要的证据。"扁鹊"可能并不是具体的某一个人,而是泛指一群为老百姓看病的医生,类似今天的"神医""白衣天使""大白"

等称号。史书中第一次出现扁鹊行医是他在赵国时治好了昏迷五天的赵简子,虽然具体时间不详,但赵简子是"赵氏孤儿"中主人公赵武的孙子,去世于公元前 476 年,说明看病时间肯定要早于这一年。而扁鹊最后一次行医是在公元前 307 年为秦武王看病。仅从这一早一晚的时间,扁鹊的行医生涯就超过 170 年,算上扁鹊的成长与学艺时间,以及最后因意外身亡而非寿终正寝,扁鹊的寿命可能会超过 200 岁。但这种可能性很小。这次成都出土的文物中发现了 920 支记录有大量医学理论、药方及医生诊疗活动的竹简,共九部医书。其中一本《敝昔医论》,记述内容时间跨度极大,出现同一时间段"扁鹊"在不同地方的情况,因此专家推测,扁鹊可能并不特指一个人,而是泛指一群人的特定称呼。

由于尚需更多的时间对《敝昔医论》进行详细的修复、翻译及研究,才能让我们更加准确地了解扁鹊的医术和事迹,因此出于严谨和实事求是的考虑,暂时将扁鹊的故事从教科书中移出。但不管扁鹊是一个人还是一群人,我们都应该非常敬佩祖先在现代医学还没有出现之时便已提出对疾病要做到早发现、早诊断、早治疗的重要策略,其中闪烁着耀眼的智慧之光。

2.2.2　张仲景：不为良相,但为良医

张仲景出生在战火纷飞的东汉时代,百姓生活在水深火热之中。出生于没落官宦之家的张仲景,从小就有机会接触名家典籍,尤其是读到扁鹊的事迹之后,不为良相但为良医的思想便在张仲景心中埋下了种子。张仲景的同族叔叔张伯祖是当时南阳一带的名医,经常四处给人治病。张仲景亲眼看到叔父高超的医术,心里赞叹不已。他拜张伯祖为师,下功夫钻研医药,精究方术,决心做一个能"上以疗君亲之疾,下以救贫贱之厄,中以保身长全"的好医生。

张仲景曾官至长沙太守。其实,由于家庭的原因,张仲景并不热衷仕途,但由于古代举孝廉的制度,张仲景还是走进了官场。在他担任长沙太守期间,希望能通过自己的医术造福百姓。然而在封建礼教的束缚下,官员不得随意进出民宅。于是张仲景想了一个办法,在每月初一和十五的时候,将衙门大堂变成医生诊堂,不问政事而变成求医问药。当地百姓对此交口称赞,每逢初一、十五,大量群众慕名而来,甚至有些人不远千里从外地赶来。后来,张仲景便在自己的名字前添加了称谓"坐堂行医",而很多药店、药铺此后也改名为"中医堂"。这一传统一直沿用到现在,这"坐堂医"应该算是最早的"专家门诊"了。

219 年,魏文帝曹丕在给友人的书信中痛苦地回忆了刚过去的疫情,身为他好友的建安七子中的徐干、陈琳、应场、刘桢全都染病而亡。底层百姓的情况则更加凄惨。曹植在《说疫气》中写道:建安二十二年,疠气流行,家家有僵尸之痛,室室有号泣之哀,或阖门而殪,或覆族而丧。

在疫情肆虐的年代里,张仲景家族的两百多人中有一百多人因"伤寒"去世。百姓的苦难、亲人的离世让张仲景伤痛不已,也让张仲景下定决心钻研医学,抗击瘟疫。张仲景毅然辞官之后,不分日夜行医救人。但同时他也意识到,仅靠他一个人也只能帮到他身边有限的病人,如果把这些经验方法总结出来,就能够让更多人受益。他发现以《黄帝内经》

为代表的医学典籍以阐述理论为主,缺少可以简明扼要指导实操的书籍。于是他开始一边行医救人,一边着手著书。他吸取华佗学派的精髓,博采众长,又结合自己多年的临床经验,耗时五年终于完成了惊世骇俗的大作《伤寒杂病论》。该书系统性地阐述了包括瘟疫在内的伤寒病的病因、发病机制、症状以及治疗方法等,开拓性地提出了"辨证施治"的原则。1 800多年后,中国工程院院士张伯礼说,武汉抗疫的"三药三方"都是来自张仲景方子的精髓。

张仲景虽然已经离我们远去,但张仲景精神却没有离开我们。疫情中身披战甲的白衣天使,他们救死扶伤、甘于奉献的医者仁心即使穿越千年也没有改变。

2.2.3 华佗:东方柳叶刀

提到外科手术,相信大多数人认为是西方人发明的。其实,开展世界第一例全身麻醉手术的是我们耳熟能详的神医——华佗。

华佗是我国汉末医学家。在华佗生活的东汉末年,战乱不断,水旱成灾,疫病流行。目睹这种情况,为替人民解脱疾苦,华佗从年轻时开始就立志行医,为民治病。当时,沛国的丞相陈珪举其为孝廉,后来朝中重臣——太尉黄琬又征召其到中央为官,皆被华佗婉拒,华佗一心一意要把一生奉献给自己所钟爱的医疗卫生事业。

华佗长于内、外、妇、儿、针灸、养生等科,尤以外科和擅用麻醉药著称,被后人称为"外科之祖"。他到处走访医生,收集了一些有麻醉作用的药物,经过多次不同配方的炮制,终于把麻醉药试制成功。手术前,他先把麻醉药和热酒配制,让患者服下,待患者失去知觉后再剖开患者腹腔,割除溃疡,洗涤腐秽,然后用桑皮线缝合,涂上神膏,四五日可除痛,一月间便康复。华佗所使用的"麻沸散"是世界上最早的麻醉剂,比西方要早1600年。华佗采用酒服"麻沸散"施行腹部手术,开创了全身麻醉手术的先例。这种全身麻醉手术,在中国医学史上是空前的,在世界医学史上也是罕见的创举。自华佗后,应用麻沸散进行外科手术的方法逐渐传播开来,隋朝巢元方和元代危亦林实施的肠吻合术,明朝王肯堂和陈实功等实施的耳移植及截肢术等,都要感谢华佗麻沸散的发明。

可见,我国古代的外科手术水平已达到一定境界,要远高于同时期的西方。但可能由于古代"身体发肤受之父母"的儒家思想的影响,外科手术在古代并没有成为主流,否则我国的传统医学可能会取得更大的发展。

神医华佗的死让很多人意难平。不管在正史还是小说中,华佗的陨落都与曹操有关。当时曹操患有让他头痛欲裂的风涎病,连太医都束手无策。听闻华佗治好陈登、周泰的疑难杂症之后,曹操满怀期望地将华佗请来为他治病。《三国演义》中说,华佗认为曹操的病需要用利斧劈开脑袋,将风涎取出才能治好。曹操听后大骇,以为华佗是要杀死自己,后将华佗打入大牢并将其处死。正史《三国志》中倒是没有明确记载华佗要给曹操开颅。华佗告诉曹操此病无法根治,只能长期调理,减缓症状,于是被曹操留在身边,成了曹操的御用医生。其间华佗假托妻子生病返回家乡,曹操多次催促也不回。后曹操派去的人发现华佗妻子并未生病,于是曹操以欺君之罪和不从征之罪将华佗抓捕处死。

有人分析华佗恃才傲物,不把曹操放在眼里,才招来杀身之祸。但纵观华佗一生悬壶济世、为民治病,他不愿意留在曹操身边成为私人医生可能是希望能够将自己的医术贡献给更多的民众,救万千人于水火。所以即使在狱中,华佗也不曾屈服于曹操,而是将毕生所学写成《青囊经》,他恳求狱卒能够将这本救万民的医书带出去,但狱吏并不敢接,华佗只得含恨将书烧掉。华佗的医术难以传承,终成千古遗恨。

2.2.4　孙思邈:卓越无止境,创新无终点

当今社会,很多医生一提到科研创新就头痛,但其实科研创新的目的在于服务临床,更好地为病人解决问题。如果要评选中国古代的科研大神、创新大神,孙思邈一定当之无愧。

在陕西铜川的孙思邈纪念馆里,展览着孙思邈的生平事迹和学术贡献。在孙思邈的一生中,创造了 30 个中国第一。他所著的《千金方》是我国第一部临床医学百科全书,被国际社会称赞为"人类之至宝";他第一个提出复方治病;第一个应用胎盘粉治病;第一个使用动物肝脏治疗眼病;第一个应用榖树皮煎汤煮粥防治脚气;第一个应用砷剂治疗疟疾;第一个发明导尿术;等等。相传长孙皇后怀孕十月余仍不见分娩,唐太宗为此焦心不已,徐茂公建议请孙思邈入宫看病。因受封建礼教"男女授受不亲"限制,孙思邈不能接近皇后进行诊脉,只好取一根红线,一端自己接着,另一端穿过珠帘系在皇后手腕上,以这样的方法为皇后诊脉。尽管如此,孙思邈仍片刻便得出结论,皇后难产是因胎位不正所致,只需在中指上扎一针即可。果然在孙思邈施针后不久,皇后就顺利分娩。孙思邈为长孙皇后悬丝诊脉的故事也由此流传开来,直至今日仍被奉为传奇。在 1 500 多年前的唐代,能够取得如此多的发现和突破,着实令人叹服。

在孙思邈 70 多岁时,他总结前人医学典籍、搜罗民间偏方验方、结合毕生临床经验,撰成《备急千金要方》一书,世简称《千金方》。后来他感到《千金方》不够完善,又在百岁高龄之际完成了《千金翼方》一书,对《千金方》进行了补充。

孙思邈的一生是钻研的一生、创新的一生,唐太宗李世民赞其为"名魁大医""百代之师"。以孙思邈为代表的名医,善于发现临床中遇到的实际问题,并不断寻找解决办法。这种以问题为导向的科研思维,即使在今天也值得我们科研工作者学习。

2.2.5　李时珍:所爱隔山海,山海皆可平

出生于医学世家的李时珍,祖父和父亲都是医生,李时珍的父亲更是任职于太医院。幼时的李时珍经常跟在父亲身边,兴致勃勃地为药草浇水、培土,听父亲讲了许多关于花草治病的功用。父亲的启蒙教育在李时珍幼小的心灵里留下了深深的烙印:鲜艳美丽的花草不仅好看,而且能够治病。父亲上山采药时,也时常把李时珍带在身边,让儿子亲眼看看药草的生长状态,增长实际知识。受这种环境的影响和家庭的教育,李时珍的药物学知识增长得很快,他的求知欲越来越强,对医学产生了浓烈的兴趣。

由于当时医生地位并不高,李时珍的父亲还是希望儿子能够入朝为仕。李时珍为了

完成父亲的心愿,在 14 岁时高中秀才。但由于李时珍的心中始终还揣着他的医生梦,在研读四书五经之余,一直偷学医术,所以在他 16—22 岁的三次乡试均失败落榜。李时珍向他的父亲表明心迹后,父亲认可了他的想法,便开始教他医术。

李时珍跟随父亲钻研医学,38 岁时被推荐到太医院工作。在太医院工作的经历对李时珍产生了重大影响。34 岁时,李时珍便计划重编一部本草典籍,进入太医院之后他得以阅读到皇家珍藏的医学典籍,见到许多平时见不到的药物。他能够仔细地比对各地的药材,极大地丰富了医学知识。而同时,他也看到书中存在许多错误和遗漏的地方。他认为以往的本草书籍,很多作者并没有对药物进行实际的调查研究,而是机械地从书本上抄来抄去,所以往往让人摸不着头脑,也出现不同的人说法不一的情况。李时珍意识到"读万卷书"已经解决不了这些问题,他便决定"行万里路",通过自己的考察写一本囊括所有植物药材及其正确用法的书。

李时珍走出家门,深入山间田野,实地对照,辨认药物。除湖广外,先后到过江西、江苏、安徽、河南等地。无论是名山大川,还是悬崖峭壁,凡是有药材的地方,都有他的踪影。为了弄清药物的疗效,他曾品尝过许多药材植物,好几次差点中毒,一命呜呼。历经 27 年,李时珍在 61 岁高龄之际,走遍了全国各地,尝遍了无数植物药材,最终完成了一部伟大的医学著作——《本草纲目》。

不忘初心,方得始终。李时珍用毕生的时间完成了这一件事。他并没有贪图安逸的生活,没有因为山高路远而放弃他的理想,从青年走到老年,用坚韧执着的精神写就了《本草纲目》这一彪炳史册的巨作。《本草纲目》共有 190 多万字,记录药物 1 892 种,附有 1 160 幅药物图画。后来《本草纲目》传入日本,又被翻译成拉丁文、法文、俄文、德文、英文等多种语言,为推进中国以及世界医药的进步发挥了巨大作用。

2.3　弃医报国的伟大豪杰

这片土地上还有这样一群医者,他们不因医术而载入史册。在苦难的近代中国,在民族存亡之际,他们弃医报国,通过别样的方法拯救病入膏肓的中国。

2.3.1　孙中山:共和国的缔造者

1866 年,孙帝象出生于广东一户贫苦农民家庭。谁也不会想到,这个婴儿会成为封建王朝的掘墓人——孙中山。孙中山的童年是贫苦的,因为没有鞋穿,经常光脚走路,兄妹四人过着饥一顿饱一顿的生活。幼时的孙中山很早便要承担繁重的劳动工作,砍柴喂猪,插秧放牛,出海捕鱼,孙中山都干过。也正是在这种环境下成长,使得孙中山对底层人民的生活不易有着更深刻的理解与同情。

1886 年,孙中山到广州博济医院附属南华医学堂学医,周围人评价他聪明过人,有着超强的记忆力。1887 年,孙中山转到香港西医书院学习。五年后,聪慧的孙中山以学院第一名的身份光荣毕业,获医学硕士学位。孙中山刚开始在澳门行医,随后回到家乡广州开设私人诊所。他医术精湛,始终关心百姓,经常给穷人送医送药。这时的孙中山日子过得也算自在,每年能有 1 万多元的收入。但是什么让他毅然放弃医学,开始戎马生涯的呢?

孙中山心里一直有一个中国梦。远在孙中山学医期间,他就广泛阅读西方政治书籍,广交天下好友,经常与他们谈论变法与革命问题。虽然开个药铺治病救人也很好,但孙中山远远不满足于此。在深刻认识到国内政治腐败之后,他立志改造中国。此时的他不主张暴力革命,而提倡自上而下的政治改良。他洋洋洒洒写出《强国梦可持续性发展战略报告》,兴致冲冲地去找李鸿章,结果却吃了闭门羹。随后他又去拜访张之洞,求见信上写着:学者孙文求见之洞兄。张之洞问家仆这孙文是谁,家仆答道是一个落第的书生。张之洞深感不屑,送了孙中山两个大字:不见。这时的孙中山不禁哈哈大笑,清廷极有眼光、颇具威望的两大名臣竟如此冷漠和傲慢,他终于想通了中国为何沦落至此,是时候推翻腐朽的旧政权了。

孙中山的一生是革命的一生,是鞠躬尽瘁的一生,是功勋卓著的一生。孙中山领导的辛亥革命结束了在中国延续几千年的君主专制制度,为中国的进步打开了闸门。虽然孙中山弃医从武,世界上少了一个"医人"的好医生,但中华民族多了一个"医国"的大英雄,这又何尝不是医者仁心呢?

2.3.2　鲁迅:寄意寒星荃不察,我以我血荐轩辕

出生于书香门第的鲁迅,在年少时经历了周家家道的衰落以及父亲的病故。由于母亲不再能支付起学费,17 岁的鲁迅便到金陵不需要交学费的江南水师学堂投奔远房叔祖去了。而后又转入江南陆师学堂附设的矿务铁路学堂。该学堂课程以开矿为主,鲁迅在校三年刻苦学习,以一等第三名的优异成绩完成学业,是我国早期正规的矿校毕业生。1902 年毕业之后,他还发表了论文《中国地质略论》,出版了《中国矿产志》一书,在当时引起极大反响。

1904 年鲁迅在东京弘文学院完成预科学习后,没有继续深造采矿,而是决意学医。一是因为他目睹了父亲被庸医误治去世,想要通过学医帮助病人,战争时还可以去当军医;二是他看到西医的传播在日本推动了维新。因此他选择仙台医学专门学校开始了医学学习。

既然选择学医,大二时的鲁迅又为何弃医从文呢? 首先,鲁迅并不喜欢学医的生活节奏。他在给同学的信里抱怨道:学校的功课太多,每天不得休息,而且要学习的科目又多。要死记硬背很多知识,都没有时间做别的事情了。他说道:"四年而后,恐如木偶人矣。"从根本来说,学医可能并不是出自他内心的热爱,更多的是对家国的一份责任。而让鲁迅彻底放弃医学梦的导火索,便是大家熟知的"幻灯事件"。一次在课堂上,老师播放了日俄战争的一段影片,画面中绑着一个替俄国做军事侦探的中国人要被日军斩首示众,周围站着很多中国人,表情麻木,是特意来"赏鉴"这示众盛举的。那一刻鲁迅深刻意识到,

医学并不是最要紧的,那些愚弱的国人,即使身体再健康,也只能做看客。学医救不了中国人,目前最重要的是改变他们的精神。

至此,鲁迅便走上了改造国民、疗救国民的文学道路。他虽不再医国人的身体,却始终在医人民的精神。他是文化战线上的民族英雄,是文化新军的伟大英勇的旗手。

2.3.3 钱壮飞：龙潭虎穴,力挽狂澜

如果岁月静好,钱壮飞可能会成为一个救死扶伤的名医。但没了他,1931年后的中国历史可能就完全改变了。

钱壮飞出生于湖州富商之家,生活条件优渥的他在19岁的时候考入北京医科专门学校,也就是现在北京大学医学部的前身。大学毕业后在北京京绥铁路医院工作。多才多艺的钱壮飞除了精通医学,还演过电影,擅长绘画、书法和无线电技术等。目睹国家贫弱,有着一腔热血的钱壮飞毅然加入了中国共产党。1927年大革命失败后,党组织遭到严重破坏,钱壮飞被组织安排转移到上海。

一次偶然,钱壮飞考入了国民党无线电管理处上海营业处,开启了他惊心动魄的谍海生涯。当时的机构负责人徐恩曾和钱壮飞是老乡,共同筹办"西湖博览会"之后,徐恩曾对钱壮飞器重有加,引为心腹。后来,徐恩曾调到国民党中央组织部监管调查科工作,他任命钱壮飞为机要秘书协助他建设特务系统。打入敌人"心脏"的钱壮飞多次凭借高超的智慧和过人的胆识为共产党传递情报。1931年4月25日晚上,一连几封标有"徐恩曾亲译"的加急密电从武汉发来。警觉的钱壮飞破译情报之后震惊不已,负责中共中央机关保卫工作的顾顺章已经叛变,党中央危矣。钱壮飞迅速将这一重要信息告知周恩来。得到情报的周恩来迅速指挥中共中央、江苏省委等机关全部撤离,才避免了这场灭顶之灾。如果没有钱壮飞,中华民族不知道还要经历多少黑暗的日子。

2009年,钱壮飞入选100位为新中国成立作出突出贡献的英雄模范人物。钱壮飞人生的最后几年是在长征路上,彼时的他一方面负责首长机要保卫,一方面又干起了医生的老本行,一路上为战士们解除病痛;彼时的他是红军神医也好,是情报卫士也罢,可能都不重要了,因为他的心中始终装着的都是家国和身边那群最可爱的人。

2.4 走向中国的国际友人

医学在中国的发展离不开世界的影响。中国这片沃土同样也活跃着许多外国名医的身影。文艺复兴之后,西学东渐,他们对中国医学史乃至整个社会的发展同样产生了重要作用。

2.4.1 伯驾：西医宣教的先驱

1804年,伯驾出生于美国一个传统清教徒家庭,16岁时正式受洗成为基督徒。那时

他受宗教熏陶立志成为一名传教士,以后到国外传教。中学时期,他的父亲去世,伯驾一边打工一边读书,后来转入耶鲁大学取得学士学位。当时美国最早的海外宣教团体"美部会"到耶鲁主持聚会,伯驾申请正式成为一名传教士。美部会接纳申请后,伯驾回到耶鲁进行神学与医学训练。三年后,伯驾顺利取得医学博士学位及医师资格证书,后被纽约长老会教堂正式任命为宣教士,至此开始与中国结缘。

1834 年,30 岁的伯驾来到中国广州,成为美国第一位来华的医疗宣教士,他创立的"眼科医局"(博济医院前身)是中国境内第一所现代化医院。当时的眼科医局配置有可以容纳 200 多人的候诊室,病床有 40 多张。虽然伯驾所学为眼科,但实际上什么病都看,硬是练成了"全科医生"。伯驾在中国近代医学史上创造了好几个首次:第一次切除乳腺癌;第一次取出膀胱结石;第一次使用乙醚及氯仿麻醉。就连林则徐也曾是伯驾的病人,编号 6565。

他还成立了"中国医药传道会"。借由传道会的推动,一大批医疗传教士来到中国行医,开设医院。以伯驾为代表的医疗传教士为我国传统医学的发展注入了新鲜血液,为日后我国医疗事业的重大变革做了铺垫,很大程度上改变了中国医学发展的历史进程。

当然,我们既承认伯驾医疗活动的客观历史作用,同时也要看到伯驾的另一面。1844年,伯驾协助美国专使顾盛强迫清政府签订《望厦条约》。1855 年,伯驾任美国驻华公使,主张占领我国台湾,并与英、法两国联合提出"修约"要求,企图扩大侵华权益。

2.4.2 白求恩:一个高尚的人,一个纯粹的人

出生于加拿大牧师家庭的白求恩从小就比较叛逆,并没有继承父亲的信仰,反而成了一名无神论者。1914 年一战爆发,正在多伦多大学医学院读书的白求恩应征入伍成为一名军医。也许是战争让年轻的白求恩体会到了生命的脆弱,1915 年负伤退伍的他变得放荡不羁,沉迷酒色,甚至开始吸毒。1923 年,33 岁的白求恩结识 22 岁的法兰西丝,两人迅速坠入爱河并结为夫妻,但婚后的白求恩依然烟酒无度、生活作风不检点,他的妻子无法忍受。加上 1926 年白求恩患上了当时很难治愈的肺结核,于是婚后三年他便主动与妻子离了婚。

1926 年可以说是白求恩的低谷,但也是他凤凰涅槃的起点。他通过当时还不是很成熟的"人工气胸疗法"治好了肺结核,因此下定决心要救助更多的结核病人。于是他专门前往皇家维多利亚医院跟随胸外科顶尖专家亚奇德教授进行学习。也是在这里,他发现了一个残酷的现实:富人有富人肺结核,穷人有穷人肺结核。两种病并不一样,富人治愈而穷人死亡。此后他便立志要帮助穷人。他经常去贫民窟送医送药,主张政府更多地给予穷人医疗救济,但社会现实很残酷。

1935 年,45 岁的白求恩从苏联找到了答案。去苏联参加学术大会的白求恩,在那里看到了他心中理想社会的模样。不论富人还是穷人,人人平等,都可以看得起病。回国后的白求恩很快便加入加拿大共产党,积极宣传共产主义下的医疗制度。1936 年,他积极支援西班牙反法西斯战争,1937 年回国后,在一次与陶行知的晚宴中,得知中国正在受日

本法西斯侵略时,具有强烈国际主义和人道主义精神的白求恩立即表示要到中国去,和中国人民一起战斗。

1938年,白求恩率领医疗队来到中国,迅速与毛泽东和周恩来取得联系,随后便立即前往晋察冀前线。在艰苦的战场上,白求恩不搞特殊,跟战士们同吃同住。在那里,他除了看病之外,还建医院、建学校、编教材,培养了大批卫生干部。最后,也是在这里,因手术抢救伤员,白求恩手指被割破感染败血症,不幸逝世。49岁的他永远留在了河北唐县。

毛泽东在《纪念白求恩》中写道:"白求恩精神就是国际主义精神,就是毫不利己、专门利人的共产主义精神。"白求恩始终是一名坚定的共产主义者,多次奔赴战争前线,奔赴反法西斯战场。白求恩医生跨越了国家与种族的界限,带着医者的一颗悲悯之心,将实现全人类的解放作为自己的理想。他为中华民族的福祉奉献了一切,为中国抗日战争的胜利作出了卓越贡献,值得所有中国人铭记。(图2-1)

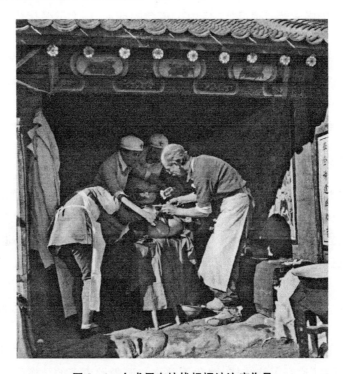

图2-1　白求恩在抗战根据地治疗伤员

2.4.3　马海德:此生无憾为中华

马海德,原名乔治·海德姆,祖籍黎巴嫩,他的父亲移民美国,在纽约州生下了他。1933年,海德姆在瑞士日内瓦大学取得博士学位后同两位美国同学来到上海,调查东方流行病。年仅23岁的他来到中国后,深深地被中国人民的艰难处境所震撼。他多次发表文章揭露当时社会的黑暗和国民党的腐败。1936年,一次偶然的机会,海德姆在宋庆龄的引荐下来到了陕北,实地考察了共产党陕甘宁根据地。这一行让海德姆触动很大,他决定留在那里参加中共的革命。1937 年,海德姆加入中国共产党。海德姆积极完善苏区医疗事业,经常给当地群众看病,很快就学会了普通话和陕北方言。当地以回族为主,海德姆听说回族人多姓马,于是决定自己也姓马,叫马海德。他把自己的一切都与中华民族紧紧地绑在了一起。

1949 年中华人民共和国成立后,马海德立即提出加入中国国籍,成为第一个拥有新中国国籍的外籍人士。在接下来的日子里,马海德专心致力于在中国消灭性病和麻风病。他组建了中央皮肤性病研究所,并带着医疗队全国到处跑,为我国医疗卫生事业的发展和麻风病的防治作出了卓越贡献。习仲勋曾为他题词"全心全意为麻风病人服务"。2009年,在新中国成立 60 周年之际,马海德被评为 100 位新中国成立以来感动中国人物之一。2019 年,在新中国成立 70 周年之际,马海德又被授予"最美奋斗者"荣誉称号。

马海德在中国这片热土上奋斗了 55 年。历史将始终铭记,有这么一位外国医生,他原来的名字叫作乔治·海德姆,后来伴随他走完一生的中国名字是马海德。

(陈　晓)

思考题

1. 概括总结本章介绍的名医的精神品格。

2. 名医故事是激励我们前进的动力。你对哪位名医的印象最深刻? 请阐述理由。

3. 中华文明源远流长,除了本章介绍的名医外,你认为历史上还有哪些医生对我国医学史乃至整个社会的发展作出过重大贡献?

4. 在你的身边是否有值得你敬佩学习的名医? 请举例说明。

5. 作为新时代的医学生,请分析我们应当如何传承前辈留下的精神财富。

参考文献

[1] 陈方,柯雪白. 走近白求恩[J]. 福建党史月刊,2005(2):2.

[2] 伏俊琏. 伏羲氏的历史贡献及伏羲文化研究的启示[J]. 甘肃社会科学,2014(1):4.

[3] 傅延龄,徐静,宋佳. 缘何医圣是张仲景[J]. 吉林中医药,2011,31(8):3.

[4] 郎需才. 扁鹊活动年代及事迹考[J]. 中医杂志,1980(4):70 - 72.

[5] 李浩. 从"福音的婢女"到政治的婢女:美国早期来华传教医生伯驾评介[J]. 江西社会科学,2003 (7):4.

[6] 林辰. 鲁迅传[J]. 鲁迅研究月刊,2004(2):4.

[7] 秦德君. 孙中山:一生嗜好革命与读书[J]. 刊授党校,2011(9):1.

[8] 沙平. 钱壮飞:我党叱咤风云的情报员[J]. 学校党建与思想教育,2003(7):1.

[9] 宋向元. 祖国古代名医:华佗[J]. 中医杂志,1955(1):58.

[10] 王家葵. 论《神农本草经》成书的文化背景[J]. 中国医药学报,1994(3):7 - 10.

[11] 王庆其. 天人关系面面观:从古代哲学"天人合一"到《黄帝内经》"人与天地相应"[J]. 中国中医基础医学杂志,2010(1):4.

[12] 吴丽莉,潘亚敏,高也陶. 上古名医僦贷季和俞跗与《黄帝内经》思想源头[J]. 医学与哲学,2016,37 (12A):5.

［13］姚瑶,刘更生.孙思邈在《备急千金要方》《千金翼方》中关于生平事迹的自述[J].中华医史杂志,
2017,47(5)：3.

［14］叶干运.马海德博士：新中国卫生事业的先驱[J].中国麻风皮肤病杂志,1999,15(3)：127.

［15］赵中振.一个人,一本书,一把艾草,一座桥梁：纪念李时珍500周年诞辰[J].中医杂志,2018,59
(11)：2.

第 3 章

工欲善其事　必先利其器

本章提要

1. 本章介绍了数千年中西医发展历程中代表性医疗设备的萌芽、优化和应用过程。

2. 人类不断追求的永恒方向不外乎两个：向外探索宇宙、向内钻研己身，几千年自然科学的发展，医学与医疗设备随时而进，与人类文化交相辉映。

3. 工欲善其事，必先利其器，几千年医学发展史，其实也是一部以了解生命、尊重生命和维护健康为根本出发点的诊疗装备发展史。

4. 几千年人类文明中，医疗设备从祭祀到治疗、从蒙昧到科学，将医学与人文、生命与伦理交融共通，为生命护航，行稳致远。

导语

《说文解字》中记载："砭，以石刺病也。"早在新石器时代（距今 2 000—10 000 年左右），人们就已经开始使用不同类型的石质医疗器械进行叩击、热敷和按摩等诊疗操作。从茹毛饮血到九天揽月，从刮骨疗毒到现代医学，人类对诊疗装备的设计与改造不曾停止。

在捕猎谋生的原始人时代，先祖们偶然发现尖硬物品触碰、撞击特定部位时可以获得意外的治疗效果。随后，善于总结学习的人类开始尝试使用尖锐石器划破脓肿部位、释放脓血以减轻疼痛。《山海经》有云："高氏之山，有石如玉，可以为箴（针）。"正是叙述先人对蒙昧时代医疗装备的最早摸索。

伴随现代考古学的发展，各类砭石文物更加辅证了"石器"作为诊疗装备在医学发展史上的重要地位。在上下 5 000 年的传统医学发展史中，"药石"两字常见于各类典籍，其中"石"字便指代医疗器械，与药物并列。2 000 多年前，名医扁鹊见蔡桓公的时候便提出"（疾）在肌肤，针石之所及也"；2000 年后的现在，各类按摩、刮痧等医疗所用的石质器械仍然广泛流传。

然而，先民的智慧远不止于此。在战国金文当中，"灸"字的书写为上"人"下"火"，形

043

象描述了一位患者蜷缩在燃烧艾草的炕上进行治疗。随着生活经验的积累,热灸法所应用的工具从熄灭火堆中拣出的石头逐渐演变成扎制成捆的药草。直至战国时期的《黄帝内经》和魏晋时期的《针灸甲乙经》对针法和灸法进行系统归纳,形成中医典籍中常说的"针灸"。

放眼世界医学史,人们学着用一些更为人性化且效率更高的诊疗装备提升医疗质量。从最早的直接附耳,到原始的纸筒或空心木管,再到现代化的复式听诊器,这种随处可见的医疗设备同样经历了几百年的不断创新。X射线的发现震惊世界,为医学诊断打开了放射影像学的大门。从经验总结到科学技术推动,诊断设备正在随着人类智慧的进步不断完善。

人类不断追求的永恒方向不外乎两个:向外探索宇宙、向内钻研己身。几千年自然科学的发展,医学与医疗设备随时而进,从直观的望闻问切到立体的影像诊断,从经验性的按摩温灼到基于解剖结构的精准干预。工欲善其事,必先利其器,几千年医学发展史,其实也是一部以了解生命、尊重生命和维护健康为根本出发点的诊疗装备发展史。

3.1 黑暗中摸索前进——传统文明古国的诊疗智慧

3.1.1 源起石器时代的针法和灸法

3.1.1.1 伏羲氏尝味百草而制九针

针刺疗法属于创伤性刺激,逃避针刺是所有动物的本能,一些动植物还在进化过程中演变出刺状物作为攻击或防御武器,这种疗法不见于任何其他医学装备体系中,为中国传统医学装备所独有。关于针刺疗法的起源,晋代皇甫谧在《帝王世纪》中说伏羲氏"尝味百草而制九针",在《针灸甲乙经》中又说"黄帝咨访岐伯,伯而针道生焉"。伏羲和黄帝是传说中的三皇五帝人物,约生活于公元前3500至公元前2500年之间。近现代以来,医史学者借用历史学和考古学的理论,认为针刺疗法的产生是史前时期的人们在日常生产生活过程中因偶然创伤出血而导致原有病症减轻或消失,经过几千甚至上万年的不断经验积累而逐渐形成的一种系统的治疗手段,把针刺疗法的产生时间上溯到新石器时代(约前8000—前3500)甚至更早。

3.1.1.2 扁鹊治疗虢太子尸厥

实际上,无论是古代的"帝王创制说"还是现代的"偶然创伤说",都缺少基本的史实依据,完全是想象的历史。因为迄今为止,还没有确凿论据证明古人在春秋时期以前使用过针刺治病。在针刺疗法历史上,战国时期的扁鹊治疗虢太子尸厥证是已知最早的扎针治病案例,具有里程碑意义。在现在看来,使晕厥或休克的病人苏醒也许不算什么,但在遥远的先秦时期,却是极其轰动的,并起到示范和放大效应。包括扁鹊自己也会从这个案例中获得启示,发现针刺疗法的巨大价值。虽然史书只记载了扁鹊使用针刺治疗虢太子尸厥这一个病例,但从他随身携带针具和磨针石来看,扁鹊采用针刺治疗的病人绝非虢太子一人。抑或在同时,还有其他医生采用针刺方法给人治病。但无论如何,正是扁鹊治疗虢太子尸厥案奠定了他在针灸历史上的地位,成为针刺疗法的创始人和先行者,而每一位在葬礼上目睹虢太子死而复生的人也都成为针刺疗法的忠实传播者。针刺疗法因此得到快速发展,至西汉时期,《黄帝内经》成书,标志着针刺疗法从理论到实践的完全成熟。此后2 000多年的针灸流派或家族传承,都不过是在《黄帝内经》所创立的针灸理论和实践这棵大树上添枝加叶而已。

3.1.1.3　孙思邈的"起死回生"之术

孙思邈这位隋唐时期的名医,知识渊博,在医学装备方面造诣很深,精通内、外、妇、儿、针灸等科和中药学,曾在《明堂针灸图》中详细阐述了针灸疗法。

那是一个阴郁的上午,孙思邈看到两个人抬着一口薄板棺材,后面跟着一位老奶奶,悲惨地哭着。他见了,站在路旁难受地低下头。忽然他发现棺材里不时有鲜红的血水滴下来,心头忽地亮了一下,赶上前去。孙思邈招呼抬棺材的人停下脚步,劝止住老奶奶的啼哭,问明了死者的情况:原来死者是老奶奶的独生女儿,因为生不下孩子痛得死了过去,已经有两个时辰了。孙思邈说:"如果血色变紫就没有救了。现在她还在流鲜血,说不定还有一线能救活的希望!"打开棺材盖,孙思邈一按死者的脉搏,还有极轻微的跳动。他急忙选了几处穴位,飞快地给这个妇女扎了几针。过了一段时间,妇女慢慢苏醒过来,不久生下了一个大胖儿子。就这样,孙思邈用银针救活了两条性命。

某天有位患者腿疼得厉害,但是说不出疼痛的具体部位。孙思邈给他吃药、替他扎针都没有效果。他想:人有十四经穴,我在这个范围内选穴扎针都不能止痛,倒不如找个新的穴位。他用拇指在病人的腿上顺着掐,边掐边问:"这里痛吗?"起初病人只是点头,后来忽然叫道:"啊!……是,是……"孙思邈便在那掐着痛的地方扎下针去,治好了病人的腿痛。孙思邈将人体该处定名为"阿是穴"。后人把哪里有病就在哪里扎针治疗,随着某些病症而定的穴位统称为"阿是穴"。

3.1.2　祭祀与治疗:古埃及的木乃伊制作

古埃及人相信灵魂不死。他们认为,一个人死后能够享受再生的根本前提是其尸体得到完好的保存。他们将灵魂描绘成一只长着人头的鸟,相信或者期冀它白昼飞出墓室享受温暖的阳光、清凉的水和清新的空气,夜晚再回到墓室里与其主人团聚。为了实现这个实际上违反自然法则的愿望,古埃及人很早就开始对尸体进行防腐处理。直到不久前,学者们还认为古埃及人是从古王国中晚期开始把尸体制作成木乃伊的,因为保存下来的最早的古埃及木乃伊来自第四王朝,且迄今为止发现的最早的专门用来盛装内脏的葬瓮也是来自同一个时期。然而最近考古人员在埃及南部的古代遗址希拉孔波利斯发现了两具女性尸体,断代为公元前3500年。她们的尸体被亚麻布条缠裹,这些亚麻布曾在树脂中浸泡过。这一发现说明,古埃及制作木乃伊的习俗早在史前时期就已经形成,至古王国中期,制作木乃伊的程序基本确立。

制作木乃伊的第一个步骤是把内脏取出,目的是单独对脏器进行处理并消除胸腔内的水分和微生物。古埃及人对尸体进行处理时主要使用泡碱,泡碱具有高强度脱水作用,能有效吸收尸体中的水分。他们使用的泡碱主要产自尼罗河三角洲的纳特龙干河谷。多数学者曾认为木乃伊制作时使用的是干泡碱,近些年学者们达成共识,相信木乃伊制作师把尸体泡在泡碱液体当中。正因如此,被制成木乃伊的尸体的皮肉呈炭黑色,犹如涂上了一层沥青。关于古埃及人对尸体进行防腐处理时究竟是否使用了沥青,学界争论了很久。部分学者相信古埃及人制作木乃伊时使用了;多数人则认为,木乃伊表面类似沥青的黑色物质是由古埃及木乃伊制作师在皮肉上涂抹的树脂与皮肉接触后产生长期反应形成的。

16世纪,瑞士医生帕拉塞尔苏斯(Parracelsus)同时也是植物学家和炼金术士,被誉为毒理学之父。他认为,每个人体内都隐含固有的潜能。根据他所推崇的药理学,通过服用含有人体部分的药物,服用者可以获取原来属于其他人的潜能。尤其是一个青壮年被绞死以后,其精气会聚集在骨头表层,没有耗尽的气力短时间内残存在尸体内部,生者可以"服用"他躯体的特定部分以获取其精气和气力。含有死者躯体的药物被称为"尸体药"。可能是担心别人有所顾忌或予以反对,帕拉塞尔苏斯以反问的语气说道:"天底下哪有什么东西不以这样或那样的形式蕴含在人体中呢?"在他看来,"尸体药"恰好能让这些无限的潜能从一个躯体转移到其他躯体上。他还认为,想要医治一种病,必须用类似的东西对付它,如果一个人想防止蛀牙,可以把取自一具尸体的牙挂在自己的脖子上,颇有以毒攻毒之意。达·芬奇也相信,生者可以借助死者延续生命,因为死者躯体中尚残留的一丝生气一旦与活着的人结合,它便能够重获知觉和精神。

3.1.3 随工业进步的手术器械:石器、青铜器与铁器

自人类诞生,便有疾病。从石器时代,人们便开始使用石头——"砭石"来进行简单的疾病治疗。至于当时这一器具是如何使用的,已经无法考究,但这可以看作是历史上最早出现的手术刀。唯一有考古学证据的手术是头颅钻孔术,这也可以看作是外科手术的开始。疾病的不断进化,人类对健康长寿的不断追求,推动着医学装备的不断发展,也推动着手术刀的不断进化。

在古希腊,由于战争的需要,对手术器械的需求也不断增长。在此期间,出现了种类更多、材料更高级的手术刀,包括含锡的铜器、铁器和银器。公元前400年,希波克拉底对手术刀做出了明确的定义,并用macairion命名,意为"古斯巴达的佩剑"。其外形已与现代手术刀相似。据记载,在古罗马Galen和Celsus就曾使用这种小而尖锐的刀具实施切开排脓、肌腱修补和活体解剖等手术(图3-1)。7世纪左右,亚非大陆医学装备蓬勃发展,手术器械更加精致,出现了刀片可伸缩的手术刀。

文艺复兴时期,手术器械的种类更加繁多也更加专业化,甚至还出现了镶嵌花纹的手术刀。这些手术刀的使用一直延续到18世纪。真正的外科学起源于19—20世纪初,在这一时期,手术中的消毒、麻醉、输血等操作都有了较成熟的发展,外科手术的三大难关都被克服,外科手术水平有了较大的提高,手术器械的发展也进入蓬勃时期。这时,手术刀

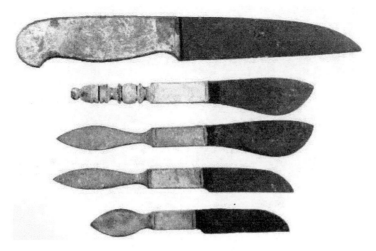

图 3-1　古罗马时期的手术刀（图片来自搜狐网）

开始有了标准形式,也是我们现在经常使用的手术刀类型。手术刀的材质从铁变为不锈钢、铬、钛、钒等。手术刀的刀头一次性、多种类、可拆卸,刀身的设计也更人性化,在灵活度、安全度、舒适度方面都有改善,大大满足了各类手术需求。1920 年,Boviel 首次在脑部手术中使用电凝刀技术,更是开启了手术电子时代。之后,为了适应各类手术快速准确切割、有效止血的需求,近几十年涌现出了激光手术刀、微波手术刀等,它们都有各自的特点和优势,在手术过程中发挥不同的作用。

3.2　从蒙昧到科学

3.2.1　小小的注射器:从灌肠到针头、从针头到无针化

3.2.1.1　注射器最初没有针头

"注射器没有针头",这个想法就很"复古"。这么说是因为最初的注射器本来就没有针头,针头是后来才出现的。当然,那时的注射器也不是用来打针的。"注射器"这个概念最早可能来自古代使用的武器——吹箭,就是那种从竹管里吹出的毒箭。

公元 200 年左右,古希腊医生盖仑描述了一种简易的活塞式注射器,用于给患者涂抹药膏。一位埃及外科医生发明了一种用于灌肠的注射器,用于将液体从肛门灌入肠道(图 3-2)。此外,还有一种注射器是用于治疗白内障的,这种注射器其实就是一根中空的玻璃管,用于抽吸眼中的白内障。

真正具备现代注射器功能的医疗工具,是英国人克里斯多佛·雷恩(Christopher Wren)的发明。他用中空的羽毛做注射器,另一边连接动物膀胱以提供压力,给一只狗注射了酒精。这个"打针"过程略有一些血腥,因为得先切开皮肤,才能往静脉中注入药

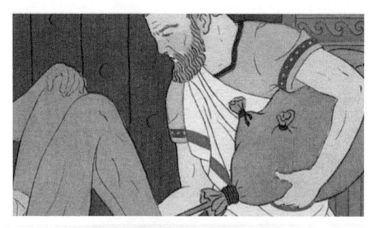

图 3-2 灌肠用的注射器（图片来自搜狐网）

物……这么看来，现在的打针简直称得上"无创"。

3.2.1.2 针头的诞生

需要先切开皮肤然后才能给药，显然非常不适合临床推广，所以这种注射器并没有受到重视。当第一个疫苗问世（天花疫苗）时，并不是像我们现在熟悉的那样，用注射器在胳膊上打一针，而是在胳膊上划个切口，从技术上来说，这并不是"注射"。显然，医学装备界迫切需要更高效的给药方法。1844 年，爱尔兰外科医生弗朗西斯·莱恩德（Francis Rynd）发明了空心的金属针头（被认为是世界上第一个皮下注射器），从此以后，注射器就有了针头。不过，光有针头还不够方便，医生需要了解药物注入身体的剂量，于是新的注射器很快诞生了。

1853 年，内科医生亚历山大·伍德（Alexander Wood）给注射器配上了活塞，并用玻璃制作注射器，透明的玻璃方便医生评估药物剂量，给药更加方便了。几乎与伍德同时，法国整形外科医生查尔斯·普拉瓦兹（Charles Pravaz）做出了另一个版本的注射器，与现代注射器也很相像。解决了剂量问题，新的问题又出现了，由于消毒不彻底，重复使用的注射器导致了不少交叉感染的悲剧（当时，消毒后的注射器重复使用是标准做法）。

1956 年，新西兰的康克林·默多克生产了一种塑料做的一次性注射器，装有金属医用针头。随着人们对疾病传播的担忧，安全性更强的一次性注射器逐渐成为主流，重复使用注射器渐渐退出历史舞台。

3.2.1.3 针头又消失了

给药精准、创口微小、安全卫生，听上去注射器已经非常完美了，但显然它没能满足所有人的预期，毕竟扎一针是真的疼呀。对于我们这些偶尔打一两次预防针的人来说或许没什么，但有的人需要常年打针（例如糖尿病患者打胰岛素），这就不是小问题了。还有一些人，晕针严重，看到针头就头晕心慌，针头的存在对他们来说非常不友好，于是又有人想让注射器回到无针头状态。其中一种是微针贴片，可以简单理解成将一个针头分成 100

个微小的针头，微针足够小，能穿透皮肤，但仅仅处于皮肤表层，可以避免刺激神经，几乎不会产生痛感。

如果说微针贴片还不能算真的无针头，那射流注射就让注射器真正告别了针头。其原理是通过压力射流原理，让高压液体流（可以理解成是"流体针"）穿透皮肤的最外层（角质层），将药物送入皮下。一旦注射停止，皮肤因高压液体流穿刺产生的微孔就会自动闭合。类似的无针注射器还有不少，例如利用洛伦兹力、冲击波、气体或电泳推动药物通过皮肤进入皮下，这些方法都不必使用针头。

由于没有针头，这类注射器对晕针症患者很有帮助，不过它并不能做到完全无痛，只是将痛感降低了。从无针到有针再到无针，看来不仅时尚是个圈，医学装备也是个圈，只不过一圈走完，我们已经到达了完全不同的高度。

3.2.2　听诊器：从"附耳倾听"改良至今

在中国，自古就有"望闻问切"。大夫替病人诊断病情时，会使用到诸如切脉、摸骨等方法。不过，古人思想保守，讲究男女授受不亲。所以为年轻女子看病时，老医师会使出红绳隔空切脉的特技，避免与大家闺秀直接接触。而在西方，同样也有着一套"视触叩听"的诊断手法，只不过医生和病人间的接触就没那么多讲究了。

早在古希腊，希波克拉底就提出应用"直接听诊法"来评估患者病情。说白了，此法就是直接将耳朵紧贴病人胸廓，来诊查心肺的声音。而为了治病，即便是女病人也不例外。在这之后，医生的听诊技术不断进步，但工具却依然没有诞生，"直接听诊法"被视为有效的检查方法，沿用千年。当然，医生为病人诊治的过程，都是恪守希波克拉底誓言的。即便如此，直接用耳听诊法实在是有诸多不便，病人无论冬天夏天，都需要裸露上身，而且耳朵贴在身上，姿势不雅，另外，听得很不清楚，干扰很多。

19 世纪的某天，著名医生雷奈克被疾驶的马车带到法国巴黎一所豪华府第门前停下，他是被请来给这里的一位贵族小姐诊病的。这位贵族小姐，面容憔悴，身体略肥胖，坐在长靠椅上，紧皱着双眉，手捂胸口，看起来病得不轻。等小姐捂着胸口诉说病情后，雷奈克医生怀疑她患有心脏病。若要使诊断正确，最好是听听心音，雷奈克也知道医生用耳贴近病人胸廓诊察心肺声音的诊断方法，平时常常用来诊察病人病情。但是，这位病人是年轻的贵族小姐，身体肥胖，即使尝试直接听诊法，也听不大清楚，而且就当时的情况，显然不合适这样直接贴耳听诊。雷奈克医生在客厅一边踱步，一边想着能不能用新的方法。看到医生冥思苦想的样子，屋内的人也不敢随便走动和说话。

雷奈克医生灵机一动，马上叫人找来一张厚纸，将纸紧紧地卷成一个圆筒，一头按在小姐心脏的部位，另一头贴在自己的耳朵上。果然，小姐心脏跳动的声音连其中轻微的杂音都被雷奈克医生听得一清二楚。他高兴极了，告诉小姐病情已经确诊，并且一会儿可以开好药方。雷奈克医生回家后马上找人专门制作了一根空心木管，为了便于携带，从中剖分为两段，有螺纹可以旋转连接，这就是第一个听诊器。因为这种听诊器样子像笛子，所以被称为"医生的笛子"。雷奈克将这种木质听诊用具命名为听诊器。

3.2.3 血压计：从开放式到精准化

1733 年，一位叫海耶斯的牧师首次测量了动物的血压。他用尾端接有小金属管、长270 厘米的玻璃管插入一匹马的颈动脉内，此时血液立即倾入玻璃管内，高达 270 厘米，这表示马颈动脉内血压可维持 270 厘米的血柱高，高度会因马的心跳而稍微升高或降低，心脏收缩时血压升高（收缩压），心脏松弛时血压下降（舒张压）。

直到 1856 年，医生们才开始用上述方法测量血压，但是这种方法确实令人害怕。很幸运，一种人道的测量血压的方法很快就问世了。1896 年，意大利医生里瓦罗基发明了腕环血压计。腕环血压计有一条可以环绕在手臂且能充气的长形橡皮袋，橡皮袋一端接到打气橡皮球上，另一端接到水银测压器或其他测压装置上。测压时，将橡皮袋环绕缚于上臂，然后徐徐将空气打入橡皮袋，压力升高到一定程度时，脏动脉被压扁，造成血流停止。然后再慢慢放气，当橡皮袋压力低于心脏收缩排出血流时产生的动脉压时，血流便开始恢复，用听诊器可听到脉搏跳动，此时水银柱显示出来的压力即为收缩压。当压力继续减少到连心脏舒张时也不能阻碍血流畅通时，此压即为舒张压。收缩压和舒张压是医生用来判断循环系统疾病的依据。里瓦-罗奇发明的血压计被世界各国的医生们所采用，成为重要的诊断工具。尽管此后人们对它进行了许多改进，但血压计的基本原理和结构并无多大改变。

3.3 乘着科技进步的东风

3.3.1 现代化的望闻问切——四诊仪

血糖、血脂、血压、B 超、心电图……这些名词对于现代的中国人来说都已经不陌生。从来华传教士口中有悖于中国传统医学的知识理论，到如今大多数国人生老病死所依赖的医疗体系，西医对我们观念的改造和生活的影响是巨大的。

如今医院里的那些精密仪器、直观的影像和数据以及那些被广泛运用的医疗手段都让我们觉得可靠。而中国的传统医学装备却逐渐淡出了人们的视野。全凭医生个人经验的诊断方式、患者看不懂的药方、苦涩的药汤，恐怕是很多年轻人对中医的印象，也成为很多人放弃中医信赖西医的理由。

"四诊仪"是用现代科技演绎传统中医，为中医做的"一把尺子"。它可以将采集到的数据与中医学装备中的医理进行对应，辅助中医师做诊断。以脉象为例，属于中医四诊中的"切"诊，诊断的脉象有浮脉、沉脉、迟脉、数脉、滑脉等多种，自古有"在心易了，指下难明"的说法，多位中医师诊断同一位患者对脉象也会出现判断不一的情况。四诊仪的解决方式是建立数据库。首先请多位（一般为奇数）中医师判断同一种脉象，取其一致的脉象结果。然后在后台中将多数医生的脉诊结果与脉象相应的波形参数进行算法提取。数据积累越多,脉象数据库的准确性就越高,这样仪器诊断结果就可以最大限度地接近专业中医师的诊断结果了。

如今空间站在轨飞行期间,医监医保人员通过中医四诊仪对航天员身体指标相关数据进行分析。这也是四诊仪首次运用在空间站任务中,为航天员身体护航。

3.3.2　"捕风捉影"的现代影像学

医学装备影像的革命始自 X 射线的发现。德国物理学家伦琴历经研究,在一个偶然的机会下发现了 X 射线,并因此项成就获得第一个诺贝尔物理学奖。为了表明这是一种新的射线,伦琴采用表示未知数的 X 将其命名为 X 射线。自此以后,医学装备影像开始蓬勃发展起来。

3.3.2.1　一个神奇的夜晚

1895 年 11 月 8 日晚上,晚餐过后,伦琴在他的实验室里再次陷入沉思。之前他在一次实验中将阴极射线放电管包上厚厚的黑纸,防止外部光线扰乱阴极射线。然而,现在他注意到在离射线管 1 米远的地方有个氰化钡做成的荧光屏,这个荧光屏随阴极射线管的每次放电一闪一闪地发光。伦琴把荧光屏挪至远处,它照样闪光;他又在阴极射线放电管和荧光屏之间放上书、木板和铝片,荧光屏还是闪光;只有在它们之间放上铅块或厚厚的铁板时,闪光才会消失。显然,阴极射线管中发出的是一种穿透力很强的射线,但不会是阴极射线。

这个一般人很快就会忽略的现象,却引起了伦琴的注意,使他产生了浓厚的兴趣。他想:底片的变化恰恰说明放电管放出了一种穿透力极强的新射线,它甚至能够穿透装底片的袋子。不过目前还不知道它是什么射线,于是取名"X 射线"。此后伦琴对这种神秘的 X 射线展开了研究。

3.3.2.2　史上第一张 X 光片的诞生

伦琴先把一个涂有磷光物质的屏幕放在放电管附近,结果发现屏幕马上发出了亮光。接着,他尝试着拿一些平时不透光的较轻物质,比如书本、橡皮板和木板,放到放电管和屏幕之间去挡那束看不见的神秘射线。可是谁也不能把它挡住,在屏幕上几乎看不到任何阴影,它甚至能够轻而易举地穿透 15 毫米厚的铝板。直到他把一块厚厚的金属板放在放电管与屏幕之间,屏幕上才出现了金属板的阴影,看来这种射线还是没有能力穿透太厚的物质。实验还发现,只有铅板和铂板才能使屏不发光,当阴极管被接通时,放在旁边的照相底片也会感光,即使用厚厚的黑纸将底片包起来也无济于事。

接下来更为神奇的现象发生了,一天晚上伦琴很晚也没回家,他的妻子来实验室看他,于是他的妻子便成了在照相底片上留下痕迹的第一人。当时伦琴要求他的妻子用手捂住照相底片,显影后夫妻俩在底片上看见了手指骨头和结婚戒指的影像。

3.3.2.3　第一个诺贝尔物理学奖

1896 年 1 月 5 日,在柏林物理学会会议上展出了很多 X 射线的照片,同一天,维也纳《新闻报》也报道了发现 X 射线的消息。这一伟大的发现立即引起人们的极大关注,并很快传遍全世界。在几个月的时间里,数百名科学家为此进行调查研究,一年之中就有上千篇关于 X 射线的论文问世。

伦琴虽然发现了 X 射线,但当时的人们,包括他本人在内,都不知道这种射线究竟是什么东西。直到 20 世纪初,人们才知道 X 射线实质上是一种比光波更短的电磁波。它不仅在医学装备中用途广泛,成为人类战胜许多疾病的有力武器,还为今后物理学的重大变革提供了重要的证据。正因为这些原因,在 1901 年诺贝尔奖的颁奖仪式上,伦琴成为世界上第一个荣获诺贝尔物理学奖的人。人们为了纪念伦琴,将 X(未知数)射线命名为伦琴射线。

3.3.3 插上梦想的翅膀——介入治疗

介入治疗是目前肿瘤治疗中应用最为广泛的,手段也比较多样,可以单独使用进行治疗,也可以和其他疗法配合杀灭肿瘤,用通俗的语言概括,它有三大法宝:灌、堵、消。介入治疗的出现让许多原本无法通过手术、放疗、化疗治疗的肿瘤病人又获得了新希望。

3.3.3.1 "灌"——局部高浓度化疗药物杀灭肿瘤

介入治疗中的"灌"是在影像设备引导下,医师从患者体外将一根导管插到肿瘤的营养动脉内,将等于或小于静脉用药量的化疗药物灌注在肿瘤病灶内,使肿瘤局部接受高浓度的化疗药物、延长药物与肿瘤接触时间,经过高浓度化疗药物的冲击杀伤作用,实现杀灭肿瘤细胞或抑制其生长的作用,同时降低机体其他部位的组织细胞受到的化疗药物的毒性作用。

3.3.3.2 "堵"——切断"粮草","饿死"肿瘤

肿瘤的生长依赖于供血血管提供的营养物质和氧气,一旦堵塞其供血血管,肿瘤失去了营养及氧气供给就会死亡。

介入治疗肿瘤的法宝"堵",是指将导管插到肿瘤的营养动脉内后,通过导管注入栓塞剂(碘油、明胶海绵等)栓塞供养肿瘤的动脉,切断肿瘤生长的营养来源。这种方法与灌注化疗同时进行,两者协同作用可使肿瘤灭活,使肿瘤失去营养供给被"饿死"。

医院介入肿瘤科所采用的 DSA 可视动脉介入灌注栓塞术治疗肿瘤,集"灌""堵"于一身,根据病情需要,灌注栓塞剂与灌注化疗药物同时进行,两者协同灭活,先围后杀,疗效明确。

3.3.3.3 "消"——联合治疗,内部"爆破",粉碎肿瘤

"消"是指介入治疗配合其他技术手段经皮穿刺消融肿瘤。在医学装备影像设备的引导下,将治疗器械经皮穿刺精确定位在肿瘤上,通过化学或物理性的手段对肿瘤组织进行破坏,从而达到治疗肿瘤的目的。消融术配合经皮植入碘 125 粒子植入术:碘 125 粒子近距离从肿瘤内部照射肿瘤,对正常组织损伤小;经皮射频消融:使用射频电极针直接插入肿瘤内,通过裸露的电极针使其周围组织内正负离子在射频电场中产生高速振动和摩擦,继而转化为热能,其热能随时间逐渐蓄积并向外周传导,从而使局部肿瘤组织发生热变性和凝固性坏死。

微波消融通常只需要维持 10 分钟,就可以使肿瘤组织凝固、脱水坏死,达到消除肿瘤目的。氩氦刀冷冻消融治疗属于纯物理疗法,适用范围广,为肿瘤患者治疗提供了新的出路,可有效地治疗肺癌、肝癌、脑肿瘤、乳腺癌等实体肿瘤。与化疗、放疗及中医药结合治疗可取得满意的临床效果。

(胡　衍)

思考题

1. 简述"针灸"一词中"针"和"灸"的区别与具体意义。

2. 传统医学中,以"望闻问切"为代表的诊疗方式如今也逐渐加入了影像学设备、四诊仪等科技产品,请尝试辩证讨论中医传统精髓与高科技产物结合的利弊。

3. 听诊器的发展从"俯首帖耳"到木筒再到现代化听诊器,体现了医学的何种人文精神?

4. 你对当前常见医疗设备有什么改进建议?

参考文献

[1] 本刊综合. 从无到有,从有到无:注射器的发展史[J]. 发明与创新(高中生),2022(7):12-13.

[2] 曹则贤. 伦琴与 X 射线的发现[J]. 物理,2021,50(8):497-500.

[3] 陈露. 扁鹊让虢太子"起死回生"[J]. 家庭医药,2021(2):78-79.

[4] 陈小红. 伦琴发现 X 射线与学生科学素养的培养:纪念世界上第一位诺贝尔物理学奖获得者伦琴[J]. 中学物理,2018,36(1):64-65.

[5] 关于肠易激综合症[EB/OL]. (2016-05-20)[2022-12-08]. https://m.sohu.com/a/76300746_152537/? pvid=000115_3w_a.

[6] 李鸿政. 一个卷起的纸筒,让现代医学前进一大步[EB/OL]. (2016-05-01)[2022-12-08]. https://www.sohu.com/a/72768365_377331.

[7] 李爽. 孙思邈传说故事研究[D]. 咸阳:陕西中医药大学,2015.

[8] 李婷婷. 九针的起源和形成研究[D]. 长春:长春中医药大学,2016.

[9] 历史上的今天:1895 年 11 月 8 日,德国物理学家伦琴发现 X 射线[EB/OL]. (2020-11-09)[2022-12-08]. https://www.sohu.com/a/430512518_100028727.

[10] 令狐若明. 古埃及五花八门的宗教活动[J]. 大众考古,2021(1):80-87.

[11] "柳叶刀"的由来:外科手术刀发展简史[EB/OL]. (2021-04-19)[2022-12-08]. https://www.sohu.com/a/460716463_120728294.

[12] 史高帅. 基于诊断行为的座椅式中医四诊仪设计[D]. 秦皇岛:燕山大学,2020.

[13] 徐瑞哲. 望闻问切,从"火星"到寻常百姓家[N]. 解放日报,2010-08-28.

第 4 章

白衣天使是怎样炼成的

——医生社会地位的演变

本章提要

1. 本章介绍了自医学诞生以来医生社会地位的变化,由最初的跟神灵密不可分到后来地位起起伏伏,最终成就今天高端人才及白衣天使的地位。

2. 古代文明中,医学与宗教、占卜等活动密不可分,掌握医疗卫生活动话语权的巫祝同时也是一股特殊的政治力量。

3. 封建社会初期,医生的社会地位在经历短暂高光之后急转直下,知识分子重儒学而轻医学,常以学医为耻。

4. 宋元时期的统治者重视医学人才,开办了医学学校并设立了医学科举,同时期医学与儒学贯通融合,文人儒士以通晓医学为荣,医生社会地位得到明显提升。

5. 明代至新中国成立前,医学再次经历低谷,由于明清科举限定四书五经的内容,医学被视为文人退而求其次的小道,而在近代中国更是被视作"救不了中国"的无用之学。

6. 新中国成立后重视医疗卫生事业的发展,从赤脚医生到高端人才,医生的地位不断提升,追求奉献也成了医生的共同价值观,白衣天使是对新中国医护人员的亲切尊称。

导语

　　一种职业的社会地位与社会的经济、政治、文化、思想潮流等诸多因素有关,医生这一职业从诞生到现在,经历了几千年的变迁,其地位也发生过翻天覆地的变化,即使同在当前的时代,在不同的国家、民族、文化等条件下,医生这一职业也有着不同的社会地位。

　　我们所认识的医生,曾是代表统治阶级利益的"巫",也是周游列国行医济世的"士";是高居庙堂炼丹求仙的方士,也是遍尝百草治愈疾患的圣贤;是西方钻研手术、解剖、微生物的科研先驱,也是东方整理千方、望闻问切的经验名医;是艰苦朴素、崇尚奉献的白衣天使,也是西装革履、万里挑一的社会精英。

从远古"巫医"到"白衣天使",医生的社会地位起起伏伏,时而受到社会的认可和推崇,时而受社会的歧视和打压,但是无论在什么时期,无论拥有怎样的社会地位,医生永远是预防和消除疾病的最主要的力量。受历史发展规律启发,我们发现社会对于职业发展的宽容程度越高,对科学研究的支持度越高,医学的发展速度和医生的社会地位也越高。目前,我国重视医疗体制改革,重视医学教育发展,相信会有更多的人才投入医学领域,医生的社会地位也会越来越高。

4.1　起始的光明

4.1.1　从传说中走来

四大文明古国是医学发展最早的区域,其医学的起源与存在形式各不相同,但共同点也很明确,那就是都带有浓厚的神话或宗教色彩,医者这一团体除了治病救人之外,还充当统治阶级维护统治的工具。

中国古代最初始的国家形式是以王为首的奴隶主贵族政体,以王族为主体,利用血缘姻亲关系的纽带和封国制度相配合,形成严密的统治。中国巫医的存在最早可以追溯到夏朝。商朝崇尚神鬼祖先,认为祖先是天神的化身,王是天帝祖先意志的代表,对于出兵攻伐、农耕丰收、治病去疾等活动或决策都倾向于求助占卜。这一时期大批巫卜神职人员把控着当时的医药卫生活动,同时这些巫祝人员也形成了具有那一特殊年代特色的政治力量,借助巫祝的身份维持统治阶级的地位。最开始的巫医身份地位尊崇,他们作为鬼神的代言人通过占卜、祭祀等活动影响国家大事,同时在祭祀活动中吸取人民群众中的某些医药经验,以与鬼神相通的姿态为人治病,为医疗活动披上了神秘的外衣,造成了历史上巫医相混的现象。这部分巫医是早期医生的先驱,在当时没有专职医生的条件下,在整个社会的医疗活动中起着主导作用。

古埃及地处东北非,位于亚非欧三大洲的交汇地带,其古代文献,包括医学史料等,多以纸草文的形式保存下来。古埃及崇敬多神,主要崇拜太阳神,当时也流传多位医神,包括眼神、妇科神、起死回生神等。公元前 3000 年,埃及第三王朝的高僧伊姆霍太普(Imhotep)既是巫师也是医师,各地都建有他的神庙,备受尊敬。

古巴比伦文明发源于两河流域,这里崇拜多神,当时的人认为神主宰着一切,也主宰着人们的疾病和健康。他们认为月神辛也是医神,掌管草药生长;海神之子马都克(Marduk)是驱除病魔、保护健康的全能之神,他善治百病,是卜师的首脑,医学也由他支配。

古印度的医学主要起源于典籍《吠陀》,其中涉及多种常见病的诊治、基本的解剖学内容、医学分科、疾病的三体液学说等。吠陀医学的发展也离不开宗教的力量。公元前 6—

前5世纪,佛教创立,佛陀本身作为医学的献身者,经常在自己的帐篷里为患者看病,佛教的支持使得医学在寺庙中得到发展,并使寺院成为医学教育中心。

4.1.2 与神明说再见

随着社会的发展,古人对医学及疾病的认识水平逐渐提升,医学活动不再由神明或者祖先的"代言人"所把持,逐渐出现专职从事医学活动的早期医生。这些早期医生推动了医学的早期发展,同时在不同国家甚至军队中具有较高的社会地位。

在中国,春秋战国时期的社会经历了由奴隶制向封建制的变革,社会生产力及科学文化的发展推动着意识形态领域的变革,同时人们对生命、疾病、死亡等问题有了更新的了解,阴阳学说与五行理论的发展也进一步推动着人们对天命、鬼神等元素的否定。如郑国国相子产认为晋平公患病是不良的饮食习惯导致的,与山川星辰神明没有什么关系,齐国大夫晏婴指出齐桓公患病因"纵欲厌私",传说中的神医扁鹊明确将"信巫不信医"列为不易治愈的疾病情况之一。

在这样的认知体系下,当时社会上出现了一些专职医生,这些医生有别于"巫祝",被《周礼》另册为"天官冢宰"管辖。这批独立的专职医生与早期的巫医相比,在国家政治活动中发挥的作用以及取得的社会地位已大幅下降,但此期的医学摆脱了巫术的束缚,医生能够光明正大地从事医疗相关活动,促进了中国古代医学的发展。这批专职医生周游列国,为百姓及诸侯看病,在"养士之风"盛行的环境下得到了较高的社会地位,同时也得到了专心从事医学活动,促进医学发展的机会。

而在西方,成熟的西方医学可以说是古希腊和古罗马医学的延续。古希腊的医学同其他民族的医学相比,受宗教及神明的影响较小。医生既有祭司担任的,也有民间专职的,特别是民间医生常游走各方为民治病,有的还在家中设小型诊室。根据西方经典著作《荷马史诗》所描绘的内容,古希腊已出现了随军队出行的军医,对战伤的处理有较早的发展。经验丰富的古希腊医生能够得到足够的社会尊重,有着很高的社会地位。希波克拉底的学说一直影响西方医学2 000多年。

古罗马的早期医学并不发达,在公元前146年征服了希腊后,古希腊医学与古罗马医学相互融汇,奠定了西方医学的基础。罗马早期医生多是从战俘中挑选的奴隶,在希腊医生以较高医术逐渐赢得罗马人信任后,医生的社会地位和声誉才得以不断提升。此外,罗马帝国还建立了具有现代特色的医生协会。

4.2 漫长的黑暗

在经历短暂的高光时期后,医生这个职业的社会地位急转直下。随着社会政权的发展,统治阶级为追求更加稳固的统治,不再支持甚至极力抑制医学的发展,医生的地位也随之下降。

4.2.1 "独尊儒术"的政策导向

"百家争鸣"的局面自秦一统后有所改变,封建统治者为了维持大一统局面,加强中央集权,开始要求意识形态的统一。汉武帝时期开始推行"罢黜百家,独尊儒术"的文化专制政策,以儒家大一统思想指导政治,而具有科学价值的医学、天文、地理等自然科学被认为是"小道""方技"。

在这种社会意识形态下,医生的社会地位急转直下,知识分子羞于行医,甚至以行医为耻。西汉的楼护出身医学世家,年轻时即随父行医,出入达官贵人家,且背诵医经、本草、方术数十万言,是一位潜在的医学人才。而在当时的社会政策导向下,楼护没有继续行医,他在"以君之才,何不宦学乎?"的建议下转投儒家,入仕为官。

社会对于医学的歧视一定程度上阻碍了中国古代医学的发展。东汉名医华佗医术绝伦、名满天下,更是发明了"麻沸散"。华佗是中国古代外科发展的鼻祖。然而即使华佗取得如此高的医学成就,依然感慨"然本作士人,以医见业,意常自悔",对于行医而脱离"士人"团体表现出十足的悔意。也正是在这种贬低医学价值的社会状态下,华佗被曹操以"不忧,天下当无此鼠辈耶!"而毫不犹豫地杀害了,致使其著作竟无一字流传于世,"麻沸散"也自此失传,令后世医者无不为之惋惜。

中国古代名医张仲景,是中医辨证论治原则的奠基者,所著《伤寒杂病论》一书与《黄帝内经》《难经》《神农本草经》一起被誉为中医学"四大经典",是中医学术体系建立的重要标志,在中国医学史上就有突出的地位。后世评价《伤寒杂病论》创造了中医学观察生命活动、预防和治疗疾病的一系列独到的认识论和方法论,为中医的发展作出了不可磨灭的伟大贡献。然而这样一位被后世尊为"医圣"的伟大医学家,由于当时社会对医学及医生的轻视和贬低,在所谓正史的《后汉书》中竟没有一字记载。

4.2.2 "耻于维系"的门阀风气

除了国家政策以外,社会风气也在一定程度上抑制了医学的发展,降低了医生的地位。魏晋南北朝时期道家与玄学思想风靡于世,为了追求长生或者姣好的相貌,上层士人流行服用寒食散,而为了规避服散所产生的不良反应、及时处理服散引发的不同情况,医学知识得以在上层士族阶层传播,有些精通医学的士大夫还造就了一些门阀医学世家。

医学门阀的出现并不能代表医学及医生地位的提升,在这一时期,门阀医学世家仅把他们掌握的医学知识作为自己安身立命或讨好统治者进而邀功请赏甚至得以出仕为官的工具,而并不愿意以自己的医学知识为平民解除疾苦。东晋士大夫、扬州刺史殷浩精通中医理论,却不肯为身份低下的患者治病。当时他一名下属的母亲患病,想请他救治,他起初并不愿意,直到下属磕头至头破血流他才勉强去救治,而救治结束后殷浩把自己的经方提前烧掉,以免外露,唯恐别人再视他为医家。

卑贱的社会地位使得医学的传承也出现了极大的问题,即使在士大夫学医的门阀世家,子孙也不愿继续从事医学。例如南北朝时期的名医姚僧垣,他虽有两个儿子,但都不愿意学习医学。一些门阀世家即使有明确的继承人,但继承人在医学上的造诣通常比不过上一代,使得医学的传承难以维系。

4.2.3 "权力跳板"的社会歧视

由于当时医生社会地位低下,社会上轻视医术的风气盛行,医者担任官职的情况也受到相应的影响,主要有以下两个特点:一是医非其职,医优而仕的通常担任非医官之职;二是医官受到歧视,与医学有关的人才通常受到其他政府官员的歧视。

在当时的官员选拔制度下,专职医生通常不能通过正常的途径担任官职,统治者通常会对治愈自己疾病的医生表示宠遇,进而加官晋爵。在这部分人中,大都是担任与医学毫无关系的官职,且医生本人也不愿意担任专职医官。这体现了当时由上而下整个社会对于医学的轻视,反映了当时医生地位的卑微,社会对于医学价值的贬低。最具代表性的案例是北朝的名医徐之才,他因医术高超且善于言辞,受到北朝多位皇帝的宠信,后被北齐武成帝封官。滑稽的是,每当武成帝犯病的时候,总要将徐之才召回,待病情稳定后再将徐之才外派当差。不幸的是,一次武成帝在徐之才赶回来的前一天就不治而亡了。徐之才担任官员期间"在职无所侵暴,但不甚闲法理,颇亦疏慢,用舍自由",虽然不是欺压百姓的贪官,但他对其官职所涉政务的处理也不甚熟练。以上例子说明,由于社会对于医者的轻视,统治者和平民都承担了相应的后果。

因"药王"名号而被世人所熟知的孙思邈,也曾因研究医学而受到一定程度的歧视。孙思邈原本就博学多才,以文名世,据说唐代著名贤相魏征在奉诏修史时也经常向孙思邈请教,当时多位知名文人也常与他交流探讨。然而,正是由于孙思邈在奉为正统的学问之外还研究并擅长医学,在史书中他便被列为"方技"类,不入儒林。宋代大学问家朱熹曾评价:"思邈为唐名进士,因知医贬为技流,惜哉!"

在当代观点看来,所谓"三百六十行,行行出状元",学问、技艺无论门类,没有高低贵贱之分,在各行各业内做到顶尖的人才都值得社会赞扬。而在当时,儒学才是社会的正统,医学与其他技艺都被列入"另册",为主流所不齿。当时社会对医学和医生的贬低态度,严重阻碍了医学人才的培养和医学技术的发展。

4.2.4 中世纪欧洲医学的黑暗时期

几乎在同一时期,西方进入中世纪。中世纪也被称为欧洲黑暗时代,宗教统治在这一时期占据主导,科学技术的发展受到严重阻碍,迟滞不前。宗教人员与封建统治者地位攀升,而专业从事医学发展的学者地位相应下降。

在这一时期,教会是主要的统治势力,而教会为了维护自己的统治地位,极力打压一切科学思想,宣扬"经院哲学"。将反对宗教信条的一切观点都定义为"异端学说"。在这样的外部环境下,真正行医,致力于发展医学科学,为民众解决病痛的人越来越少。同时,教会通过僧侣接管了所谓医学,将疾病视为上帝的惩罚,鼓吹面对疾病应当忍受或祈祷,进一步制约了医学的发展。

在中世纪以前,盖伦的医学学说已得到广泛认可,但医学科学的开端并没有在这一时期得到进一步发展。在这一时期,知识的传播也掌握在教会手中,学校中最重要的课程是神学,而在医学领域,僧侣和牧师在教义的基础上主要从事护理工作,加之为病人祈祷,形成了独具特色的"寺院医学"。盖伦的著述被认为是绝对正确的,即使是明显错误的也千方百计从宗教的观点加以解释。

在中世纪这样宗教具有绝对权威的阶段,医学科学及专门从事医学专业的人受到压制,而僧侣的行医行为都是以传播宗教和愚昧人民为目的的,他们算不上真正的医生。

4.3　乍现的星光

随着朝代的更替和社会的发展,医学与医生的社会地位也随之发生变化。在漫长的封建时代黑夜中,宋金元时期可以算得上是黑暗中闪耀的星光,医学发展在此时进入一段黄金时期。

4.3.1　来自统治者的重视

经历了唐末五代十国的割据乱世后,宋代的统治者为了加强中央集权,巩固皇位,总体上奉行"兴文教,抑武事"的路线,知识分子的地位得到了很大的提高,这对此期医生社会地位的提升具有积极的促进作用。宋代皇帝对医学也十分感兴趣,宋太祖赵匡胤本人学习过医学,黄袍加登上皇位后很快便下令修订宋代第一部药典性本草。宋太宗赵光义未登基前就爱好医学,继位后下令编成《太平圣惠方》(图4-1)和《神医普救方》(今佚)。

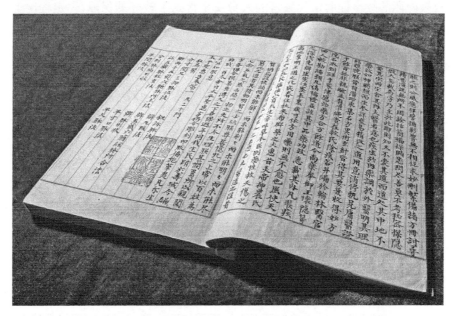

图4-1　宋太宗下令编成的《太平圣惠方》(图片来自四川省图书馆)

其余几位皇帝也都十分重视医学。

金朝统治者对医学也十分重视，1127年于战场上击败宋朝后，曾指定要宋的针灸铜人作为和谈条件之一。为促进医学的发展，曾明确颁布政策将从事医学的人看作国家官吏，提高了他们的社会地位，同时放宽进入太医院学医的资格限制，鼓励更多人从事医学。

元朝是游牧民族入主中原建立的王朝，其持续时间短暂，但对于医学的重视不亚于宋金。元朝统治者对儒学并不太重视，但对医道十分看重。在医学教育方面，元朝设立医学学校，并一度使之成为元代除了儒学之外数量最多、普及范围最广的学校。

统治者的支持和重视也提高了整个社会对于医药的关心，并起到了示范导向作用，所谓"上所好之，下必效之"，人们意识中知医行医不再是引以为耻的事。

4.3.2　来自医科举的扶持

在政策方面，宋代在实行科举取士选拔官吏的同时，也十分重视医官的选拔聘用。将医学考试纳入科举考试的一部分，同时也很大程度上提升了医生的社会地位。医生被吸纳到官府任职也并非像前朝一样担任与医学毫不相关的职务，而是担任专门的医官职务。由医家担任医职，让医者能够在合适的职务发挥医家所长，不仅有利于统治阶级的卫生保健，对社会普通百姓的疾病医治和预防也有积极作用，特别是在瘟疫流行的时候，医官采取及时得当的措施，有利于防止灾难的发生，维护社会的稳定。

医家待遇在这一时期也有明显的改善，医家为统治阶级治愈疾病，经常能够得到赏赐与升迁，即或治病无效或失误也通常不会受到牵连迫害。宋代法典《宋刑统》中对医德、医疗事故、民众医药等多方面都制定了相应的惩处法规，"有法可依"的同时也避免了医生遭遇权贵误杀。与唐代太医受到迫害的众多事例相比，宋代诸如刘翰、赵自化等为权贵治病无效而仅被降职的故事证明宋代医官的人身安全得到了较好的保障，一定程度上反映了当时医生的社会地位明显提高。

4.3.3　来自儒学的融合

随着医者社会地位的提升，人们对医技与医生的认识和看法也大为转变，文人儒士不再蔑视医技，反而纷纷知医诵医，以医为仁术，儒者之能事。众多著名的文人如范仲淹、王安石、苏轼等皆通晓医学，而随着文人的重视，"儒医"之名也就此出现。大批儒士认为"医国医人，其理一也""不为良相，当为良医"而进入医学领域，充实了一代代的儒医队伍，也提高了医药队伍的整体文化水平。医者社会地位的提升吸引了儒医的加入，不仅从规模上充实了行医人士的队伍，同时高素质儒医的加入也更新了从医人员的知识结构，提高了医学研究效率，加速了医药理论的发展及临床经验的积累，反之又更有利于医生赢得社会的尊重。

至于金朝统治中原时期，由于民族关系的缘故，汉人通过科举入仕的途径障碍重重，而当时医生的社会地位又相对较高，从事医学同样可以满足许多士人"济天下利苍生"的愿望，因而有众多儒士在入仕受挫的情况下转而深耕医学领域，如李庆嗣"举进士不第，弃而学医"。

元代统治时期,汉人入仕为官的限制更加严苛,同时社会上各职业分等"一官、二吏、三僧、四道、五医、六工、七猎、八匠、九儒、十丐",医生的地位要高于儒士。在这样的不平等条件下,大批儒士投入医学领域,促进了医学的发展,也巩固了医生的社会地位。

4.3.4　同时期西方医院的建立与发展

西方在中世纪黑暗时期的大环境下,医学及医生的社会地位整体较为低下,但由于宗教、战争的驱动,促进了这一时期医院的发展。早期的医疗机构或医院由于目的不同而名称各异,负责照料病人的医院、接收病人的收容院、收容穷人的济贫院各不相同,在整个中世纪,除了 9 世纪出现产科医院外,医院几乎不分专科。

从 11 世纪末到 13 世纪的十字军东征期间,大量伤员从中亚返回欧洲,伤员和随之带来的流行病对欧洲的医疗现状发起挑战。在政府的资助和教团的帮助下,教团收容贫民的机构和医疗诊所结合起来,共同发挥医院的作用。11 世纪后,麻风病人的大量增加使欧洲增加了 19 000 个麻风病院,14 世纪后麻风病人数量减少,其中大量麻风病院转为普通医院。12 世纪后,收容病人的机构和收容贫民的机构正式分离,正式医院开始兴起,第一个医院是建立于罗马的圣灵医院(Hospital of Holy Chest)。

在医疗实践中,医疗活动与宗教精神之间的抵触和矛盾越来越多,人们逐渐认识到治愈疾病需要的是真正的医学理论与实践行动,而不是祷告或行"按手礼"。在 12 世纪可莱蒙特宗教会议后,修道士被禁止从事任何医疗活动。

14 世纪中叶,医院的规模明显扩大,政府对于医院的资金投入也越来越高。伴随着传染病的流行,还出现了专门收治传染病患者的传染病医院。拜占庭晚期还出现了药房,此后的意大利,药房还发展为科学、文化和政治活动场所。

无论是由于宗教、战争、传染病还是其他原因的推动,医院的建立和发展方便了大众接受医疗救治,促进了人们对疾病本质的认知,一定程度上使医疗活动摆脱了宗教的控制,提高了医生的社会地位。

4.4　黎明前的黑暗

在经历了宋元时期的社会地位提升后,从明代到新中国成立之前,我国医生的社会地位再次跌入低谷。在这一时期,统治者不再重视医科,学医也不再是有志之士的首选,而更多是文人退而求其次的无奈之选。近代更是出现了多位弃医从文的名人大家。因而,这段时期算得上是医生社会地位迎来黎明前的黑暗。

4.4.1　退而求其次的无奈之选

从明清开始,封建王朝进入末期,中央集权及君主个人权力达到极端。同时,科举制度经过多个朝代的发展也已经非常成熟,明清两代为巩固统治,限定科举考试的内容为四书五经,其余专业均被认为是有悖于圣学经义的"小道"。与前朝相比,明清的医户不再免除所有杂役,且待遇很低,社会地位低下,大大降低了有志之士学医的积极性,甚至出现了许多医户逃户的现象。

这一时期,由于医生社会地位低下,许多医家并非主动或自愿学医,他们中大多是习经文考科举受挫而不得已投身医学的。即使是著名的医药学家李时珍,生于世代医家,也是因三次乡试不第才不得不放弃科举而决心学医。明代医家王肯堂,深研医道,享有盛名,向他问诊求方的人常挤满庭院,但他还是选择官宦仕途,后来因顶撞上司罢官回家才重拾医学,幸而后来陆续完成《证治准绳》等著作。

4.4.2 "不登大雅之堂"的小道之技

在整个社会的风气的影响下,士人对学医抱有一种矛盾的心态,一方面医可济苍生救黎民,另一方面整个社会歧视医学,医生社会地位低下,而医学也被认为是"小道"。清代的徐大椿曾总结当时社会会士大夫阶层对待医学的矛盾心态:学医被认为是小道、精义、重任、贱工,因为是小道所以有志之士不屑为之,因为精义所以只有有识之士才能理解践行,因为是重任所以能够成就伟人,而又因为是贱工所以并没有有才之人愿意从事。

医学在这一时期就处于这样矛盾的状态,尽管文人儒士都认可医学的重要性,但是在注重经学与仕途的时代,没有优秀的人才愿意主动从事医学。清代著名的温病四大家之一的薛雪,在退休后对医学绝口不提,其孙为之写墓志铭,通篇无一字及医。

4.4.3 "救不了中国"的无用之学

及至近代,西方文化对中国各行各业均产生了重大的影响,西医体系也对中医产生重大的冲击,大批的医学学堂建立起来,众多传教士也乐于将西医理论传入中华大地。大众对医学也有了全新的认识,也有众多有识之士投身医学领域,还有诸多名人前往海外学习医学。但是,动荡的时局并不能单纯靠医学的发展而改变,在这样的大环境下,国父孙中山和鲁迅等纷纷弃医,另寻拯救中国的道路。

孙中山早年曾入私塾读书,后来在香港、广州等地上学,接受了西方资本主义教育。年轻时,他进入香港西医书院学习,毕业后在澳门、香港等地行医。在行医过程中,他认为"医国"比"医人"更重要,便借医术为入世之媒,联络仁人志士,从事政治活动。

鲁迅此前在日本学习医学,在教室里与同学一起观看了影片,影片中一个被说成是俄国侦探的中国人即将被日本兵砍头示众,而许多站在周围观看的中国人无动于衷,表情麻木。身边的日本同学评判说,看中国人麻木的样子就知道中国一定会灭亡。这一事件是鲁迅弃医从文的导火索,他领悟到与其医治有限的患者,不如用文字传播思想,改变更多人的精神面貌,唤醒更多的中国老百姓。他在《呐喊》自序中写道:"从那以后,我便觉得医学并非一件要紧事。凡是愚弱的国民,即使体格如何健全,如何茁壮,也只能做毫无意义的示众的材料和看客,病死多少是不必以为不幸的。所以我们的第一要著,是在改变他们的精神,而善于改变精神的是,我那时以为当然要推文艺,于是想提倡文艺运动了。"

近代中国是封建社会与新中国的过渡时期,时局动荡混乱不堪,鲁迅与孙中山在学医行医的过程中开阔了视野,选择了启蒙思想与领导革命的救国道路,还有许多坚持医学道路的人也在帮助中国,伍连德主持鼠疫防治并创刊《中华医学杂志》,刘瑞恒创建中国近代公共卫生事业,白求恩远赴重洋支援中国抗日战争,还有其他无数的医务工作者在那个动乱的年代作出了自己的贡献。在这样一个过渡时期,医生的地位面临改变,从被世人歧视到逐渐走向台前,对社会产生重要的影响。

4.5　新时代的曙光

新中国成立后,中医、西医的融合更加紧密,医生承担的职责和扮演的角色也越来越重要。在新中国的不同阶段,普通大众与医生之间的关系也发生着变化。

4.5.1　扎根基层的赤脚医生

"赤脚医生"这个名词从 1968 年首次提出,至 1985 年被官方正式取消,见证了新中国初期乡村基础医疗建设的过程。这是一批来自农村,集中培养后又继续服务农村的基层医疗卫生人员,他们忙时务农闲时行医,或者白天务农晚上行医,全天候服务所在的村庄或生产队,为百姓提供基本卫生保障。

新中国成立初期,全国的医疗卫生资源十分有限,1965 年 6 月,毛泽东听完卫生部的工作汇报后说:"卫生部的工作只给全国人口的 15％服务,而且这 15％中主要还是老爷,广大农民得不到医疗,一无医,二无药。"指示应该把医疗卫生工作的重点放到农村去,培养一批农村也养得起的医生,由他们来为农民看病服务。

1965 年夏,上海市川沙县江镇公社开始办培训班,后来被称为"中国赤脚医生第一人"的王桂珍就是这个培训班的首批学员之一。这批医生日常也要下地,因此"赤脚医生"的叫法不知不觉便流行了起来。因农村地区对医疗资源的迫切需求和特殊时期最高领导人亲自批示的政治背景,至 1975 年底,中国农村"赤脚医生"的数量达到 150 万人。

赤脚医生主要选自成分好、思想觉悟高、劳动积极且有一定文化的贫下中农子女,经过培训西医解剖学、生理学、诊断学,以及中草药、针灸等课程后,回队为贫下中农治病。在这种人民公社体制加持下的赤脚医生制度,成功地满足了农村百姓基本的医疗卫生需求,推动了诸如"饭前洗手"等卫生概念的普及,同时也保证了上层如种痘、打防疫针、发放避疫药品等政令的快速有效实施。

赤脚医生所掌握的医疗专业知识有限,他们能实际解决的医疗问题相对于现在的医疗水平来说是非常有限的,但是就是这批广大的赤脚医生坚守农村,构筑了农村三级医疗预防保健网的最基层,使得上级卫生行政部门推行的卫生及防疫措施得以真正实施。他们不是真正意义上取得医师资格的医生,但是他们为新中国的农村卫生建设作出了不可磨灭的贡献,也赢得了全国广大农村百姓的认可。

4.5.2 为人民服务的白衣天使

随着医疗卫生建设的不断完善,赤脚医生逐渐退出历史舞台,卫生部门开始规范从业人员,逐渐形成了我们现在所认识的医疗卫生体系。如今,中国的医疗卫生资源仍然十分缺乏,医务工作者工作压力大、工作时间长,且面对灾难总是第一个冲上去,因此新中国的医生也被百姓亲切地称为"白衣天使"。

新中国的医生通常被认为是受人尊敬的高级人才,他们需要经过多年的医学院教育,通过执业医师资格考试,在医疗机构进行注册,才能成为一名合格的医生。一名医生还需要经过三年住院医师规范化培训,以及年限不等的专科医师规范化培训。医生的晋升也面临重重考验,除了医疗方面的考核外,还需要在教学、科研方面全面发展。

新中国的医生还承担着支援重大医疗事件的职责,在唐山、汶川抗震救灾,在非典、新冠防疫抗疫过程中,无数医务工作者从安全的地域冲向灾区、疫区,成为"最美逆行者"。除此之外,在偏远山区、运动赛事、大型展览等区域和活动中,都有医生的身影,他们默默地保障着人民的安全与健康。

(崔　进)

思考题

1. 简述中国医生地位的变迁过程。

2. 医学是治病救人的重要科学,却受到封建统治者和知识分子的蔑视和打压,请分析医生社会地位经历两个低谷的原因。

3. 同为封建王朝,宋元时期医生社会地位得到明显提升,请简要分析原因。

4. 请以自己的理解分析并评价近代中国"学医救不了中国"的观点。

5. 如果有机会,你是否愿意在当代中国做一名医生?请简述理由。

参考文献

[1] 刘理想. 我国古代医生社会地位变化及对医学发展的影响[J]. 中华医史杂志,2003,33(2):4.

[2] 张大庆,和中浚. 中外医学史[M]. 北京:中国中医药出版社,2005.

[3] 张友元. 简明中外医学史(第二版)[M]. 广州:广东高等教育出版社,2009.

第 5 章

述瘟疫史话　道大国兴衰

本章提要

1. 本章回顾并梳理了瘟疫影响国家兴衰与文明进程的历史实例,梳理了中国认知重大传染疾病、参与全球卫生治理的演进进程。

2. 在中国古代历史上,瘟疫是比战争更可怕的灾难。它杀人于无形,甚至可以摧毁国家、改换朝代。

3. 在西方古代历史上,瘟疫同样是比战争更严重的灾难。欧洲几次大瘟疫的蔓延,就彻底掏空了一度极为强大的希腊、罗马,改写了历史。

4. 19世纪,工业与科技的巨大进步推动了医学的快速发展。在战胜瘟疫的同时,人造瘟疫也被开发并用以发动生物战,登上世界战争舞台。

导语

回顾人类数千年的文明史,瘟疫与社会的发展相生相伴,对国家兴衰与文明进程发挥着意想不到的作用。当然,军事武器、经济金融、政治人物以及社会组织形式等对国家的作用是巨大的,但许多时候它们的影响力可能远不及那些肉眼看不到的传染性疾病。尤其是在传染性疾病大流行时,对人类社会具有深刻影响,有时甚至可以改变历史发展轨迹,决定国家兴衰存亡甚至是文明盈虚消长。

人类文明史“也是一部同灾难和疾病的斗争史”。在这个进程中,微生物尤其是病毒对人类社会与大国兴衰发挥着不可估量的决定性作用。传染病蔓延侵蚀着人的安全,通过杀死生命进而造成农业停播、粮食减产、经济低迷、兵源匮乏、军力减弱来改变大国命运。探索大规模的流行性传染病对社会影响的历史规律并不是为了将决定国家兴衰或文明消长的主要原因归结于传染病,而是为了揭示在人类发展进程中长期被忽视的微观变量。在以和平与发展为主题的当今时代,大国之间的激烈竞争不一定是“你死我活”的残酷战争,相比之下,大流行性传染病对国家的影响更加现实。尽管传染病暴发具有偶然性,但对国家的持续影响却具有必然的。因此,国家对传染病防治的投入是维持国家崛起和兴盛的不可或缺的一项战略投资。

5.1　瘟疫与起义：华夏改朝换代的催化剂

5.1.1　瘟疫：三足鼎立格局的隐形推手

"建安二十二年，是岁大疫。"《后汉书·献帝纪》中仅仅十个字的轻描淡写，却记录了中国历史上持续时间最长、死亡人数最多、影响最严重的东汉大瘟疫。该瘟疫暴发于汉灵帝刘宏在位期间，一直到汉献帝建安时期才结束，持续了 51 年之久，其惨烈之状无以言表，被认为是形成"三足鼎立"格局的隐形力量。

东汉自汉世祖光武帝刘秀建国起，历经了"光武中兴"以及后来的"明章之治"和"永元之隆"，其经济水平飞速提升，人口也高达 7 000 万人之多。然而，在桓帝刘志和灵帝刘宏所统治的东汉末年，朝堂不仅内部深陷宦官和外戚弄权的政治黑暗，外部还持续与羌族进行着武装斗争。当时的汉军军营中仍保留着斩首示众或请功的野蛮杀戮之风，腐烂的尸体极易引发瘟疫。同时，与羌族战争的失控也致使汉军从西北地区一路退守内陆，加速了瘟疫在全国范围内的蔓延。持续多年的战争造成了"府帑空虚，延及内郡，边民死者不可胜数"的惨状，随之而来的瘟疫更使统治集团无力应对。灵帝刘宏并不是一位励精图治的君主，在应对其统治期间所暴发的五次疫情时，只有前三次派医者出宫为百姓医治，后两次则干脆不予理睬。处于连年战乱的普通百姓，此时连最基本的生存都成了问题，更不用说花钱治病了。他们唯一的选择就是衷心地"求神"，祈祷瘟疫不要找上自己。

河北巨鹿的张角和他的两个弟弟利用百姓的这种诉求，在灾区进行传教活动，招收了大量的弟子和信徒，创立了"太平道"。张角在民间传统医学的基础上，加以符水和咒语为人治病。太平道吸取了南亚佛教、本土道教、儒家以及阴阳家的某些思想，提倡"人无贵贱，人人平等"的主张，反对贫富两极化，认为富人有义务救济穷人，宣扬"以善道教化天下"。太平道采用最为简单直接的方式来宣传自己的理论，语言贴近百姓的日常生活，即便是完全没有读过书的人，也能够快速了解其基本的宗教教义和纲领。因此，太平道逐步在民间获得广泛的支持，十余年间在八个州招收信徒达数十万人。

在中原疫情最为严重的时候，张角利用瘟疫造成的社会恐慌以及民众对朝廷的失望，打着"苍天已死，黄天当立，岁在甲子，天下大吉"的口号，发动了一场席卷东汉半壁江山的黄巾暴动。为快速镇压这场暴动，灵帝刘宏接受了太常刘焉的建议，将部分刺史改为州牧，由宗室或重臣担任，让其拥有地方军政之权，以便加强地方政权的实力，有效尽剿黄巾残部。仅仅十个月的时间，这场动摇东汉王朝根基的暴动就被镇压下去，最终张角病死，多数教徒被杀。然而，虽然战乱被暂时平定，却没有带来最终的太平。拥兵自重的地方军借机形成了几百股军阀，伴随着空前的瘟疫流行，东汉末年进入了军阀大混战时期，最终形成魏、蜀、吴三足鼎立的局面。

若是东汉统治集团治理得力,能够在瘟疫流行之时有效施策,那么瘟疫对国计民生的影响亦不至于到最后掀起全国范围的动荡。若当时具有更为出色的医疗系统,瘟疫也不会大行其道。若没有横行的瘟疫,张角就无法以宗教的形式聚集那么多的人,可能也就不会进一步导致军阀混战割据的局面。

5.1.2　鼠疫:压垮明朝的最后一根稻草

"京师大疫,自二月至九月。"《明史》中所述的京师大疫是发生在明末崇祯年间的大规模鼠疫。据记载,这场鼠疫波及范围较广,包括了陕西和华北等数个北方大省,造成了 20 多万人的死亡。针对此次鼠疫的影响,通过专门研究明朝末年的一些相关史料,上海交通大学历史系的曹树基教授曾提出了老鼠亡明的观点。其研究结果表明,此次鼠疫是导致明朝灭亡的决定性因素。

明朝前期,经济曾得到了较大发展,全国人数也一度从元朝灭亡时的 6 000 万人左右发展到 1.6 亿人,达到中国历史上一个人口发展的新高峰。然而,从万历中期开始,皇权制度空前膨胀,政治腐朽黑暗,呈几何级数发展的皇子皇孙们霸占了天下财富,使得民怨载道。明朝中后期,朝堂与蒙古交流频繁,大批民众移居到草原上开垦,造成草原退化,老鼠的生存空间被挤压,不得不进入农家田舍、荒野沟壑,与人接触的机会大大增加,为随后的鼠疫暴发埋下了导火索。频发的自然灾害导致粮食产量大幅下降,致使大批百姓流离失所。饥饿的流民不得不以路边的草根和树皮充饥,甚至连街边的老鼠也没有放过。就这样,第一位鼠疫患者出现了,然后一传十、十传百。这场鼠疫从山西暴发地一路传播到京城,持续将近两年之久。这期间,光是京城的死亡人数每天就超过万人,百姓甚至买不到棺材、找不到地方掩埋尸体。

自诩勤勉的崇祯皇帝一向听喜不听忧,经常胡乱诛杀大臣,使得许多臣子不敢讲真话,以致崇祯皇帝对京城内严重的鼠疫一无所知。1644 年初春,当李自成率领的大军逼近京城时,负责保卫城池的所谓 10 万多明军大半患病。据史料记载,当时偌大的京城平均每三个垛口才有一个虚弱的士兵守卫,"鞭一人起,一人复卧如故"。由于崇祯皇帝误判了京城的防御能力,以为京城可以像之前抵挡蒙古军和皇太极的军队一样,迫使李自成退兵,因此他和他的三个儿子选择了继续留在北京而不是撤离至南京。崇祯皇帝没有想到的是,战乱和瘟疫相互纷扰下的京城已今非昔比,他终究也没有等到从山海关外调来支援的由吴三桂率领的关宁铁骑,最后吊死煤山,国破身亡。

回顾整场鼠疫发展过程,京城并不是第一座被感染的城市。若当时拥有更高的医疗水平,或许鼠疫并不会蔓延至京城,致使京城的防御力量几乎为零,崇祯皇帝或许能够等到精锐的关宁铁骑,风雨飘摇下的明朝或许能够再苟延残喘一段时间。再若当时崇祯皇帝能够正视鼠疫的危害,做出退守南京的决定,说不定日后还可以再上演一场新三国演义。

5.1.3　霍乱：太平天国灭亡的催命符

"疫气流行，城内贼匪，城外官兵，均多死者。"《见闻杂记》中寥寥数语便描述了1853—1864 年的瘟疫和战争对苏浙皖社会的摧残。这次瘟疫伴随了整个太平天国运动时期，席卷了 32 个县，在苏南、浙北、皖南甚至上海都出现了疫情，很多地方人口直接锐减到原来的一半甚至三分之一，个别地区甚至十不存一。

明末清初，由于中外贸易和交往的增多，国内引进了高产的农作物，尤其是红薯亩产可达千斤。加之清朝初期内地环境安定，使清朝的人口发展到了 4 亿人。然而，清朝末年，其统治愈加黑暗、外国入侵后经济条件严重恶化，再加上鸦片战争后南方出现了疫病流行，最终激起了太平天国反清运动。

与张角以"太平道"的黄巾造反十分相似，洪秀全等人以"拜上帝会"的形式组织了太平天国造反运动。洪秀全不仅利用了当时的晚清时期的社会矛盾，同时还利用了疫病流行而朝廷又无力控制的形势，宣扬自己能够解人灾病，聚集了大量的贫苦无望的百姓。随后提出口号"有田同耕，有饭同食，有衣同穿，有钱同使，无处不均匀，无处不饱暖"，使百姓为之抛头颅洒热血。太平天国鼎盛时期拥有百万兵力，创建了使敌人闻风丧胆的军队和政权，沉重地打击了晚清王朝的统治。然而，这场声势浩大的反清运动，从起事到覆灭仅仅维持了十几年的时间。后人在感叹其命运短暂的同时，也为太平天国的失败总结出众多原因。其中，军事上的快速失败直接导致太平天国政权迅速瓦解。一场大瘟疫造成后期的太平军战斗低下，最后整个太平天国土崩瓦解。

据文献资料记载，同治元年(1862)，太平天国战区一种被当地人称为"吊脚痧"或"吐泻病"的疫病造成居民"死者日以千计"，就连军队卫生做得相当好的"常胜军"，死于疫病者亦达 5%。这种"吊脚痧"或"吐泻病"，就是霍乱，这是一种起病急骤、传播迅速、病死率高的烈性传染病。时人记述，"时疫流行，不论贫富贵贱，不分年老年幼，朝发夕死"，可见其发病速度之快。彼时受疫情最严重的军队是驻扎在皖南宁国的湘军，"除已痊外，现病者六千六百七十人，其已死者数千，尚未查的确数"。本来，湘军因为疫情实力大受影响，正是太平军反攻突围的好时机，不幸的是，太平军也感染了这种可怕的疾病。疫情使得守卫南京的太平军大量减员，在这种情况下，南京"一时难以御敌"，只能"均填老馆守城"。由于这些区域人丁减员，压根无法提供有效兵源，使得太平军的战斗力随着与清朝及外国侵略者的战斗而持续下降。另外，清军对太平军长期的围困和屠杀使太平天国占领区出现严重缺粮，不仅使难民增多促使人员流动，甚至出现了"人相食"的惨状，这些现象扩大了瘟疫的传播。最终，洪秀全在多日以野草充饥后病逝，随后清军攻破了金陵，也标志着太平天国运动的失败。

这场运动的失败自然有着诸多的原因，但发生于苏浙皖地区的大瘟疫，随着清朝和太平天国之间频繁的战事而持续扩大，席卷大半个江南地区，成了太平天国灭亡的催命符。

5.2　瘟疫与战争：操控西方帝国盛衰的命运之手

5.2.1　瘟疫：泯灭雅典文明的最大元凶

2 500 多年前，古希腊的中心雅典曾产生过光辉灿烂的雅典文明，被认为是西方文明的发源地。亚历山大·马其顿，这位伟大的军事统帅在率领希腊武士消灭不可一世的波斯帝国后，企图乘胜追击，征服罗马、迦太基和地中海沿岸等区域时，不幸患上恶性疟疾，仅仅十天便痛苦地死去，刚刚建立的马其顿帝国分崩离析，各种武装力量割据一方，雅典文明逐步走向衰微。

希波战争后，希腊的发展到达了顶峰，雅典也成为希腊最强大的国家，其民主制度、文化以及经济的发展迎来了黄金时期。但此时的希腊半岛并不统一，大大小小的城邦国林立。在解决了外敌波斯之后，各城邦间的斗争便激化起来，内战不断。此时，半岛的主要矛盾是雅典与另一个强大的城邦——斯巴达之间的对立。公元前 431 年，伯罗奔尼撒战争爆发，在这场战争进行得如火如荼时，瘟疫悄无声息地到来，它直接影响了整个战局，也是终结希腊文明的一个重要因素。

在这场战争之初，雅典利用其地理优势和巧妙的作战策略抵御了斯巴达的多次进攻。然而当这场战争进行到第二年时，还处于上风的雅典，城中忽然暴发了瘟疫，一半以上的居民和四分之一的军人死于瘟疫，这直接掏空了这所名城，同时也使胜利的天平向斯巴达倾斜。

据史料记载，该疾病会引起身体可怕的高热，进而导致病人极度干渴，伴随着剧烈的呕吐和腹泻，人们没有任何药物能够缓解这种症状，大量的人在痛苦中死去。后来，希波克拉底发现火能有效遏制瘟疫的蔓延，便在雅典城中各处燃起火堆，控制住了疫情。虽然如此，但彼时元气大伤的雅典已是强弩之末，往日的辉煌已不再，这场战争最终以斯巴达的胜利而落下帷幕。随后，亚历山大·马其顿抓住了这个入侵的时机，率军统一了希腊全境。然而这位天才将领年纪轻轻便死于恶性疟疾，刚刚建立的马其顿帝国也因此分崩离析。经历了战争、瘟疫、分裂蹂躏的希腊再也支撑不住，被罗马帝国占领，自此希腊历史结束。

后世的人们在了解了这段历史之后，不禁感叹，看不见的病菌往往比宏大的战争更加可怕，它像一双无形的大手，不仅能够摧毁强大的军队，还能左右一个国家的兴衰。

5.2.2　瘟疫：掏空罗马帝国的无形魔爪

罗马帝国征服希腊后，也逐渐迎来了发展的黄金时期。公元前 27 年后，罗马帝国在屋大维的统治下发动了多次侵略战争，疆域不断扩大，一度成为欧洲大陆上最强大的国家。

据史料记载,罗马共和时期与帝国时期,一共发生过 6 次大型瘟疫。极盛时期的罗马面对瘟疫时还能勉强应付,虽也造成大量人口死亡以及其他严重后果,但统治的根基尚未被动摇。不过即便强如罗马帝国,在面对瘟疫时也有束手无策的时候。250 年,"西普里安瘟疫"降临罗马帝国,这场可怕的瘟疫持续了 15 年之久,在顶峰时期,罗马城中一天死于该瘟疫的高达 5 000 人,整个城市弥漫着恶臭腐烂的气味。这场空前大瘟疫,导致百姓流离失所、经济衰退、城镇瘫痪、内战不断。在巨大的压力下,罗马皇帝不得不放弃已经衰败的罗马城,于 330 年迁都君士坦丁堡,建立东罗马帝国。这次不彻底的迁都直接导致罗马帝国一分为二。留下来的部分贵族拥戴一支皇族在罗马城重新建都,成为西罗马帝国,在瘟疫和蛮族入侵的双重打击下,西罗马帝国于 476 年灭亡。

西罗马帝国覆灭后,东罗马帝国的皇帝查士丁尼想重铸罗马往日辉煌,率军从君士坦丁堡出发反攻罗马。帝国军队重新占领意大利后,进军西班牙,正当计划进行得很顺利时,瘟疫暴发,这场瘟疫彻底粉碎了查士丁尼重振祖业的梦想,就连他自己也感染瘟疫。据记载,这次瘟疫导致君士坦丁堡中 40% 的居民死亡,人们甚至找不到足够的埋尸地,只得将尸体层层累积埋入大型尸坑中,空气中弥漫着刺鼻的尸臭。

被这场瘟疫重创的东罗马帝国在一次次外敌入侵中战败,国土面积日益缩小。1453 年,土耳其奥斯曼帝国占领君士坦丁堡,至此,罗马帝国彻底灭亡。尽管罗马帝国由盛转衰,再由衰到灭亡是多种因素共同作用的结果,但不可否认的是,瘟疫是摧毁罗马帝国的一个重要杀手。

5.2.3　黑死病:推动欧洲宗教改革的重要因素

14 世纪,欧洲出现了一种致死率极高的烈性传染病。患该病者高烧不退,全身起黑色斑点,死亡时身体发黑,故该病得名"黑死病"。在这场瘟疫面前,神的意志显得苍白无力,失望的人们逐渐不再将生的希望寄托于神,转而寄托于科学,这直接动摇了罗马天主教教会的统治地位,促进了文艺复兴的到来。

在医疗水平落后的西欧,人们除了隔离,根本没有任何抵御黑死病的手段。黑死病以患者、老鼠和跳蚤作为传播媒介,短短三年间,迅速席卷整个西欧。据记载,1347—1350 年短短三年间,欧洲超过 2 000 万人口死于该瘟疫,占居民的四分之一。这直接导致欧洲许多地区人口锐减,城镇萧条,土地荒芜。

黑死病在欧洲肆虐初始,人们先后把病因归结于猫狗和犹太人,社会上也因此出现了屠杀犹太人和猫狗的风潮。然而这不仅没有起到阻止瘟疫的作用,反而促进了老鼠数目的激增,加速了瘟疫的传播。

面对瘟疫,人们到教堂祈祷,祈求上帝的帮助,然而教堂也一样被瘟疫吞噬,神父、牧师和教士们同普通民众一样无法幸免。因为神职人员的大量死亡,许多教堂和修道院的服务几近瘫痪。在目睹了神的无能后,欧洲人开始从科学角度出发寻求抵御瘟疫的手段。事实证明,保持城市清洁,高温烘烤、隔离、烟熏,以及在皮肤上涂抹植物精油,这些手段显然比神的意志更加管用。

黑死病给欧洲带来了巨大的灾难,同时也加速了封建制度的崩溃,促进了人们追求自由和解放的步伐。它极大地动摇了宗教统治的根基,使人们的思维摆脱了神学的桎梏,转而相信科学,促进欧洲走上文艺复兴的道路,资产阶级革命自此拉开序幕,近代科学也代替神学成为社会的主导。

5.3　天灾与人祸：关系人类生存的根源

5.3.1　天花：摧毁印加文明的罪魁祸首

天花是最古老的疾病之一,在有文字记载的历史诞生之前就已存在。历史所记载的第一位天花感染者为古埃及法老拉美西斯。由此可以推算,从公元前 1145 年拉美西斯死亡到 1979 年世卫组织正式宣布天花被消灭,这一恐怖的传染疾病困扰人类至少 3 000 年。据统计,1400—1800 年,天花每百年就可夺走近 5 亿欧洲人的性命,其中不乏荷兰国王威廉二世、法国国王路易十五世、俄国沙皇彼得二世等皇权君主。如今我们不难发现,中世纪的疾病大多集中暴发于人口密集的城市,因为当时城市的环境过于拥挤。比如,在法国宫廷里甚至都没有厕所,城市里的居民随地大小便更是随意,这种糟糕的卫生环境在疾病偶然产生的时候会加速其传播。

当天花病毒在欧亚大陆横行肆虐之时,遥远的美洲大陆还是一片净土,这里存在着几个大小王国和众多部落,生活着 2 500 万居民。其中,印加帝国是当时一个较为发达的国家,它依靠着训练有素的军队控制着绵延 5 000 千米的安第斯山脉地区。富有的印加帝国招来了西班牙人的觊觎,一位名叫弗朗西斯科·皮萨罗的西班牙探险家奉西班牙国王的命令,带领着一支不到 200 人的武装队伍到达了南美大陆。

西班牙人将天花病人用过的手帕和毯子作为礼物送给印加帝国的首领。虽然对于久经考验的西班牙人来说,天花病毒已没有太大的毒性,但是对于印第安人来说其毒性却是致命的。不知所措的印第安人此时还愚昧地认为登陆的白种人是上天派来的使者,而疾病是上天对印第安人的惩罚,根本不敢也无力抵抗。因此,天花病毒短时间内在美洲大陆迅速蔓延,造成了美洲大陆半数以上人口的死亡,迅速瓦解了印加帝国。最终,仅仅几百名西班牙入侵者以极其微小的代价便征服了拥有 600 万人口的印加帝国。

有目睹征服过程的传教士曾描述天花病毒在美洲大陆肆虐的景象:"在一些地方满门皆绝。死者太多,以至于无法全部掩埋;到处是臭气,只好推倒死者的房屋以作坟墓。"此后,天花病毒在美洲大陆继续肆虐,至 16 世纪末,2500 万印第安人只剩下不到 100 万人,许多地区成了无人区,印加文明至此彻底走向衰落。西班牙远征军不依靠武装暴力,仅仅使用天花病毒就灭亡了印加帝国,这是人类征服史上从未有过的异象。

5.3.2　流感：第一次世界大战的终结者

"1918 年流感大流行"是人类历史上自黑死病瘟疫之后最致命的传染病,在 1918—

1919 年的 18 个月中曾感染全球约三分之一的人口,造成 4 000 万—5 000 万人死亡。由于当时西班牙新闻记者首先报道了这一流行疫情且西班牙国内感染患者最多,因此这一流行疫情也被称为"西班牙流感"。直至 100 年后,专家们意识到,以一个特定国家的名称来命名病毒不仅对该国造成某种程度上的侮辱,也不利于对病毒进行深入的科学认知,世界卫生组织才明确规定在命名任何疾病时应"避免冒犯任何文化、社会、国家、地区、专业或者民族群体"。于是,这场流感才有了一个更加妥帖的名字——"1918 流感"。

根据现存医学资料,"1918 流感"最早出现在美国堪萨斯州的芬斯顿军营。1918 年 3 月 11 日午餐前,一名士兵因为感觉到发烧,嗓子疼和头疼,就去部队医院看病。医生最初认为这只是普通的感冒,但几天之后,多达 500 名以上士兵出现了相似感冒症状,半个月之内就有超过 1 000 名士兵因此"感冒"而倒下。1918 年 4 月,随着美军大规模进军欧洲,流感开始侵袭欧洲各国的军营。由于处在第一次世界大战期间,各国对疫情信息都采取了严格的管制,一切不利于鼓舞士气的负面新闻都被压制了下来。同时,也由于战时政府组织比较混乱,公共卫生系统和服务系统面临崩溃,以及战争导致生态环境被破坏等各种因素相互交织,导致流感疫情迅速席卷欧美大部分地区并开始传播到亚非地区。

随着疫情的不断扩散,病魔笼罩了一战战场,连续不断的大规模死亡事件极大地打击了各国参战士兵的士气。发动一战的同盟国各成员纷纷散伙,奥匈帝国和保加利亚更是直接宣布退出战争。此时,原本人力和物力就接近枯竭的德国,由于疫情而丧失了在后方进行支援的大批劳动力,经济几乎走向崩溃,只好于 1918 年 11 月承认战败并投降。然而,胜利的协约国各方由于同样急于结束战争,将更多的精力转移到控制其国内的流感疫情中,因此宽大处置了投降的德国,甚至保留了德国的国家和战争机器,为第二次世界大战的爆发埋下了隐患。

"1918 流感"在世界范围内的大流行更是打击了传统的殖民国家。因英国殖民政府在疫情期间的不作为,印度人民将对其的怨恨情绪转化为了实际行动,发动了大量的抗议活动,并最终于 1920 年由甘地领导掀起了遍布印度全国的独立运动。此后持续几十年,殖民地独立运动在世界范围内层出不穷,英国、荷兰、葡萄牙、西班牙等传统殖民强国纷纷走向衰落,现代世界的版图也随着旧帝国的衰落而逐渐形成,"1918 流感"间接地改变了世界格局。

5.3.3　人造瘟疫：第二次世界大战期间的可怕杀手

随着科学技术的进步,医学领域取得了飞跃性成就,人类渐渐理解了瘟疫发生的原因——病菌,并找到了战胜它的方法。科学家揭开细菌秘密的本意是用于医疗目的,但却被别有用心的人用于发动生物战。20 世纪,人造瘟疫被德国和日本用于战争。古代的匈奴人、蒙古人和西班牙人把人畜尸体和染病衣物弃置于敌方,是一种原始的不自觉地利用自然界现成细菌的行为,但他们并不懂细菌知识,所以还不是严格科学意义上的生物战。

一些战争狂人培育细菌和病毒,利用其传播特点,在对手一方散布瘟疫,这属于有意识制造的生物战。但瘟疫往往难以控制,会对全人类带来生存威胁,因此在研究时就受到广泛的谴责和抵制,1899 年达成的国际条约就规定禁止使用化学和生物武器。然而,一纸条约无法抑制侵略狂人的野心,一战期间德国就采用这一极端的方式向其对手英国放马鼻疽,感染了英法联军的几千头骡马。一战期间总计约 6 万头骡马感染了这种疾病,影响了军队的后勤运输。1916 年,德国在罗马尼亚的布加勒斯特投下携带致死性病菌的水果、巧克力和儿童玩具等。整体上看,一战期间德国采取的细菌战规模有限,没有引起大面积的疫情传播,对战局的影响有限。

二战期间,日本的生物武器的研制由臭名昭著的细菌学家石井四郎首先提议并组织实施。1936 年,经天皇批准,日军在哈尔滨附近的平房建立了代号“七三一”的细菌部队,对外伪称“关东军防疫给水部”。“七三一”建立后,规模迅速扩大,研究人员最多时高达2 600 多人,是世界上最大的细菌战研究机构。残暴的“七三一”部队以活人为实验载体培养细菌或跳蚤等载体,先后有 3 000 多名中国人和少量苏联人被送进该部队作为试验品。不仅如此,“七三一”部队还在野外临时抓捕中国人进行试验,随后杀人灭口,总计受试验死亡人数高达 10 000 人。除了惨无人道地用活人做实验外,日军还在中国关内战场上一再使用细菌武器。1941 年在常德、1942 年在浙赣一带,日军用飞机投送鼠疫跳蚤,造成许多平民患病死亡。在华北抗日根据地,日军采取十分歹毒的投放方式,即给根据地的老百姓吃带病菌的馒头或直接注射细菌后释放,目的是使病菌在根据地的人群中传播。日军为了掩盖自己的罪行,销毁了众多资料,致使死于细菌战的人数无法统计,但有研究人员认为有超过数十万计的人被罪恶昭彰的日军迫害致死。丧尽天良的日军在中国的卑劣行径用罄竹难书来形容都不为过,日本应该彻底反省、清算自身的战争罪行。

我们应该牢记瘟疫给人类文明带来的灾难,谨守国际公约,禁止使用和研究病菌武器。虽然难免还有国家进行秘密研究,但随着人类的进步与和平力量的增长,生化武器是可以逐步禁绝的,从而使人类世界免遭可怕的人造瘟疫的迫害。

5.4　合作与共赢:中国与世界卫生组织的互动

新中国成立初期,国际社会正处于冷战阶段,联合国和世界卫生组织并未接受新中国。70 年代初期,我国逐步开始与西方国家往来和建交,逐步深度融入国际社会,世界卫生组织也重新将中国纳入考虑范围。进入 21 世纪后,随着国家实力与国际地位的不断攀升,中国参与全球卫生治理的程度不断加深,在全球卫生治理中的角色逐渐从“受援助”和“治理对象”向“援助者”和“治理者”转变。

5.4.1　非典型肺炎疫情:从受援者到边缘援助者

非典型肺炎(SARS)疫情是中国与世卫组织合作过程中的重要分水岭,标志着我国开始通过世卫组织融入全球卫生治理。2002 年 12 月,广东佛山出现第一例 SARS 感染者,由于当时我国缺乏传染病防控经验,导致 SARS 疫情未能得到及时有效的控制,对我国内政和外交都造成了负面影响。直至 2003 年 2 月,NGO"新疾病监测计划"向世卫组织反映了我国疫情的真实概况,世卫组织才开始正式与中国政府交涉。时任世卫组织总干事格罗·哈莱姆·布伦特兰(Gro Harlem Brundtlan)曾通过驻华代表向中国卫生部表达了成员国对缺少广东疫情信息的担忧。与此同时,世卫组织先后发布了关于"非典型肺炎"的"全球警告"和"旅行警告"。有学者指出,SARS 疫情的蔓延表明,中国应对新兴疾病时持有传统安全观,缺乏应对全球性突发公共卫生紧急事件的经验,更倾向将全球范围内的公共卫生安全问题国内化。2003 年 3 月底,中国政府正式允许世卫组织调查组对广东省疫情进行调查。2003 年 4 月,中国政府在世卫组织指导下实施了一系列紧急措施:组建疫情防治工作领导小组,统筹安排防疫工作;依据世卫组织的经验采取强制隔离措施,快速集中人力、物力和财力迅速组建方舱医院,用于隔离收治感染者;出台《突发公共卫生事件应急条例》,建立公共卫生快速响应机制,加强国际交流及与世卫组织的沟通交流等。经过不断地完善和努力,2003 年 7 月中国的 SARS 疫情基本得到了有效控制,至此世卫组织宣布全球范围内的 SARS 疫情得到了控制。

经过此次 SARS 危机,中国深切体会到国际合作与交流的重要性,开始逐步完善国内公共卫生监测体系,致力于从世卫组织的受援者向边缘援助者转变。

5.4.2 埃博拉病毒危机:从边缘援助者到引领者

1976 年,埃博拉病毒发现于苏丹南部和刚果(金)(旧称扎伊尔)的埃博拉河地区,是世界上最高级别的病毒之一,它的传染性极强且病死率高达 90%。2013 年 12 月,一名几内亚男孩因感染埃博拉病毒死亡,拉开了西非埃博拉疫情的序幕。然而,因当地政府防控不当及致病原因不明,埃博拉病毒在此后的三个月里悄无声息地肆虐传播,直至 2014 年 3 月世卫组织才通报确认新一轮埃博拉疫情暴发。2014—2016 年在西非地区暴发的埃博拉病毒危机是迄今为止发生的最大且最复杂的疫情,对全球卫生系统产生了巨大冲击和考验。据世卫组织统计,该次疫情感染人数最多的是塞拉利昂、利比里亚和几内亚,甚至波及欧洲和美洲,感染人数 28 610 例,死亡人数 11 308 例。埃博拉疫情暴发后,我国吸取之前 SARS 疫情的经验教训,立刻开展口岸检疫工作,部署好国内紧急公共卫生事件响应措施,严防埃博拉病毒波及我国,并积极进行双边援助和通过世卫组织进行国际公共卫生多边援助。时任世卫组织总干事陈冯富珍博士担任总指挥,率领埃博拉疫情应急团队援助疫情高发国,并将响应级别调至最高级。中国政府还对西非疫区提供资金和人力援助,先后资助 200 万美元现汇,并派遣各类医疗卫生人员和技术专家前往疫区,听从世卫组织的部署,与世界其他国家医疗队沟通配合,共克疫情。中国还主动研制埃博拉病毒核酸检测试剂盒,与世卫组织展开合作共同研制埃博拉病毒的疫苗。上海之江生物科技股份有限公司研发的病毒检测试剂盒,还得到世卫组织的认证并列入其官方采购名录乃至向全球推广。在该次抗击埃博拉的国际舞台上,中国积极参与世卫组织针对疫情组织的临床管理培训,严格遵循世卫组织制定的病例管理、感染防控、监测等各项规定,主动提出自己的建议。

抗击埃博拉疫情的行动标志着我国在与世界卫生组织互动中的角色从边缘援助者转变为引领者，从被动参与者转变为主动响应者，也反映了我国全球卫生治理理念的变迁。

（石业娇、高　飞）

思考题

1. 请从时间、传染疾病类型、大国兴衰事件三个方面绘制表格梳理传染病影响大国兴衰的历史实例。

2. 结合历史实例，分析并归纳传染病影响大国兴衰的历史规律。

3. 结合历史实例，分析并归纳传染病影响大国兴衰的作用类别。

4. 结合传染病威胁全球公共安全与全球进程的实例，论述传染病影响大国兴衰的现代启示。

5. 全球化时代，传染病仍有可能导致大国衰落，简述新时代背景下医学生的角色定位与使命担当。

参考文献

［1］曹树基. 鼠疫：战争与和平［M］. 山东：山东画报出版社，2006.

［2］戴蒙德. 枪炮、病菌与钢铁：人类社会的命运［M］. 上海：上海译文出版社，2016.

［3］海涛. 历史上的瘟疫［J］. 中国减灾，2004(5)：60.

［4］马晓荣. 瘟疫史话［J］. 中国军转民，2020(5)：75－78.

［5］森村诚一. 恶魔的饱食：日本731细菌战部队揭秘［M］. 北京：学苑出版社，2014.

［6］王文. 传染病与大国兴衰：基于历史实例的研究［J］. 政治学研究，2021(2)：136－148.

［7］徐彤武. 全球卫生：国家实力、现实挑战与中国发展战略［J］. 国际政治研究，2016,37(3)：9－40.

［8］徐焰. 徐焰讲军史：战争与瘟疫［M］. 北京：人民出版社，2014.

第 6 章

兼容并蓄　继往开来

——做勇攀高峰的医学传承者

本章提要

1. 本章介绍了从远古时代到现代我国医学教育起源、发展、辉煌、变革、创新等各时期的发展历程。

2. 通过各个朝代中具有重要意义的事物,阐释了我国古代民间和官办医学教育的模式、特点及发展。

3. 我国近代医学教育的变革与发展反映了中华民族传承生生不息、兼容并蓄的特点,在传承我国传统医学教育的同时也容纳了西方医学教育。

4. 新中国成立后,在中国共产党的带领下,我国探索出了一条具有中国特色的医学教育道路,并逐步完善走向国际化。

5. 中国特色的医学教育在新时代的改革中,不断创新,建立了"新医科"的医学教育模式,展现了我国医学教育强大的生命力和开拓创新精神。

导语

　　中华民族历经 5 000 年的沧桑洗礼,在祖国大地上生生不息,创造辉煌,向全世界展示着我们民族的风采,中国医学教育便是璀璨耀眼的明珠之一。远古时期的华夏儿女在社会生产实践中,与疾病勇敢斗争,发现并积累了丰富的医学知识和经验,在此基础上逐步形成了与各个历史时期相适应的医学传承方式或者医学教育体制,对我国医学的延续和发展起到了决定性的作用。

　　从古至今,从民间至官府,从中医到西医,从口口相传到著书立作,从师徒传承到师生相授,从造福一方到举世闻名,我国的医学教育经历了时间的淬炼,培养了一批批优秀的医学家,也取得了辉煌的成就。而在数千年的发展历程中,我国的医学教育从无到有,从萌芽到鼎盛,从辉煌到衰弱,从没落到崛起,直至现今屹立在世界舞台上散发着独特的光芒。这样曲折的历程也如同中华民族的历史变迁,前进道路上的挫折和灾难并没有将我们打败,中华民族始终以不畏艰难、勇往直前、坚韧不拔的精神披荆斩棘。前进路上的艰难险阻只是我们通往巅峰的垫脚石、成长的试金石,这不仅是一种医学传承的方式,更是汇聚了中华民族精神和智慧的结晶。

在先辈们为了祖国的医学教育事业协心勠力的过程中,不断涌现出为世人所津津乐道的人物和故事,这些医者奉献了自己的青春和才华,甚至于生命,他们值得尊敬、缅怀,他们的精神值得传承、弘扬。我们立足祖国数千年的医药学知识,借助医学前辈们的研究基础,乘着新时代的科技之风,必定要向着医学知识的巅峰攀登。

沧海横流,方显英雄本色;青山矗立,不堕凌云之志。中华民族的医学教育史诗,将由你我继续书写。作为医学生,要思索如何成为合格的医学传承者。医学知识丰富无穷,走近医学就能体会到其无穷的魅力,医学值得每一名医学生穷尽毕生精力去研究,去探索,去攀登。相信大家立足祖国中医药知识,借助现代先进的科学技术,必定能将医学研究不断向前推进,必定能够发掘出更多新的医学领域,必定能利用所学知识造福人类,引领人类迈向更加健康的未来。

6.1　活水源头民间医学教育出人才

6.1.1　人才辈出师带徒

凡有人类存在的地方,就存在着教育;凡有与疾病斗争的地方就有医学教育。中国古代的人们在与疾病斗争的过程中积累了丰富的经验,许多宝贵的经验一直流传至今。即便是在没有文字的原始社会,人们依然通过口耳相传的方式传承着宝贵的医药知识。如果说早期的口耳相传具有偶然性和随意性,那么师徒传授的出现则意味着我国民间医学教育正式开启。

古书《左传·昭公十七年》中载"天子失官,学在四夷",描述了春秋末年大批王朝或者诸侯国的文化官员流落民间,宫廷医生也在其间。在此形势下,原来由政府掌握的原始医疗经验流于民间,因此民间拜师学医,收徒传技,进行医疗经验交流和理论辩争的活动十分活跃。

我们其实可以通过《黄帝内经》窥见早期师徒传授的情况。根据目前对《黄帝内经》的研究,我们知道它的成书时间不是内容中所反映的上古时代,而可能是先秦或西汉时期。书中"岐伯—黄帝—雷公"师徒之间的对话实录体现了我国早期师徒传授的特点。

"非其人勿教,非其真勿授,是谓得道"说明师傅在选择徒弟之前要对徒弟考察一段时间,而且这种考察是十分严格的,他们只把技术传授给他们认为可以传授的徒弟。为了表示对选徒的慎重,在正式传授之前还要有相当完备的仪式。斋戒三日、割臂歃血、对天盟誓、握手授书,这是雷公向黄帝拜师的一系列仪式。经过这种庄严而神秘的授受仪式后,师傅会根据不同徒弟的特点传授医学知识。以后的师徒传授模式在选徒标准、拜师仪式和教学方法上或多或少继承了这一时期的特点,同时也有新的发展,但师傅对徒弟的考察仍是非常严格和慎重的。

上古时代的医者通常是师傅寻找有天分的弟子,由其传承医术,到了大约魏晋南北朝时期,世医家族开始出现,即医术由医者家族内部的子弟传承。当时,东海徐家、馆陶李家、高阳许家等均为有名的世医家族,其中影响最大的当数东海徐家。徐家从晋代徐熙起,传至北朝徐之才时已至少六代行医,声名显赫。其后,徐家之医术传承逾千年,直至明代洪武年间的太医院院使徐枢,可以说是医学家传的典范。

由于师徒之间的特殊关系,在师徒传授学习医术的过程中,除了学习其他有关理论书籍外,主要学习老师的学术思想和临床经验,因此学生往往是师傅所属学派的继承人和发扬者。正是这种独特的传授方法,使中医学各个学派的学术思想代有传人,绵延发展。因而师承的教育方法既构成了人才链,又发展了医学的理论和实践。

6.1.2 博览医书自成才

师授家传是在较小的范围内展开的,在各个已形成的师徒或家传团体之间也没有多少交流活动,从某种意义上说师授家传的这种封闭性和保守性不利于中医药知识在更大范围内传播。

而造纸术和印刷术的发明则为知识在更大范围内的传播提供了客观条件。从汉代起,官方开始组织校订医书,到宋朝还出现了专门校订医书的官办机构——校正医书局。大量医书的印刷为习医者自学提供了丰富的文献资料,也使得自学医术成为可能。

唐代的著名医家王焘是自学医术的典范,其著作《外台秘要》颇受后人称赞。王焘从小体弱多病,母亲南平公主身体也不好。他十分孝顺,不解衣带地照顾母亲,还阅读了大量医书,寻找灵方妙药,也渐渐地对医学产生了兴趣。王焘曾经担任徐州司马和邺郡太守,而他为了有机会阅读医学书籍,申请到当时的皇家图书馆——弘文馆任职。自此,他便如饥似渴地在那里阅读晋唐以来的医学书籍。他在那里度过了20年的时间,在系统阅读大量医书的同时,还认真地做了详尽的摘录,夜以继日,年复一年,积累了大量的医学资料。后来,他被贬职到房陵,遇赦后就近安置在大宁郡,当地气候炎热潮湿,百姓得了瘴气,十有六七难逃一死。他依照随身携带的验方施治,竟然把即将死去的人神奇地救了回来,此后他便决心发愤编写医书。

王焘毕其一生精力,广读医书,不仅自学成才,医人无数,而且在自学和医人的过程中,为总结唐以前的医学成就作出了突出贡献,留下了千古美名。

自学式的学习方法中还有一种比较特殊的形式,叫"私淑式"学习。一些中医对于某一名医、老师的医术特别崇拜折服,而又无由亲炙,于是就将该名医、老师的学术思想、临床经验等作为自己刻苦攻读的内容,从而继承该名医、老师的衣钵并不断发扬。如金元四大家之一的张从正提出了"攻邪派",他主张"病由邪生,攻邪已病",治病特点就是擅长使用汗、吐、下的方法攻伐病邪。张从正的学术思想不是凭空产生的,而是与刘完素有密切关系,他虽然没有得到刘完素的亲自指点,但是却十分尊崇刘完素的学术思想,对他的著作都有研究,可说是"以书为师"。所以说,张从正也算得上是刘完素的"私淑弟子"。

各类医书所囊括的知识包括了各医学流派的观点,学习者通过对医书的学习可以接触到各流派的不同观点,比较他们之间的优缺点,从而选择较为适合自己的研究学习,这在促进医学流派之间交流的同时,也有利于学习者对医学知识的掌握和医学知识的广泛传播。

6.1.3 流派争鸣民办校

随着医学教育的不断发展,人们在日常生活中对求医就诊的需求也不断增加,医学教育由民间自发式的学习渐渐系统化和正规化,官办医学教育就出现了。但是单纯依靠政府官办医学教育并不能完全解决地方对医学人才的需求,于是地方上较有声望的乡绅则利用自己的财力和人力,借鉴官办医学教育的优点,创建较有规模的学校来传授和普及医学知识,造福地方。

中国历史上最早出现的医学私学教育出现在元朝人千奴创办的历山书院。历山书院建院之初以儒学为主,后由于书院和本地区的需要以及认识到医学的重要性开始兼教习医学。历山书院注重教学内容的实用性和教学方法的多样性,其率先将医学内容引入到书院教学之中,这与传统视"技"为末节的办学理念大相径庭。历山书院让当地人有更多接受医学教育的机会,同时还收藏医学图书、聘请医师、教授生徒医学知识、设立门诊、接待寻医问药的乡邻。医师教学与开办门诊并行,理论与实践并举,让历山书院在中国书院史上展现出独特而璀璨的光辉。

明末清初,私学书院的发展进入成熟期。1664 年,第一个中医书院——侣山堂由我国历史上重要的地区医学流派"钱塘医派"继承人张志聪开办。他采用古代书院的教学方法与教学组织模式,张志聪不仅自己做老师,还邀请当时负有盛名的张开之、沈亮辰等医家前往讲授;集讲学、研经、医疗于一体,师生志同道合。因此同道及生徒从学者甚众,张志聪的名望也超过其师张卿子。

侣山堂开办当年,当时已小有名气的医家高世栻即赶去投奔。《清史稿》记载他和张志聪一样,都是"久病成良医"。他拜师的目的性很强,就是希望从老师那里学到治愈自己疾病的良方,学习的结果是不仅病好了,而且"历十年,悉窥精奥。遇病必究其本末,处方不流俗"。高世栻也曾应张志聪之请,在侣山堂讲学。张志聪去世后,高世栻主持侣山堂,一直延续到光绪年间。

侣山堂教学内容集中反映在张志聪编撰的《侣山堂类辨》和高世栻编撰的《医学真传》中。这两本著作内容丰富,切于实际,兼顾了理论与临症,是医学讲授的好教材。侣山堂延续近百年的中医讲学活动培养了一批学生,其中有史可考、医术不凡者就有高世栻、莫仲超等 19 人。

我国古代政权更迭频繁,社会动荡不安,加上历代帝王对医学教育的好恶不同,民间的私学教育因其本身的灵活性,不论时代如何变化,一直处于持续不断的发展中。其担负着民间医学知识的搜集、总结、传授与发展的任务,成为官方医学教育不可替代的重要补充。

6.2 立足前朝官办医学教育达鼎盛

6.2.1 从无到有雏形现

魏晋南北朝时期,医学知识比较普及。当时的士人盛行吃寒石散,并在服后行走以散发药性,以此为时髦,但这是需要懂些医学知识的,否则便有丧命的危险。而且门阀士族为了保持家业的兴旺,特别提倡孝道,作为晚辈懂点医学知识是行孝道的必要条件。对于为了远离动乱而躲避在山林的士人,更是需要掌握些消灾防病的医学知识。加上当时战争频繁,医学人才更是朝廷急需的。在这样的历史条件下,官办医学教育便开始出现萌芽。

《唐六典》卷十四注记载:"晋代以上手医子弟代习者,令助教部教之。宋元嘉二十年,太医令秦承祖奏置医学,以广教授。至三十年省。"这说明早在晋代已有医官教习之设,刘宋元嘉二十年(443)奏置医学教育获准一事,则是政府创办医学教育最早的明确记载。秦承祖是刘宋时期的太医令,精通药理,做事一丝不苟,非常有魄力,在朝廷中享有威望。鉴于当时疫病高发、缺医少药,秦承祖奏请刘宋文帝批准设置官方医学教育机构,设有太医博士、太医助教等官职,帮助学子更好地学习医术。遗憾的是这个教育机构至元嘉三十年(453)刘宋文帝逝世后就被遣散了。

泰始五年(469),周郎奏请恢复医学教育。他因目睹当时由于针药失修,医生水平很低,无法有效医治病人,使得老百姓有病相信鬼神而不信医生,以致因病不治而死亡者过半,建议应由太医训练男女师资,派遣吏徒学业。可是明帝时诸王作乱,后直到刘宋灭亡也没有再行设立医学教育机构。

北魏宣武帝时发布了一个开办医学的诏令。《魏书·世宗纪》载,永平三年(510)诏曰:"可敕太常于闲敞之外,别立一馆,使京畿内外疾病之徒,咸令居处。严敕医署,分师疗治,考其能否,而行赏罚……更令有司,集诸医工,寻篇推简,务存精要,取三十余卷,以班九服,郡县备写,布下乡邑,使知救患之术耳。"该诏令的目的在于推行医学教育。首先,"敕太常于闲敞之外,别立一馆"中的太常乃是当时兼管教育的长官,命他立医馆当然主要是行教育之职。其次,设立医馆的目的是"严敕医署,分师疗治,考其能否,而行赏罚",考核检查医师水平,显然是对在学医师的要求。再次,"更令有司,集诸医工,寻篇推简,务存精要,取三十余卷,以班九服,郡县备写,布下乡邑,使知救患之术耳"则是强调全社会广泛实施医学教育。

魏晋南北朝时期我国官办医学教育初创不久,由于时局动荡,官办医学教育的开展时断时续,因此没有形成一定的医学教育规模,但也还是为隋唐医学校的产生奠定了扎实的基础。

6.2.2 厚积薄发谋发展

隋朝结束了此前近 300 年的分裂局面,其医教制度也起到了承前启后的作用。隋朝非常重视医学教育,创立的太医署既是当时世界上官方最高医学教育机构,又承担了一定的医疗职能,大约相当于现代的卫生部加医科学校。隋太医署的医学教育分为医学和药学教育两部分,并开始分科施教,共设医师科、按摩科、祝禁科和药学科。太医署的教师不仅负担着教学工作,还经常施医送药至民间,进行防病防治工作。

唐朝的医学教育在隋朝的基础上进一步系统化,分为中央和地方两级。中央设立太医署,分医、针、按摩和咒禁四科,医科又包括内、外、儿、五官等专业。各科有医博士一人,主管教学,另设医师、医工若干,辅助课堂和临床教学实习。地方医学始于 926 年,一般规模均小。大、中、小都和上、中、下州都有医学博士、助教及学生若干,诸县设医官不设学校。

各科学生进入太医署首先要学习的就是传统医学经典,包括《明堂》《素问》《针经》《本草》《脉经》等,要求达到"皆使精熟"。学完之后就分专科重点教学,即"诸医生既读诸经,乃分业教习",与现在医学院的教学类似。学生们不仅学习书本知识,还要识百草懂药性,药学包括中药种植、栽培、采集、储存。为便于学生实践,太医署在都城长安附近开辟了300 亩药园,"药园师以时种莳,收采诸药",使学生能"辨药形,识药性"等。

唐朝的医学教育采用中央教育与地方教育相结合、综合授课和分科习业相结合、理论学习和临床实践相结合,这些在我国医教史上具有划时代意义,在世界上也是处于领先地位。这样的医学教育体系也吸引了不少国家派留学生到我国学习。《唐语林》中记载"太学诸生三千员,新罗、日本诸国皆遣弟子入朝受业"。603 年,日本推古天皇遣药师惠日、倭汉直、福因等来中国习医,直到 623 年才回国。他们不仅带回了《诸病源候论》等重要医书,还协助当时的文武天皇制定了《大宝律令》,里面的医事制度正是仿照了唐朝的医药行政和教育体制。

隋朝由于存在时间较短,官办医学教育没有在更大规模上铺展开来。而唐朝由于中央政权较为有力,官办医学教育无论从规模上还是从制度建设上来讲,都是我国官办医学教育史上一个重要的发展时期。唐朝的医教制度不仅深深地影响着后世王朝,也被周边国家争相效仿。

6.2.3 欣欣向荣达鼎盛

宋代早期仿唐制设立太医署,但此时的太医署只是太医管理机构,并没有教育职能。到了庆历年间,范仲淹推行第一次教育改革"庆历兴学",在太常寺下设太医局,宋朝始有医学教育机构。宋神宗熙宁年间,在王安石主政下进行第二次教育改革,史称"熙宁兴学"。这次兴学中,太医局正式设官建制,并作为专门的医学教育机构,脱离太常寺独立出来。到了宋徽宗崇宁年间,北宋开展第三次大规模的教育改革"崇宁兴学",设立了中央"医学",也称太医学,与地方医学教育机构相对,与太学等同级并列,共同从属于国家最高学政机构国子监,大大提升了医学教育的地位。

至此,宋朝的医教体系也分为中央和地方两级。太医学设方脉科、针科、疡科三个专业。每科学生必须兼通其他有关学科,所谓"三科通十三事",即要求各科学生有广博的基本知识。学生按照外舍、内舍和上舍分级教学,在一定的年限和成绩条件下,外舍生可升入内舍,内舍生可升入上舍,上舍生成绩优异者则直接授官,即"三舍升试法"。学生在学期间除课业学习外,还要参加临诊,轮流为太学、律学、武学的学生及各营将士治病,年终根据每个学生的临床记录考察其成绩,按疗效高低分为上、中、下三等,其失误多者,酌量轻重给予处罚,严重者勒令退学。

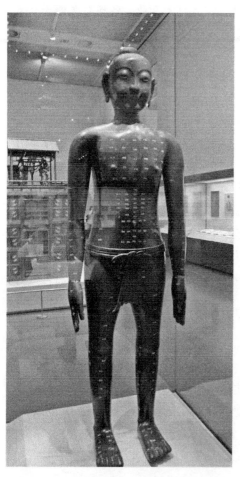

图 6-1 收藏于国家博物馆的针灸铜人

宋朝不仅医学教育体系日趋完善,而且教学的教具也有新的突破。王惟一身兼翰林医官院的医官和太医局的针灸学"教授",他时常觉得平面的人体经络图不能完全满足教学的需要,设想如果能制作人体模型,就可以让学生更加直观便捷地学习针灸。当时爱好医学的宋仁宗也认为针灸学习通过看书的方式远不如实物直观,下令铸造用于针灸学习的铜人模型。早有准备的王惟一当仁不让地得到了"总设计师"的职位,打造了中国乃至世界上最早的针灸铜人(图6-1)。针灸铜人躯体外壳可以拆卸,胸腹腔能够打开,腔内还有木雕的五脏六腑和骨骼;其体表则刻14条经络循行路线,且经络上穴位齐备并与体腔相通。

教学时,针灸铜人是学生们学习针灸经络穴位的依据;考试时,则作为考具使用。"针入汞出"的典故便出自于此。相传在针灸会试前,医官会命人将水银注入铜人体内,再将铜人体表涂满黄蜡,完全遮盖铜人身上的经络与穴位。考试时,应试者按考试题目在铜人身上下针,只要准确扎中穴位,针拔出时水银就会从穴位中流出。如果穴位选错了位置,把针扎弯也无法刺进"铜皮"。这种用铜人作为人体模型进行考试的模式开创了运用医学模型进行考试的先河。

北宋的三次兴学促进了医教事业的发展。医学分科更为精细,由唐六科增为九科,自中唐以后间断200多年的医学教育重新恢复,并愈加充实完备。我国的官办医学教育至宋朝达到鼎盛时期,其后朝代各有特色,如元代统治者采取的措施有利于保持医学教育的延续性。

元代忽必烈时期规定，凡天下医学必须建有祭祀伏羲、神农和黄帝的三皇庙，将医学和三皇庙结合在一起，时人称"医学三皇庙"或"三皇庙学"。这是元朝独有的制度，它尊三皇为"医家之祖"，后逐步发展为庙宇和互为一体的庙学机制，前有庙堂，后有医堂讲学。元代将三皇视为医祖提高了从医者的地位，将医学校设于庙宇内不仅有利于管理，而且确保了学医场所的持续性，对于医学教育发展有诸多好处，也将医学的发展推向了黄金时代。

6.3　各方力量促近代医学教育发展

6.3.1　西方列强传医学

19 世纪初，随着殖民主义在全球的渗透，传教士踏上了我国广州、澳门等南方城市。他们想用基督教来征服中国，但中国传统文化根深蒂固，中国人对这些外来入侵者分外仇视，强烈排斥他们的传教活动，于是传教士们处处碰壁。但他们很快发现中国人缺医少药，于是精明的传教士们很快便将传教和施药行医结合在一起。

不久之后，鸦片战争爆发，西方列强用枪炮打开了我们的国门，他们派遣大批医生传教士来华设立教会医院，这些医院兼收中国学徒，因为传教士们急需会简单护理和治疗技术的助手。在此过程中，他们也会发掘可造之才，授以奖学金送到西洋留学，但条件是回国后必须投身传教。黄宽是近代医学界留学第一人，回国后就被派到广州做了一名传教医生，后因受到其他外国传教士的排挤，黄宽愤然辞职。

1866 年，传教医师嘉约翰在博济医院内附设了第一所西医学校——博济医校。嘉约翰亲自教授药物学和化学，聘请黄宽承担了解剖学、生理学和外科学课程，还聘请关韬教授中西医临床实践各科。根据西医学校的教学要求，学生需要了解人体结构，于是该校在 1867 年由黄宽执刀进行了首次解剖实验，这是西医学校在我国进行解剖实验较早的一次记录，在当时是一个非常大胆且颇受争议的举动。1870 年，博济医校的教学成果初显，一些学生基本可以独立实施外科手术。1879 年，该校从博济医院中分离出来，改名为南华医学校，成为专门的西医学校，同时招收女学生，这在当时的中国也是开先河的事。

随着西医教育在中国逐步打开局面，各地医学院陆续建立，其中最为有名的便是有中国现代医学里程碑之称的"北京协和医院"。提到北京协和医院，就必须介绍与中国近代医学教育事业有着千丝万缕关系的美国洛克菲勒基金会。该基金会由当时的"石油大王"洛克菲勒创建，其在 1913 年建立了国际卫生委员会，并提出在中国推行现代医学教育的想法。在派遣考察队调查后，该基金会于次年在中国成立了中华医学基金会，负责在中国的医学教育事业，开展长期的医学活动，并援助建立医学院校和医院，这才有了 1915 年成立的"协和医学堂"，即"北京协和医学院"的前身。

据统计，该基金会在此后的数年间共投资约 8 000 万美元，而协和医学堂就获得 4 500

万美元。虽有如此优渥的资源,但协和医学堂第一期入学本科生仅 9 人,最终成功毕业的只有 3 人。在随后的 20 多年中,毕业者合计只有 300 多人。如此精英化的培养,点燃了中国大地上现代医学的燎原之火,为中国现代医学的发展奠定了基础。

发端于教会医学校的西医教育最早是带着传教的目的进入中国,虽然这一过程伴随有为西方入侵中国服务的意图,但在其不断发展演变的过程中确实推进了我国近代医学教育的发展。教会和外国人创办的西医学校培养了中国近代最早的一批西医人才,促进了中国第一批女医生的出现,护士和助产的培养也发展起来;其学制设置、课程内容、教学方法等为其他西医学校的设立提供了范本;西医教育模式同时影响了我国传统的中医教育思想,对我国的传统医学教育形成巨大冲击。

6.3.2 战时政府力不足

清政府时期洋务派掀起了"兴学潮",但比较热门的学科是外语翻译、农商兵矿和铁路交通等,医学直到后期才受到重视。1862 年洋务派在北京设立同文馆教习各国语言,1871 年又在该馆设立生理学和医学讲座。19 世纪 80 年代后,改进教学方法,规定学生每周到北京教会医院实习;延聘社会上有声望的传教医师,以加强师资力量,同文馆的医学教育标准不断提高并逐渐系统化、正规化。直至 1900 年八国联军入侵北京,同文馆解散,被分为两部分,即译学馆和医学实业馆,后者于 1903 年并入京师大学堂(北京大学前身)。

1898 年,在维新派推动下成立的京师大学堂是中国近代第一所国立大学,创办之初也是国家最高教育行政机关,标志着中国近代国立高等教育的开端。1903 年,京师大学堂增设医学实业馆,但由于当时我国无论是中医教育还是西医教育都缺乏办学经验,学部无法具体厘定各门科目教学规程,遂于 1907 年将学生全部送日本学习,朝廷官办中医教育至此暂停。

到了北洋政府时期,从 1912—1913 年壬子癸丑学制到 1922 年壬戌学制,都颁布了医学教育相关学制、章程等,促进了我国医学教育的制度化,但未将中医教育列入学制系统之内,阻碍了中医教育的发展。北洋政府建立后,北京、直隶、江苏、浙江、广东等省先后设立一些国立或公立医学校,如 1912 年北京成立北京医学专门学校(北京医科大学前身),1912 年杭州成立浙江省立医药专门学校(浙江医科大学前身)等。虽然这一时期建立了一些公办医学校,但是国家、地方政府对教育经费的投入有限,实验设备简陋,教舍狭窄,教授不少为兼任等因素,造成当时的教育质量不高,影响医学教育的发展。

南京政府成立后至抗日战争全面爆发前,即 1927—1937 年,国民党政权处于相对稳定状态,社会经济得到了一定的发展,医疗卫生工作及医学教育也取得了一些进步。这一方面是由于国民政府认识到了发展医药卫生事业在国民经济中的重要作用,另一方面是受过现代医学科学训练的中国医务工作者队伍已经形成。相当一批留学海外的知识分子抱着"科学救国""教育救国"的心愿回到祖国,积极努力工作,对医学教育的发展产生重要影响。在这段时期内,我国自办的医学校,无论是国立或省立者都有较大的发展,为中国的医疗卫生事业培养了一批人才。

抗日战争全面爆发后,医学教育事业遭到严重破坏,许多被侵占地区的医药院校被迫停顿或内迁,教学仪器设备损失惨重,许多学校无法维持正常教学,内迁后与内地学校临时合并,组成联合学校。抗日战争胜利后,内迁学校纷纷复员回原址并陆续复课。同时还新建了一些医学院校,如1947年在汉口建立武汉大学医学院,同年在太原成立山西大学医学院。但是由于国民党政府已摇摇欲坠,忙于打内战,社会经济已濒于崩溃,教育经费匮缺,医药教育事业日趋衰落,处于每况愈下的境地。

自鸦片战争始,祖国大地战火不断,政权更迭,各时期政府疲于维护自己的统治,无法为官办医学校提供有力的财政支持,官方医学教育在这一时期时断时续。

6.3.3 有志之士共谋划

中国近代医学教育发展的一个显著特点即为中医界的精英对其的巨大推动作用。在风云跌宕的近代社会,众多忧国忧民的社会贤达关心中国的前途,通过自身力量或兴办学校,或推动医学教育改革,成为中国近代医学教育发展的中坚力量。

清末浙江著名的改良主义代表人物陈虬等人于1885年创办了我国第一所新式中医学堂——利济医学堂(图6-2),陈虬力图采用西方的办学制度与方法,如规定学生须习业五年经过考试及格者方可毕业行医,实行全部寄宿制等。学堂开办的十几年中,为浙南培养了大批中医人才。

中医教育在北洋政府和南京国民政府时期遭到了前所未有的打压,打击最大的两次是1912—1913年的教育系统漏列中医案和1929年的废止中医案。1912—1913年北洋政府成立之初颁布改革教育的法令,却将中医中药排斥在学制之外;1929年南京国民政府召开第一届中央卫生委员会,在没有一位中医参加的情况下通过了"废止中医"的决议。中医药高等教育基本被政府放弃,不仅得不到来自政府层面的政策、财力等方面的任何支持,也使民间的私办中医药学校一直处于不合法的境地,严重影响了中医药教育的近代化转型。

自北洋政府教育部公布法令后,以上海"神州医药总会"会长余伯陶等为代表的中医学界的仁人志士们组织了"医药救亡请愿团",并推举代表前往国务院和教育部请愿将中医纳入医学教育体系。此后中医界组织的直接与北洋政府和国民政府的请愿抗争就多达十几次。

在请愿抗争的同时,中医界的仁人志士走上了靠自身力量奋斗图存、寻求改进的道路。他们从理论上加强向西医学习,以求中西汇通,提升中医的科学性。1929年,中医界专家集聚上海成立了全国中医教材编辑委员会,参考全国医校讲义,整理成二十九科标准教材,将医学教育理论与实践结合,完善了近代中医学校教育内容。与此同时,中医界克服政府阻碍、经费无法保障、办学经验阙如等重重困难,坚持兴办中医药高等教育,于是包括上海中医专门学校、上海广益中医院、广州中医院在内的几所学校先后兴办起来。此外,中医专家们还合作创办中医药学杂志,如《神州医药学报》《医界春秋》等。

中医界的精英们不妥协、不放弃,与反动政府坚持斗争,中医界之前的松散状态得到

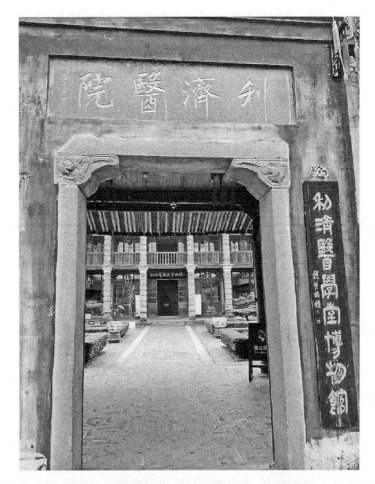

图6-2 我国第一所新式中医学堂——利济医学堂

改善,中医的传统理论和临床水平得到提升,中医教育也逐步现代化,全国形成了初步的中医网络系统,中医界的凝聚力增强。这些为以后中医教育能够迂回发展提供了强有力的保障。

6.4 海纳百川迎接医学教育新时代

6.4.1 吐故纳新具雏形

新中国成立之初,处于百废待兴时期,第一届全国卫生会议结束了旧中国医学教育体制混乱的状态,使医学教育纳入国家教育计划的轨道。此后国家积极派遣学生到苏联留学,学习苏联医学教育体系,逐步建立具有社会主义特色的新医学教育制度。

1951年,国家派200名学生远赴苏联学习,我国神经外科创始人涂通今将军便是30

名医学研究生中的一员,经过四年的努力,他出色地完成了神经外科的专业学习,并获得了苏联医学副博士学位。回国后,他便将苏联的留学经历学以致用,在西安第四军医大学创建了全军神经外科训练中心,为祖国的医学教育事业作出了杰出的贡献。正如他九十大寿上的一副对联所说,"涂谋大业红军博士救死扶伤功德誉天下,通今博古军校师长辛勤耕耘桃李满中华"。

在学习国外医学教育经验的同时,国内也不断地探索医学教育,确立医学教育体制。1952 年,国家开始两次院系调整,通过合并规模较小的院校、搬迁医学院校、老校支援新校等措施成立了上海医学院、中南同济医学院、华南医学院等医学院校,使医学教育资源分布更加合理,医学教育规模得到扩大,招生人数迅速增加,为以后的医学教育格局奠定了基础。

在历经国民党政府的长期打压后,中医教育终于在新中国成立后迎来了前所未有的发展。中医教育在延续师徒传承模式的同时,积极建立中医高等教育体制。1956 年,北京、上海、广州、成都分别建立了中医学院,并在全国范围内兴起了西医学习中医的运动。我国著名的肝胆外科之父吴孟超院士早年从上海迁往西安时便自学中医,当上了"一根银针一把草"的赤脚医生,并提倡在肝癌治疗中需联合中医治疗。为了确定中医教学体制,国家卫生部医学教育司的朱潮教授于 1959 年在成都召开了中医学院座谈会,研讨中医学院的教学计划、教材建设以及贯彻党的教育方针和执行党的中医政策等问题,确定了以培养现代高级中医师为中医学院的培养目标。经过多年实践,中医学院的教学体制得以初步建立。

至此,经过前期十余年的摸索,我国的医学教育基本确立了社会主义医学教育制度,形成了完善的多层次医疗教学体系,完成了系统的教材建设,在发展现代医学教育的同时又稳固奠定了中医药教育的基础,为我国培养了一大批医疗卫生技术人才。

在即将迎来现代医学教育春天的时候,医学教育在"文革"中遭遇严重困难。1966—1970 年,医学院校停止招生,医护人员出现严重缺员。1970 年,开始三年制试点招生工作,但是存在专业知识不足、教育质量不高等一系列问题。总体而言,"文革"造成了我国卫生技术人员队伍一个时期的断层,出现了各种人才比例失调等问题。

6.4.2 拨乱反正踏正轨

粉碎"四人帮"后,我国对医学教育进行了一系列的拨乱反正工作,首先于 1977 年恢复高校统一招生考试制度,1978 年恢复了研究生招考制度,使我国的医学教育趋于完善。而后颁布《全国重点高等学校暂行工作条例》,确定了包括北京医学院、北京中医药学院、上海第一医学院、中山医学院、四川医学院等重点高等医学院校。同时,修订了一系列的高等医学院校的工作和管理条例,使我国的医学教育事业步上了正轨。

当然其中不乏现在仍困扰我们的难题,当时也提出了相关的解决方案。比如高等学校中教学与科研的关系,当时就召开了会议,明确了高等学校既是教育中心又是学术研究中的职能,提出了"百花齐放,百家争鸣"的方针,提倡要进行学术探讨,充分调动教师的积极性,保证其业务工作时间。随后制定的《医药卫生科学研究成果管理试行办法》更是建立了正常的科研秩序,推动了高等医学院校科学研究的发展,使我国的医学教育既出人才又出成果。

学位制度是衡量国家教育制度是否完善的标准之一。新中国成立后一直在摸索建立我国的学位制度,1980年通过了《中华人民共和国学位条例》,次年实施,标志着我国的医学教育制度逐步趋向完善。十一届三中全会后,我国的医学教育事业进入了一个新的历史发展阶段,虽然还有很多制度仍需完善,但我国的医学教育已经走上了一条蓬勃发展的道路。

为了适应新时代的要求,振兴医学教育事业,高校扩招政策使我国的高等教育迎来了一个新高峰,也是我国高等教育从精英教育向大众化教育转变的重要标志。"十五"期间,高校在校生人数从1999年的954.3万人增至2005年的2 200万人,增长率约31%,2019年达到4 002万人。同样,医学教育也取得了重大成果,2019年,医学院校在校生人数达到331.5万人,毕业生人数达到82.8万人,培养了大批医药卫生技术人员。

在完善医学教育制度的同时,我国也同样重视与国外的医学教育交流。改革开放以来,我国的医学教育也实行对外开放政策,积极开展国际学术交流,吸收发达国家的医药科学成就,促进我国的医疗卫生事业与医学教育事业的现代化。一方面,许多中外合资的医院和学校相继建立,使中国的医学教育有了更多走出国门、参与国际交流的机会,加速了中国医学教育的国际化。2020年,教育部临床医学专业认证工作委员会以"无条件通过"成绩正式获得世界医学教育联合会(WFME)医学教育认证机构认定,标志着我国医学教育在国际化的道路上又迈出了重要的一步。另一方面,经过众多中医学者的努力,我国传统医学也开始走向世界,中医的"望闻问切""号脉""滋阴补阳"等也走进外国医学院校的课堂,成为世界民族医药的重要组成部分。

在哈萨克斯坦的阿斯塔纳市有一所名叫"世界中医药大学"的中医医学教育学院,在异国他乡能有这样一所具有中国特色的医学院,说明中国的医学教育已经逐步和国际接轨并潜移默化地影响着世界医学教育的发展。这所世界中医药大学的创始人张翔瑜,1967年出生于长白山的一个中医世家,其曾祖父张振鏊是清朝宫廷御医校官。张翔瑜自幼接触祖国医学,他结合所学创立了归元系统经络疗法。在国外的20多年里,他坚定地弘扬中国文化,推广中国的岐黄之术,为哈撒克斯坦人民提供中医治疗服务,并为众多残疾人普及中医技术,培养其就业能力。2011年在哈萨克斯坦政府支持下建立"世界中医药大学"并发行俄语版《中医基础理论》,为中国医学教育的国际化作出了重要贡献。

近年来,随着"一带一路"倡议的提出,中医学教育在国外广泛推广。截至2021年,中医药已经传播到世界196个国家和地区,中国政府同40多个国家和地区签署了专门的中医药合作协议。在瑞士、德国、毛里求斯等国建立了医学中心,作为欧洲第一所可授予中医学位的瑞士中医药大学也于2022年4月28日在瑞士成立,这是我国医学教育面向国际化、现代化发展的重要里程碑。

从借鉴苏联经验通过二次院系调整初步建立医学教育体系,到十年"文革"动荡医学教育停滞不前,形成了低起点低质量的三年制专科教育体制,到拨乱反正完善医学教育制度并积极对医学教育事业进行改革,积极与国际接轨加速国际化,我国已经形成了具有中国特色的多层次、多专业、多形式的医学教育体系。

6.4.3 开拓创新迎变革

随着我国医学教育的蓬勃发展,医药卫生技术人员的缺口也得到了充分的缓解,这也对医学教育提出了新的要求,"稳定规模,调整结构,深化改革,提高质量"十六字方针的提出为我国医学教育的发展指明了方向。

2011年召开的全国医学教育改革会议提出了"医教协同"的基本思想,国务院也下发了相关的改革发展意见,为医学教育的改革做出了进一步的部署。2017年,党的十九大报告提出教育强国战略和健康中国战略。为了指导高等医学教育发展,促使其更好地为这两大国家战略服务,2020年国务院办公厅印发《关于加快医学教育创新发展的指导意见》,明确新时代医学教育改革创新应以习近平新时代中国特色社会主义思想为指导,使医学教育学科专业结构更加优化,管理体制机制更加科学高效;使医科与多学科深度交叉融合、高水平的医学人才培养体系基本建立;使医学人才使用激励机制更加健全。其中特别强调设置交叉学科,促进医工、医理、医文学科交叉融合。推进"医学+X"多学科背景的复合型创新拔尖人才培养。这标志着中国医学教育进入一个全新的发展阶段。

医学与工科、理科、文科等多学科交叉融合的"新医科"是新时代赋予医学教育的新使命,是对基于人体认识、建模、优化理念的医学教育体系的重塑,推动了新一轮的医学教育改革和人才培养模式创新。从科技革命角度看,科技革命影响医学发展,互联网、智能化、脑认知、芯片、精准医疗、大数据等新概念层出不穷,信息时代必将重构医学教育核心知识。从生命科学革命角度看,以系统生物学为基础的工程和物质科学引起的生命科学革新,为交叉学科的发展提供了良好的基础。从医学革命角度看,在科技革命和生命科学革命的影响下,"医+X"交叉发展医学模式更符合当代医学的发展。

为了促进新医科的发展,全国各医学院校也对新医科的教育路径进行探索。比如上海交通大学医学院建立了"医工交叉创新研究院"和"医工交叉研究生院",哈尔滨工业大学成立了"医学与健康学院"等。南方医科大学为探索"医学+X"多学科背景的复合型人才培养方案,建立了以"人工智能+互联网+生物医药"为特色,具有教育、实践、研究和孵化四大功能的创新实验室。该实验室配备了3D打印机、切割机、实验台、Ardiuno套件等实验设备,同时也培育出"虫见康"寄生虫卵自动检测系统、基于物联网的中草药文化推广平台、"科幻魔盒"优创教育、基于心电脉搏数据的医疗辅助分析系统及可穿戴式智能设备等多个学生自主创新项目。该实验室为培养创新型、复合型、应用型人才提供了一个良好的平台。

"新医科"教育需要传授医师所需的医学知识、技能和人文素养,以及掌握这些综合能力所需的通识教育和基础学科知识体系。习近平总书记在全国政协十三届四次会议卫生界教育界联组会上就教育领域的热点问题提出"办好人民满意的教育"。"新医科"人才培养体系建设是中国医学教育的现实需求,这将对医学教育改革与创新,对现代医学的发展,对医学人才队伍建设提供巨大的驱动力。

在科技革命、生命科学革命、医学革命的冲击下,不论是世界医学教育发展还是中国"新医科"建设,都在酝酿新一轮的变革,新冠疫情也促使我们对现代医学教育进行重新审视,探索未来医学人才的培养模式。一代代人的努力实现了我国医学教育事业的飞速发展,造就了中国医药卫生事业的辉煌,星星之火也终于点燃了中国医学的未来,在世界舞台上绽放自己的光芒与炽热。

(陈伟凯)

思考题

1. 试述我国医学教育的发展历程。

2. 中华民族传统文化源远流长,深深影响着中华儿女,我国医学教育也蕴含着中华民族传统精神,试分析我国的医学教育体现了中华民族哪些特点。

3. 我国的医学教育已经逐渐国际化,为世界医学教育作出了重大贡献,请举例说明我国医学教育的国际化体现在哪些方面。

4. 新时代赋予了医学教育新的使命,"新医科"的提出是一个良好的开始,请思考现代医学可以和哪些学科相结合。

5. 我国医学教育秉承兼容并蓄、继往开来的特点,作为医学传承者应如何勇攀医学高峰,推动医学教育的发展?

参考文献

[1] 邓铁涛. 中国医学通史[M]. 北京:人民卫生出版社,2000.

[2] 李德锋. 中国古代医学教育体制研究[D]. 兰州:兰州大学,2006.

[3] 钮晓音,郭晓奎. "新医科"背景下的医学教育改革与人才培养[J]. 中国高等医学教育,2021(5): 1-2.

[4] 盛亦如. 中国中医教育史研究60年[J]. 中华医史杂志,1996(3):170-178.

[5] 孙希磊. 基督教与中国近代医学教育[J]. 首都师范大学学报(社会科学版),2008(增刊).

[6] 周鸿艳. 中国古代医学教育简史[D]. 哈尔滨:黑龙江中医药大学,2007.

[7] 朱潮,张慰丰. 新中国医学教育史[M]. 北京:北京医科大学出版社,1990.

[8] 朱潮. 中外医学教育史[M]. 上海:上海医科大学出版社,1988.

第 7 章

医 学 与 社 会

本章提要

1. 从古至今,不同时期社会对老年群体的关注都体现了尊老敬老是中华民族的传统美德,爱老助老是全社会的共同责任。

2. 儿童是国家的未来、民族的希望,保障儿童健康不仅限于身体层面,还应注重心理健康。

3. 医学是一门不断进步的科学,医疗技术的成熟为孕妇等特殊群体提供了更可靠的保障。

4. 病残群体保障的改善,反映了社会与医学的不断进步与融合。

5. 在中国乃至世界发展的历史长河中,人类与流行病的斗争从未停止,随着知识水平的提高和医疗技术的进步,人类的抗疫水平将越来越高。

导语

人类疾病与健康的影响因素多种多样、互相关联。许多疾病既可以在患者生物学水平上找到病因,也可以追溯到其精神层面上的异常。更为重要的是,特定时期人群所处的社会因素往往对于疾病发生和发展产生巨大的推动作用。这些生物、心理以及社会因素常常互为因果、综合作用。因此,了解医学与社会的相互渗透和发展历程,将有利于人们从更加宏观的角度认识生命、健康以及疾病的本质。

7.1 "新晴好天气,谁伴老人游?"——老年群体的重视

7.1.1 新型养老院:从此再无"弃老洞"

古语有云:"夫孝,天之经也,地之义也,民之行也。天地之经,而民是则之。"从古至

今,尊老是深深镌刻在我们民族传统中的印记,孝道是我们民族文化传承中的重要部分。然而在湖北郧县等地发现的"弃老"遗迹引发了人们的思考。"弃老洞"又称"寄死窑""老人洞"等,人在洞中,只能蜷缩身体,静待死亡。洞中还有一个可容纳头颅大小的石孔,边缘锐利,传说是供老人自杀使用的。无独有偶,曾经斩获戛纳电影节金棕榈奖的电影《楢山节考》描述的则是 100 多年前日本信州的"弃老"故事:村落中年满 70 岁的老人将由儿子背至楢山上丢弃,一路上的累累白骨令人不寒而栗。

这看似有悖人性、违反纲常的习俗是为何延续的呢?除了物资匮乏以外,落后的医学发展也难辞其咎。我国的医疗制度形成于秦汉,在北宋时期甚至出现了公费医疗制度,但基本是为达官贵族服务的。普通人生病即使是有钱请郎中,也不一定能够有钱买药。同时,受限于传统观念,我国古代的解剖学也难以发展,遑论动物或人体试验,所以医学发展多依靠经验的传承。因此即便是在认知上,古人对身体构造和疾病发展的认知仍然进步得较为缓慢。而老年人的急慢性疾病多发,无疑会给家庭造成巨大负担,导致主观或客观上健康维系都存在极大难度。随着医学的不断进步,明朝时期男性平均寿命虽然已经逐步提升至 46 岁,女性 51 岁,但相比于现代人的寿命水平仍差距较大。

在对老年人的保障方面,南朝梁武帝更是开创先例,在南京建造"孤独园"以收养孤苦无依的老人。然而这种公立的养老院虽然福利性较高,但局限于低下的医学水平,在医疗方面仍然无法提供有力支撑。随着医学的发展,老年人能够享受的资源越来越多。近年出现的"医养一体"养老院,结合了医院和养老院的功能,同时满足了老人护理和就医的双重需求,真正实现了老有所养、老有所依。

7.1.2 老年抑郁:心理疾病也是病

老年抑郁症,又称"老年期抑郁障碍",是指老年人群发生的抑郁,也是老年人最常见的精神心理障碍,伴随着较高的隐匿性和复发率。世界卫生组织 2018 年公布的数据显示 65 岁以上老年抑郁的患病率保守估计在 10%—15%。尽管这是严重的公共卫生问题,却鲜被舆论和大众关注。社会老龄化趋势下,老年人的身体健康目前已经得到充分重视;而随着医学的发展,老年人的精神健康也值得注意。在此方面,我们的准备显得尤为不足。

老年抑郁发病往往以躯体不适为主诉,而较少前往精神专科就诊。很多人认为这是老人"太闲了",但其实老年抑郁发病原因复杂,如丧亲、社会角色改变等特定年龄段的社会应激事件对其精神的冲击。随着医学的发展,我们逐渐认识到老年抑郁可能会以失眠、沉默、暴躁、焦虑为表现,不仅会加重如阿尔兹海默病等认知障碍疾病的发展,甚至导致老年人自杀情况的发生。此外,罹患抑郁症所带来的病耻感,使得老年人将抑郁症与精神分裂症等其他疾病等同,认为是一种"疯病",综合影响正常求医和及时治疗。

医学的发展使我们能够更好地应对老年抑郁。首先,有力的科普将使大众正确地了解到老年抑郁也是病,需要诊治。其次,精神专科类医疗资源正在往更加充足和均匀分配的方向发展,有利于老年抑郁的早期筛查。最后,更为重要的是家庭的支持。健康的定义包含心理的健康,医学的发展不仅需要解决躯体疾病,更应该促进精神健康,体现对老年人心理的鼓励和照顾，这是医学进步和社会发展相辅相成的真实写照。

7.1.3　重症医学：重新定义"百年之后"

"百年之后"一词来源于曹操所言"为存者立庙，使视其先人。魂而有灵，吾百年之后何恨哉"，系死的讳称。然而，"百年"对于现在的我们来说真的遥不可及吗？随着医学的发展，中国人在 2021 年的平均寿命已经达到男性 74.6 岁、女性 77.6 岁。其中，重症医学的发展功不可没。重症医学科病房是生命的希望之地，也是医护人员与死神搏斗的战场。

2021 年，首都医科大学三博脑科医院接诊了一名 74 岁的患者，经诊断，该患者患有颈椎管狭窄、颈椎病、胸椎管狭窄、腰椎间盘突出，且合并 10 余年的糖尿病和高脂血症病史、20 余年的高血压病史。在顺利进行了颈椎后路单开门椎管减压术治疗后，病情稳定的患者突发急性大面积心肌梗死，并引发严重的心力衰竭、心源性休克，情况异常凶险。万幸的是，在 ICU 医生与多学科专家会诊全力救治下，患者转危为安，病愈出院。试想，如此一个病情复杂且疾病来势凶险的患者，倘若没有重症医学的发展，她如何能继续享受美好生活？

中国重症医学起步于 20 世纪 80 年代初期。2009 年，卫生部在《医疗机构诊疗科目名录》中对重症医学科的具体问题作出了详细规定。ICU 在中国蓬勃发展的序幕由此拉开，极大程度地提升了老年患者尤其是危重患者的存活率，体现了医学发展对老年患者的福利。然而据估算，目前中国的 ICU 床位拥有率也仅为 0.05‰ 左右，约为加拿大和德国的 1/3 和 1/5。考虑到我国国情，人口基数大、住院周期长、住院门槛低、资源分配不均等都是严重制约重症医学发展的重要因素，我们应当意识到在赶超国际先进水平的历程上中国依然任重道远。

7.1.4　安乐死：向死而生的医学

人死后将去向何方，从古至今一直是中外学者探讨的谜题。死亡，也总是会困扰普罗大众。早在数千年前，老子曾道："飘风不终朝，骤雨不终日。天地尚不能久，而况于人乎？"变化是万物固有的规律，人的生死也是如此。死亡是所有人的必修课，也是医学发展中无法回避的议题。"安乐死"一词源于希腊文，意思是"幸福地死亡"，有两层含义：安乐的无痛苦死亡和无痛致死术。在我国，这一理念引起了诸多争议，这究竟是文明的进步还是与伦理相悖的医学操作？

安乐死的理论和实践由来已久。斯巴达人会处死生来就有病态的婴儿，亚里士多德就曾对此操作表示支持。柏拉图也赞成把自杀作为解除无法治疗的痛苦的办法。荷兰是第一个将安乐死合法化的国家，日本、瑞士和美国诸州也通过了安乐死法案。但安乐死或类似的操作在我国仍是违法的。台湾著名主持人傅仁达是第一位接受安乐死的中国人。他在 83 岁时被诊断为晚期胰腺癌，在治疗不见起色后，他决定体面地死去。起初，他的家人不同意这一选择，他们不愿看着自己的亲人主动终结生命，但看着亲人受罪也让他们倍感痛苦。最终 85 岁的傅仁达说服家人，于 2018 年 6 月 7 日在瑞士接受安乐死。在平静地服用药物后,他在家人的陪伴下离世。这为我们留下了很多思考的空间:人是否有权利终结自己的生命? 死亡是不是真正的解脱?

每个从医者都曾宣誓:"我愿尽余之能力与判断力所及,遵守为病家谋利益之信条,并检束一切堕落和害人行为,我不得将危害药品给予他人,并不做该项之指导,虽有人请求亦必不与之。"协助患者死亡,似乎是违背医生誓言的做法。贾平凹曾说:"把生与死看得过分严重是人的禀性。"能超然面对生死的人是值得尊敬的。随着我国医学的发展,我们应该相信,关于安乐死的探讨也必将越辩越明,最终为处于病痛折磨中的老年人提供最有利的方案。

7.2 "儿童也爱晴明好,纸剪风鸢各一群"——儿童健康的保障

7.2.1 儿科医学:击退早夭的"护花使者"

众所周知,我国古代的平均寿命较低,很大程度上是因为早夭的儿童数量庞大而影响了这一数据。据估算,古代儿童的死亡率高达 20%—30%,不管是布衣百姓还是达官贵人,几乎每个家族都难逃此劫。古代儿科四大证为痧、痘、惊、疳,分别指麻疹、天花、惊风、疳证,它们夺取了无数孩童的生命。再加上古代医学讲究"望闻问切",儿童难以用言语表达症状,古代医者故将儿科称为"哑科"。因此,儿科医学的发展相较于其他学科表现得较为缓慢和滞后。

直到宋朝,被后世尊称为"儿科之圣""幼科之鼻祖"的钱乙出现。钱乙终其一生奉献在儿科的发展上,创造了"面上证"与"目内证"两种特殊的观察方法,根据五官表现对症下药。他用"颅囟方"治疗长公主之女,用"黄土汤"治疗皇子,从此声名大噪。钱乙一生著作颇多,有《伤寒论发微》五卷、《婴孺论》百篇、《钱氏小儿方》八卷、《小儿药证直诀》三卷,但目前仅存《小儿药证直诀》。不过这也无法撼动他在儿科方面的地位和成就,《四库全书总目提要》称"钱乙幼科冠绝一代"。当然,儿童早夭的难关仍然未能突破。

随着医学的发展,现在我国 5 岁以下儿童的死亡率下降到了不到 0.75%。2022 年 4 月 20 日,新生儿诗诗刚出生就被确诊为心上型完全性肺静脉异位引流伴梗阻,一种危重症先天性心脏病,早期就可因肺静脉淤血造成肺动脉高压、心功能衰竭而死亡。在紧锣密鼓的筹备后,体重仅 2.6 千克、出生 8 天的诗诗在著名新生儿心脏外科专家贾兵教授操刀下,接受了成功的根治手术,全程仅用 2 个多小时。若在以前,想为心脏如鸽蛋的患儿手术简直就是天方夜谭。而社会进步带来的先进设备、完善理论助力了我国儿科医学的发展,使疾病诊治不再仅依靠古时的原始手段,更有力地保障了现代社会儿童的健康。

7.2.2 儿童性教育:摒弃医学科普的裹脚布

在 21 世纪的今天,很多成年人还都是谈"性"色变,遑论对儿童的性教育。英国作家

劳伦斯曾说"我们文明的最大灾难就是对性的病态的憎恨",一味禁止和回避导致的很可能是无法收场的溃堤。我国医学发展带来了技术上的进步,但在性观念和性教育上仍然存在尚未填补的沟堑。

很多人误以为性教育从古至今都是较为缺失的,但其实不然。古时,性教育主要来源于房中术、春宫图和情色小说。然而,性教育本身极易引起误解而流于猥亵,遭到社会正统文化的抵制。很多性教育的内容都局限于古代女子出嫁前,母亲准备的一些放在装嫁妆的箱子底部的"性教育"画本或泥塑,以及口授的"洞房"经验,这也是"压箱底"一说的由来。后来,情色小说如《如意君传》《品花宝鉴》大量出现,作为对封建社会禁欲主义的对抗,结果便是过度的纵欲主义出现,使性教育陷入尴尬的境地。

目前,我国采用的性教育偏向于守贞教育,单纯对青少年采取禁止手段,然而收效有限。调查显示,我国未成年人的性知识近70%来自黄色杂志、三级片和成人网站,仅有约1.66%来自学校、1.325%来自家长。这反映出我国性教育的不足,必然导致严重后果。据不完全统计,2017年中国的人工流产数量为962万例,约占全世界总数的17.4%,是世界上人工流产率和重复流产率最高的国家之一,且堕胎趋于年轻化。根据北京一家大型妇幼医院估计,人流手术的女性中未成年人的比例高达40%—50%。近年来,低龄化趋势愈演愈烈,在广西南宁甚至出现了9岁少女堕胎的案例,而对此"负责"的是一个13岁男孩,令人咋舌。因此,我们不应该回避未成年人的性教育,这种回避实际上是"掩耳盗铃"。对儿童的保护应该体现在性教育的改革上,从幼儿到青少年,按照不同年龄段生理、心理特点系统地教授课程内容。只有这样青少年才能正确认识性,了解如何保护自己,充分体现医学发展的先进性。

7.2.3 儿童性早熟:抓住脱缰之马

性早熟指女孩在8岁前出现乳房隆起、月经初潮,男孩在9岁前出现喉结、性器官增大的第二性征。目前我国性早熟的小儿人群呈明显上升趋势,在南京儿童医院,小儿内分泌门诊患者占绝大多数,能占到全院总门诊量的1/3,甚至在暑期这个数字还要翻几倍,说明儿童性早熟是当今一个不可忽视的医学问题。

2010年,"性早熟"概念在医学界被广泛提及,全国约有53万名儿童患者。随着医学研究的发展,除下丘脑、垂体肿瘤等引起的中枢性性早熟以外,特发性性早熟占90%以上,即神经内分泌功能紊乱,过早地启动了促性腺激素的释放。其常见诱因包括过量豆浆摄入导致的大豆异黄酮(雌激素类似物)刺激,高油、高盐、高糖食物导致的肥胖等。此外,营养品和保健品中所含的人参、蜂王浆、花粉、蚕蛹等均含有较多性激素,有些农产品中甚至还含有促性腺激素样物质。经研究发现,性早熟带来的危害众多,包括影响成年后身高、可能提早性行为时间、心理自卑等。

预防性早熟需要多方共同努力。一是父母要了解孩子的生理发育规律,只有这样才能帮助其健康成长;二是合理膳食,避免摄入过多高热量、精加工的食物;三是避免孩子接触可能引起性早熟的物品,如保健品、不合标准的塑料制品等等。根据目前医学的发展,一旦性早熟现象出现,可用的治疗手段较少。除了病因(如肿瘤)治疗以外,特发性性早熟多用激素类似物或性腺激素治疗。因此对于这种儿童的身体先于思想成熟的病症仍需进行深入探究,因为这或许是社会快速发展带来的副作用,亟待医学界提出更为有力的防治方案。

7.2.4 儿童心理学:呵护"小大人"

我国的儿童教育渊源已久,西周时就有为贵族设立的宫廷小学,且儿童教育在古代的教育中占据重要地位。苏轼在《东坡志林》中写道:"吾八岁入小学,以道士张易简为师,童子几百人。"南北朝时学者颜之推,拥护儒家的"少成若天性,习惯如自然"理论,提倡及早教育儿童。儿童教育的内容广泛,其主要目的是儿童在观念塑形时期形成良好的世界观、人生观、价值观。

《三字经》是我国经久流传的综合性儿童启蒙教材,我们耳熟能详的"人之初,性本善"便源于此。古代儿童的教育内容还包含了封建伦理说教、历史故事、自然常识等。古代的正统儿童教育缺乏对儿童心理学的系统研究,更多的是将儿童作为客体的一种知识灌输和引导。古语云:"三岁看大,七岁看老。"3岁前称为婴幼儿期,这个阶段是儿童生理和心理发育最迅速的时期;而在7岁时幼儿的个性倾向开始形成,之后基本上难以改造,朴素的言语说明了儿童心理对整个人生的深远影响。心理学作为医学的重要分支,也随着社会发展逐步系统化;其中的儿童心理学也愈发得到充分重视。在20世纪20年代我国就引入了科学的儿童心理学,陈鹤琴是最早讲授儿童心理学的教师,撰写了我国较早的专科书《儿童心理之研究》。1966年,米切尔教授对550名4岁幼儿进行了一项关于延迟满足的棉花糖实验。大致过程为,如果在研究员离开的15分钟内幼儿没有吃掉面前的一块棉花糖,就可以在他回来时吃两块。根据幼儿是否等待分为两组,研究者追踪数年后发现当初不能等待的孩子更容易肥胖和毒品上瘾。这项实验不仅证明了幼年时的延迟满足倾向对成年后的行为的影响,也体现了当代儿童心理学研究正趋于科学化和系统化。数十年的社会变革,我国的儿童心理学也历经坎坷,目前我国的相关研究坚持对国外相关成果的"本土化"和"中国化",西学东用,迎来了前所未有的繁荣景象。

7.3 "十月胎恩重,三生报答轻"——生育安全的提升

7.3.1 产检:守护妈妈接"好孕"

老舍曾说:"失去了慈母便像花插在瓶子里,虽然还有色有香,却失去了根。"所有人在出生前都与母亲血脉相连,从母亲怀孕的那一刻开始,这种无法割裂的纽带就由此建立。怀孕的检测方法经历了一系列变革。在古埃及,人们将孕妇的尿液浇灌在植物种子上,观察是否发芽判断是否怀孕;在古欧洲,人们通过闻女性尿液的气味进行判断;在近代英国,

人们将孕妇的尿液注入非洲爪蛙体内,通过观察其排卵来确定是否怀孕,这种方式准确性较高,也被称为"活体验孕"。今天看来,这几种方式都属匪夷所思,但受限于当时的医学发展,检测的手段十分有限。古代中医通过把脉和问诊判断"喜脉"是否存在,以确定女子是否怀孕,这种方法为我国所特有。不过当时的中医对于宫外孕等复杂情况的诊断也显得束手无策。

随着医疗手段的更迭和进步,我国的产检内容已逐渐丰富。20 世纪五六十年代,产检的概念还未普及,导致很多不健康胎儿的出生,对家族和孩子都造成了很大伤害。80 年代,除了抽血化验等基本检查,B 超等项目还未在全国范围内广泛应用于产检。现在,从停经 5 周后通过血化验和 B 超确定妊娠状态后,怀孕第 12 周开始就可以接受系统的产检以保障母子健康。检查的项目也十分丰富,包括唐氏综合征筛查、四维彩超胎儿畸形筛查、妊娠糖尿病筛检等,可以全程确保母亲顺利"接好孕"。

通常 35 岁以上的产妇称为高龄产妇,将面临胎儿流产和畸形、孕期妊娠并发症等风险。然而医学总是在进步的,61 岁的失独妈妈盛海琳产下了一对健康可爱的双胞胎女儿,成为中国最高龄孕妇。2022 年,一名 52 岁的孕妇在广州医科大学附属第三医院顺利产下第三胎。随着政府对于三孩的鼓励和政策的开放,不断进步的产检手段可以有效保障孕妇和胎儿的健康,为提升生育率和促进社会发展作出贡献。

7.3.2　产科无菌术:接生不只"烧开水"

几乎所有描绘孩子出生场景的古装剧都包含有接生婆命令帮手烧开水的场景。可这开水到底是做何用处呢?据推测,开水用处之一是方便接生婆对产妇进行清理,二是用热毛巾放松产妇肌肉,三是帮助新生儿清理胎粪、胎脂。而古人很早就知道烧沸水是对其消毒的方式,所以我们也不得不承认古人的卫生意识还是较为先进的。但是,产后护理过程中也可能发生诸多危及生命的并发症。例如才子纳兰性德的妻子卢氏就是死于产后护理不当,因而其很多经典的词都是为怀念爱侣所作。

英国学者 Petrina Brown 在描写欧美女性"坐月子"的著作中写道:"只要条件允许,一生完孩子,妇女就会盖很多的被子,被角都被塞到了床角,门窗之类都被严密堵死,甚至连钥匙孔都被堵上了……为了防止着凉,她们甚至鼻子都不能露出来。"直到 1847 年,塞麦尔维斯发现产褥热病死率极高与医生和医学生尸检后未做良好清洁便给产妇接生相关,后来又发现环境卫生也直接影响病症,所以总结出用次氯酸钙洗手、用刷子刷洗指甲缝隙、改善产妇环境卫生清洁度等措施,有效降低了产褥热及病死率,这样的理念甚至先于致病微生物的发现。之后欧洲人"坐月子"的习俗也逐渐被摒弃。

"坐月子"的行为最早可追溯至《礼记·内则》,称为"月内",是产后必需的仪式,旨在恢复"阴阳平衡"。中医认为,疾病源于"阴阳失衡",妇女妊娠时处于"阳性"状态,而分娩之后由于失血变为"阴性",或者说变得虚弱。为补充"阳气",产妇要避免寒凉食物和注意保暖。这一系列规定或许是因为古人担心"蓐劳"(即产褥热),在不了解致病机理的情况下,将畏寒、高烧发热症状当作着凉,想当然地得出了保暖避寒等预防办法。社会发展和医学进步使孕妇生产、休养都建立起完整规范的科学护理体系,使人们对"烧开水""坐月子"等理念不断更新,有效地确保了生育的安全性。

7.3.3　剖宫产:鬼门关前保平安

我们常说,孩子的出生日就是母亲的受难日。俗话说生孩子是"儿奔生,母奔死,阎王爷处隔层纸",足见孕妇临盆生育的风险之大。据估计,古人难产率高达30%。在那时,难产往往意味着母子都陷入生命危险之中。若选择保大,接生婆会用剪刀、铁钩等利器把胎儿分解后从体内拽出;若选择保小,则会用刀直接将产妇肚子划开,取出孩子。在极为幸运的情况下,接生婆可能会将胎儿锁骨折断,以便其顺利娩出。然而在医学发展落后的古代,一尸两命的情况十分常见。

很长时间内,人们对于产妇难产束手无策。直到1610年,德国维滕堡大学医院才由耶雷米亚斯·特劳特曼完成了历史上第一次为活人进行的剖腹产手术。打开腹腔后,他纵向切开子宫,连孩子和胎盘一并取出。最后母亲在术后4周去世,孩子存活了9年。当时虽然出现了剖腹产作为产妇难产的解决办法,但是医生甚至不会缝合子宫,导致大多数产妇术后难逃一死。随着医学的发展,1882年德国医生Max Saumlnger首创子宫体部纵切口剖宫产,自此剖腹产手术的体系逐渐成熟。

1892年,中国第一例剖腹产手术由美国医生John Myers Swan在广州博济医院成功实施。这个产妇来自珠江上的疍家(驾船在江面上做生意的家庭),生产一昼夜未能成功将胎儿娩出,接生婆表示束手无策,并且产妇已有生命危险。她丈夫随即将其送至医院寻求西医帮助,在医生建议下,决定剖腹取子。所幸母子最终平安。虽然在医生手札中记载,产妇未能复诊,且其盆腔内脓肿可能恶化导致产妇死亡,但我们仍能看到社会进步和医学发展的影子。因为从古至今讲究"男女授受不亲",而产妇丈夫不计男女之嫌,让男医生救治妻子;且旧社会中国人大多敌视洋人,丈夫能在危急关头做此决定,勇气可嘉。此外,从决定求助西医、男医生接诊到确定接受剖腹产手术的一系列过程,都由这对夫妻自行决定,未见长辈干预,也实属难能可贵,这可能与他们不拒斥外来新生事物的理念有关。

7.3.4　生殖系基因疗法:放逐遗传病

据统计,每年出生的新生儿中约有2%—3%罹患先天性疾病,从而造成婴幼儿长期卧病、残障甚至夭折。其原因包括染色体异常、多基因遗传病、致畸胎因素,但近1/3病因不明。

在古代,近亲结婚极为普遍。尤其在西方国家,为了保证"高贵血脉"的纯正,各国王室间贵族互相联姻,他们之间的血缘关系都很亲近。因此,王室中基因病盛行。哈布斯堡家族曾是欧洲历史上影响力最大、统治领地最广的王室。15世纪后,在哈布斯堡家族的11次重要婚姻中,9次属于近亲结婚。频繁地近亲结婚也导致了这个家族的基因畸形,这就是哈布斯堡唇,典型外貌特征就是下颌向前突出,导致前上门牙像牛犬一样突出,嘴唇外翻,难以闭嘴。在我国,唐高祖、唐太宗等都被记载患有"风疾",症状是常出现头痛眩晕、抽搐,甚至突然晕厥、半身不遂等典型心脑血管疾病症状。两宋,尤其是北宋皇帝的死亡原因大多是高血压引发的脑血管疾病。宋太祖是突发急性脑出血死亡;宋太宗突发中风,是高血压患者过度劳累后常见的突发疾病;宋真宗是两宋历史上第一位可以确定的死于高血压引发的脑血管病的皇帝。

人们逐渐意识到基因在遗传病中的作用,生殖系基因疗法能在怀孕时就消灭可遗传病。这种疗法通过编辑卵子、精子或受精卵的基因,可治疗 10 000 多种由单基因错误引起的遗传性人类疾病。2016 年,墨西哥一家诊所里,一个健康的男婴出生。他的 DNA 来自三个父母,其基因在胚胎时期就进行了编辑。如果没有生殖系基因疗法,他三岁之前就会死于遗传性神经紊乱。2018 年,在我国,两个同样也是胚胎的女孩,被 CRISPR 方法编辑了基因,使她们理论上能够抵抗艾滋病毒感染。但她们却可能更加易感,甚至可能比正常人寿命更短。人类生殖系编辑的"教父"Mitalipov 博士提出,"法律和道德都无法阻止患有毁灭性遗传性疾病或不育的家庭寻求解决办法"。我们应该相信,随着社会和医学的发展,该技术将逐步合理化和合法化。

7.4 "千磨万击还坚劲,任尔东西南北风"——病残生活的改善

7.4.1 骨延长术:充满魔力的"禁忌之术"

二战期间,苏联医生 Ilizarov 根据大量伤员的治疗经验,开发了一种新的外固定架用于延长肢体,并介绍到意大利,随后推广到欧美各国,成为目前矫正肢体短缩畸形的最佳骨延长方法。Ilizarov 装置是一种复杂的环形支架系统,通过多平面的水平穿透骨骼和肢体的克氏针与支架相连,它包含许多组件,在延长的同时可以矫正成角和旋转畸形;同时还有加压和横向移位的功能。骨延长部位具有张力-应力效应,经过长时间的刺激后可生成新的骨组织将断端连接起来。

随着医学的发展,Ilizarov 支架不断得到改良,并广泛用于肢体延长、骨缺损修复等。2011 年,上海第六人民医院康庆林教授报道了一例利用 Ilizarov 支架进行骨延长的病例。患者 23 岁,因胫骨开放性骨折导致大块缺损,经历多次手术后,局部皮肤伤痕累累,辗转求医。经检查后患者下肢短缩 3 厘米,影像学检查确认胫骨缺损骨段长度约 10 厘米,断端移位明显,且伴有严重骨质疏松。一年间经过数次手术,患者终于能够下地行走,患肢与健侧等长,感觉重获新生。

然而,相同的技术也被用在了"断骨增高"上,背离了治疗的初衷,转向医学美容范畴。2014 年,身高 1.67 米的小伙李亚诺(化名)在自己 20 岁生日时选择接受"断骨增高",意为"脱胎换骨"。一年后即在他 21 岁生日那天,拆除了支架。在手术和康复费用总共花去16 万余元后,他"长高"了 7.2 厘米。然而日后,他却出现了诸多并发症,包括 X 形腿、足弓塌陷等,并且下肢也失去了往日的灵活度。其实早在 2006 年,国家卫生部就明令禁止

该手术用于"医疗美容项目",提出"肢体延长术是一项有创伤的疾病治疗技术,存在较高的医疗风险,如不严格掌握适应症,将会损害人民群众的健康"。医学的发展带来的医疗技术进步必须在符合伦理、道德、治疗原则的框架下应用,否则将扰乱社会正常秩序,产生难以估量的负面效果。

7.4.2 止痛药:再也不必"痛不欲生"

《三国志》中写道:"羽尝为流矢所中,贯其左臂,后创虽愈,每至阴雨,骨常疼痛。医曰:'矢镞有毒,毒入于骨,当破臂作创,刮骨去毒,然后此患乃除耳。'羽便伸臂令医劈之。时羽适请诸将饮食相对,臂血流离,盈于盘器,而羽割炙引酒,言笑自若。""刮骨疗毒"便出于此,体现出关羽的勇敢无畏。但是古时没有止痛药物吗?必须要有如此承受疼痛的定力才能接受治疗吗?其实不然。

止痛药的发展有一段漫长的历史。早在公元前3400年,美索不达米亚地区就种植了罂粟。古代苏美尔人称之为"罂粟花"(欢乐植物),表明它的麻醉特性是已知的。从1300年左右开始,鸦片在整个欧洲被称为"恶魔",但到1527年,它又被用于医学用途。作为麻醉剂,鸦片是一个巨大的福音。曼陀罗草(Mandragora)也许是第一种被用作麻醉药的药草。希腊医生在1世纪时曾提到过Mandragora酒,由曼德拉草(mandrake)的植物制成,它的药效时间大于外科病人的手术时间。而在中国,早在公元前2900年,人们就发现大麻可以作为止痛药并将这一做法传播到了世界其他地区。大约公元前1000年,印度人开始将大麻与牛奶混合,制成名为Bhang的止痛药。相传华佗还以大麻为原料配制了外科手术麻醉药——麻沸散。《后汉书》记载:"若疾发结于内,针药所不能及者,乃令先以酒服麻沸散,既醉无所觉,因刳破腹背,抽割积聚。"

然而止痛药与毒品只有一线之隔。在欧美地区,高强度止痛药的滥用率不断增长。其中情况最为严重的是美国:美国人口占全球人口不到5%,却消费了全世界80%的阿片类处方药。药品的销售量在10年间已上升了4倍多,每年销售额达110亿美元。所幸,我国止痛药的使用处于良好管控状态,2017年的市场规模约为5.3亿美元,且大部分用于手术止痛。止痛药是患者解除痛苦的福音,同时须时刻保持警惕,否则也可能为祸社会。

7.4.3 医用假肢:从义体走向"赛博格"

从古至今,战乱、意外、疾病都可能使人们丧失自己的肢体。残缺的躯体给人们带来的不仅是生活上的困难,更是心灵上的负担,因此假肢应运而生。人类发现的最早的假肢来源于一具2 000多年前的女性木乃伊,一个木制的脚趾头。彼时的假肢更多的是起到装饰作用,并不具备完整的功能性。

后来,在新疆出土的人腿假肢经科学考证确认历史已有2 300多年。主人左膝残疾,呈80°固定弯曲,这可能是肺结核引起的左膝关节增生变形。假肢由胡杨木制成,两侧带有皮带,用于固定在残疾的左腿;还配备有加固皮条,以防止松动滑脱。并且,其高度正好是主人股骨长度,符合人体工程学设计。到了近现代,如 1879 年的假腿,已经追求贴合真正的腿形,并具备屈伸功能。1920 年,带有各种功能的假肢登场,如可用于吃饭、打牌甚至做木工。直到此时,假肢还一直走在模仿人类肢体的路上。二战后,由于科技再次发展,提升人体机能的假肢和假肢式助力机械开始出现。假肢发展的新方向是电反馈型假肢,这是带有传感器及马达的假肢,配合植入大脑的特制电极,可以用思想控制假肢,甚至还可以借助假肢感受到触觉。这彻底改变了假肢的未来,给人一种"赛博格"的形象——有机体控制作为身体一部分的无机体机械。现在最新的高仿真电反馈假肢,拥有力度控制及触觉反馈功能,经大脑直接控制各假肢关节的运动。不得不感叹随着社会的进步,医学发展使人们开始兼顾假肢的功能性和舒适度。

20 世纪 30 年代初,在北京、上海等大城市,由英、美等国开办的医院成立假肢支具室,也有几家私营的假肢作坊成立,拉开了我国假肢与矫形器发展的序幕。新中国成立后,全国各省陆续建立假肢工厂。改革开放后,全国假肢、矫形器市场从国外引进了新产品、新设备和新工艺。但到目前为止,我国医用假肢领域总体上规模小、技术低、品牌弱,仍然需要追赶社会发展的脚步,从而造福残障人士。

7.4.4　康复医学:努力实现"虽残不障"

康复医学是以功能障碍为主导的医学分支。"康复"译自英语 rehabilitation,其中 re 意为重新,habilis 意为使得到能力或适应,ation 是行为状态的结果。因此 rehabilitation 是重新得到能力或适应正常社会生活的意思。康复医学的核心也就呼之欲出:消除和减轻人的功能障碍,弥补和重建人的功能缺失,设法改善和提高人的各方面功能。

我国的康复医学发展起步晚,大约从 20 世纪 80 年代开始,现代康复医学才被引入。2005 年至今,康复医疗产业全面发展,并逐渐受到广泛重视。其中,残疾人是康复需求的主体之一。据调研,我国残疾人中有超过 5 000 万人有康复需求,而真正得到康复治疗的人不足一成。2013 年,残疾人康复的覆盖率为 58.3%。此外,慢性病患者也是康复治疗的主体之一。据预测,2030 年我国的慢性病患病率将达到 65.7%,其中八成需要康复治疗。就单从中风来说,我国的致残率高达 75% 以上,相比于发达国家的 30%,可谓是触目惊心。主要就是患者缺少康复治疗环节,这归因于目前我国康复医学发展不平衡、不充分,资源总量不足,分布不均,地区间差异较大,中西部地区发展慢,社区康复发展与发达国家仍存在差距。种种原因提示我们,我国的康复治疗需要紧跟社会进步和医学发展的脚步,同时也鼓励我们,康复医学对减轻残障、提高生活质量大有裨益。

现代康复医学的概念由美国腊斯克教授于 1945 年率先提出,而中国的康复医学发展时间短,无论从硬件还是软件上都有所欠缺。然而它的发展有极高的价值:在医学上,康复有助于患者修复心理与身体的创伤,恢复正常功能、生活质量、工作能力;在经济上,康复治疗能加快身体机能恢复、降低复发率、减少并发症,节约总体治疗费用,符合医保控费大趋势。因此,康复医学是当今医学发展的新风向标,也是与社会发展共同进步的朝阳产业。

7.5 "但愿人长久,千里共婵娟"——流行疾病的抗争

7.5.1 结核病:从"白色瘟疫"到可防可治

结核病是最为古老的传染病之一。德国细菌学家 Robert Koch——结核分枝杆菌的发现者曾说:"如果以一种疾病牺牲者的数目来衡量其危害严重性的程度,那么,所有的疾病,甚至包括最有威胁性的淋巴腺鼠疫、亚洲霍乱等都必然远远地排在结核病的后面。据统计,全人类有 1/7 的人死于肺结核,并且如果只考虑具有生产能力的中年人的话,那么这些人中将有 1/3 或数量更多的人是被这种疾病夺去生命的。"与黑死病相对比,患者面色苍白,因此结核病也被称为"白色瘟疫"。

结核病可以上溯至远古时期,新石器时代地中海的一个人类定居点。希波克拉底的《流行病学》也记载了关于肺结核的特征,但受限于当时的医学认知,很多人认为结核病是遗传病。我国对结核的记载始于商周。华佗《中藏经》提出过"痨病"传染之说。汉以前,肺结核被认为是虚劳病;汉至唐,人们认识到了肺结核的传染性;宋代以后,结核病的病因、机理认知日趋成熟。这也体现出社会进步和医学发展对疾病研究的促进作用。19 世纪初,结核病的病情逐渐可以长时间维持,也因此出现了一种淑女的"病态美"。令人叹惋的是,20 世纪被誉为"文学洛神"的才女萧红、中国第一位女建筑学家林徽因都死于肺结核病。

新中国成立后,我国建立了"分两步走、以城市为中心、逐步扩大到农村"的结核病防治工作方针,并全面开展卡介苗接种、化学治疗等一系列举措,致力于祛除此痼疾。1978 年后,我国在防治技术策略层面上开始研究和引进结核病防治新观念、新策略和新方法,包括短程化疗、全面督导化疗等,自此结核病防治工作全面振兴。20 世纪 90 年代以来,归功于国际先进的 DOTS 疗法,我国的肺结核防控颇有成效,但仍然是世界上 30 个肺结核高负担国家之一。2019 年,全球新增肺结核病例约 1 000 万例,其中我国 83.3 万例,占 8.4%。

7.5.2 疟疾:不再是"南方瘴气"

疟疾俗称"瘴气病""瘴疠""打摆子"等,是我国流行历史最久远、危害最严重的传染病之一。研究显示,疟疾可能早在 50 万年前就存在于早期人类当中。

在很长的历史时期内,人们认为疟疾是"神"的旨意。古罗马作家马尔库斯·西塞罗说,疟疾这种热病的发生是由于神的意志,是无法应对的;老普林尼在《博物志》中还记录了好几种他认为能有效预防疟疾的符咒。疟疾的英文是 malaria,在意大利语里是"坏空气"的意思。因此也有些医生认为疟疾是沼泽地散发出的浊气引发的。在我国,现存最早的中医理论著作《黄帝内经》中也对疟疾有详细记载。古代中医认为疟疾由感受疟邪引

起,以恶寒壮热,发有定时,是以多发于夏秋季为特征的一种传染性疾病,其中引起瘴疟的疟邪亦称为瘴毒或瘴气。中国现存首部字典《说文解字》解释道:疟,热寒休作。可见"疟"这个字是专门为疟疾所发明的。中国古代长江以南地区丛林和水网密集,疟疾多发,特别是岭南和云贵地区尤为严重。当时的医疗条件不足,疟疾长期无法得到有效遏制,致使对长江以南地区的开发也迟迟无法起步。直到东晋时期,由于南北朝的对立,军事和经济压力的存在,南方各王朝才不得不顶着疟疾的威胁,对长江以南进行大规模开发。而云贵地区直到明清才得到有效的开发,疟疾可谓"功不可没"。在军事上,《汉书》和《后汉书》中曾屡屡出现"兵未血刃而病死者什二三""军吏经瘴疫死者十四五"等记载。清朝中期第二次清缅战争时期,清军3 000人的伤亡中竟有一半死于瘟疫。

1693年,康熙皇帝也染上了疟疾,太医院对此束手无策。此时西方已从南美找到治疗疟疾的特效药金鸡纳霜,在京法国传教士恰有此物,于是将其进献给康熙,随即药到病除。值得骄傲的是,中国首位诺贝尔医学奖获得者屠呦呦创制的新型抗疟药青蒿素和双氢青蒿素,正在人类抗疟史上书写新的篇章。

7.5.3 艾滋病:恐惧来源于未知

艾滋病由人体免疫缺陷病毒引起,损害人体免疫系统。因此,病人易于感染各种疾病,并发恶性肿瘤,病死率高。现有治疗目标为减少病毒载荷,以求达到功能性治愈。艾滋病起源于非洲的黑猩猩和大猩猩,20世纪开始在非洲土著人身上出现。加拿大的男同性恋者Gaetan Dugas是记录在案的"零号"感染源,1981年被报道为世界首例艾滋病患者,随后艾滋病开始在全球范围内蔓延。

恐惧往往来源于未知,因此艾滋病患者在社会上难以受到平等对待。尽管艾滋病的传播途径是母婴传播、血液传播和性传播,但大多民众对艾滋病患者仍心存歧视,甚至恐惧与之日常接触。韩国电视剧《谢谢》中,8岁女孩因车祸输血感染艾滋病,饱受歧视。男主鼓励天真的女孩:"得病不是犯了错,所以不需要像罪人一样,堂堂正正地抬起头活着",而懂事的孩子也在生活中反复温习母亲的话:"牙刷和指甲剪不能给别人用,磕破流血也不能接受别人的帮助……"无辜的样子令人心疼。我国也曾拍摄过电视剧《失乐园》,宣扬关爱艾滋病患者的理念。

然而,对于如何正确对待艾滋病我们仍然任务艰巨。数据显示,2015—2019年,我国艾滋病发病数量从每年50 000余例增长到70 000余例,每年死亡人数从10 000余人增长到超过20 000人,发病率从3.694%升高至5.098 6%。更为触目惊心的是,2020年,全国新报告15—24岁学生病例近3 000例,其中性传播占98.6%,男性同性传播占81.7%。这说明青年学生成为我国艾滋病高发人群,且大多通过无保护性行为感染,甚至最小的感染者年龄才13岁。可以预见,艾滋病人群在逐步扩大,我们更加需要了解艾滋病并正确对待。日本情色行业发展繁荣,但艾滋病发病率仅占全球的0.01%,这归功于广泛普及的性知识、安全性行为和定期体检。相比之下,我们需要加强防治艾滋病的普及,引导大众正确认识艾滋病,平等对待艾滋病患者,体现社会的进步;同时,我们仍然怀揣着期待,期待随着医学的发展我们能早日战胜这一恶疾。

（魏　彦、郭嘉炜）

思考题

1. 简述医学与社会发展的关系。

2. 简要分析应如何关注老人和儿童的心理健康。

3. 孕妇是特殊群体，其心理和身体健康都是应予关注的重点，简述现代医学是如何保障孕妇生育安全的。

4. 医疗技术在不断进步，为病残人员提供了更好的生活保障，请举例简述目前有哪些保障手段。

5. 流行病具有长期性和反复性，传统和现代医学在对抗疫情方面取得了哪些成就，未来面临哪些挑战？

第 8 章

如何实现人人"看得上病,吃得起药"?

本章提要

1. 封建社会时期,社会生产力水平低下,经济发展落后,普通百姓吃饱穿暖已是艰难,看病吃药更是无暇顾及。因病致贫者比比皆是,但医者仁心,慢慢出现了一种"以富养贫"的现象。

2. 近代中国处于一种"水深火热"的状态之中,医疗行业更是乱象迭生,庸医害人,名医难求。从达官贵人到普通百姓甚至将封建迷信当作"灵丹妙药"来治病。

3. 新中国成立初期,虽然经济条件等因素限制了医疗行业的发展,但在中国共产党的领导下,奋力建设医疗卫生事业,加快解决百姓"看病难,看病贵"的问题。

4. "全民健康才有全民小康",我国在全面投入小康建设的过程中,医保制度日益完善,"全民看得起病,吃得起药"的时代已经来临。

5. 西方医疗行业存在复杂的利益关系,攫取更多财富为其首要目的。资本在西方医保制度中占有决定性地位,因此其医保体系存在覆盖率低、垄断定价高、个人负担重等问题。

导语

生老病死是谁也逃避不了的自然规律,不论是今人还是古人,得了病看医生自是首选之策。"看病难、看病贵"是千古难题,如何让百姓看得起病,不会因病而倾家荡产、坐以待毙,历代出台过不少"医改"妙招。时代更迭至今,涉及人民群众切身利益的医疗问题受到社会各界高度重视和关注。本章着重从多角度剖析封建社会至今,不同时期因医疗服务等不均衡所导致的"看病难、看病贵"的具体表现和核心原因。

8.1 封建社会的"劫富济贫"

8.1.1 封建社会看病"贵"

在封建社会,经济落后,交通不便,医疗水平落后,当时的百姓看病不易吃药难,在沉重的医疗负担之下,"因病致贫"的例子举不胜举。

药王孙思邈"幼遭风冷,屡造医门,汤药之资,罄尽家产",可谓是因病致穷的典型案例。孙思邈少年好学、天资聪颖,7岁时便可识字诵文,据《旧唐书》记载,西魏大臣、历史上的最牛老丈人独孤信对孙思邈十分器重,称其为"圣童"。但孙思邈在小时候得了一种叫风冷的病,因为经常请医生诊治,花费了大量的钱,以至于耗尽了家产,同时他看到周围的穷苦百姓也跟他一样,因病致贫,因病返贫,被疾病弄得穷困不堪,有的还因为得不到治疗而悲惨死去,这些事情给他带来了心灵的冲击,他感到"人命至重,有贵千金;一方济之,德逾于此"。有感于此,他从18岁时就立志于学医,最终成为一代"药王"。

《寿字帕》里有记载,本县名医赵老先生,随便多重的病,只要一帖药,这毛病以后一世不发,号称赵一帖。但一般人请不起他,因为光一趟出诊费就要五两银子。而那个时期的中产之家,一月只有一二两银子的入项。真正的平头百姓,贫困户特别多,就连普通郎中都是舍不得看的。有的郎中甚至不收诊费,但药钱是实打实的要掏。因此李可先生说:"农村患者,非到危及生命,不敢言医。一发病就成九死一生之局,因不及救治而死者,屡见不鲜,人间惨事,莫过于此。"在清代小说《跻春台》中,有一个富贵人家的佣人叫贝有才,人很老实,可惜命太苦了,每次攒下点钱,一场病就把钱花光了。主人家可怜他,把山上的土地给他种,不收他的租子。后来他娶了一个姓殷的媳妇,生了一个儿子叫成金,可贝有才却病死了。殷氏带着孩子,勤扒苦挣,因劳苦太过,得下弱疾,卧病在床,无钱医治,半年拖死。孩子才14岁,向主人叩头化棺讨地,又托人募化钱米把母安埋,独自与人牧牛。种种例子无不体现了封建社会的医疗之难、看病之贵。

8.1.2 行医者的"自我修养"

封建社会看病贵,许多大夫没办法只能眼睁睁看着病人病死,"以富养贫"慢慢成为医药行业的默认守则。

董奉,出生于今福建长乐,少年时期便开始学医,青年时,便因医术闻名。晚年退隐于江西庐山南麓。董奉经常为穷苦山民诊病疗疾,不收受财物,又不忍驳乡人之情谊,故设了一种人人皆可付得起的医酬:重病愈者在山中栽杏五株,轻病愈者栽杏一株。数年之后,有杏万株,郁然成林。杏子熟时,董奉便在树下建一草仓储杏,需要杏子的村民,可用谷子自行交换。董奉还将所得之谷赈济贫民,供给行旅。据载今江西九江董氏原行医处仍有杏林。董奉羽化后,乡人便在杏林中设坛,用以拜祭这位拯济苍生的大医。

洛阳正骨医院的前身是郭氏正骨,清末因给皇亲贵族治好过病,还被慈禧亲赐匾额;民国时曾被蒋介石邀诊,并被蒋介石派飞机送回家。郭氏正骨从清末至新中国成立前,采取的一直是"穷人治病,富人拿钱"的收费制度。郭家在自家大槐树上挂了个大筐,穷人拿点粮米、花生,或者在门前小吃摊上买两根油条或馒头放进去,有钱人则买点像样的礼物放进去,实在没钱没物的,被郭家治好病后,到郭家地里干几天活儿,或者伺候几天别的病人也行。病人排队看病,待的时间长了,饿了,有时候就拿筐里的油条、馒头充饥;邻居及村里的人有时候走亲戚,会跟郭家打声招呼,从筐里拿走一部分油条、馒头或者上档次的礼品,郭家也不计较。郭家门前还有自家开的杂货店,卖的既有日常用品,也有病人放在筐里的贵重礼品。远近慕名而来并被治愈了的病患,为了报答郭家的大恩,有时候就在这家杂货店多买些货品。

如此看来,某种程度上而言封建社会"穷人治病,富人拿钱"这个医疗体制不仅人性、和谐,还很智慧,此举是一种为医生播撒医名的有效方式。

8.1.3 封建社会的医保制度

8.1.3.1 封建社会的医疗机构

中国封建制度下的医疗机构,尤其是代表上层统治阶级利益的医疗机构,很早便已经建立并具有相对完善的体制。据《周礼·天官》记载,周代的医疗机构较为健全,既设有医师、上士、下士、府(管药库)、史(管记录)、徒等人,又分食医(管饮食卫生)、疾医(内科)、疡医(外科)、兽医四种,服务于封建帝王及其家眷,或者其他的朝廷官员。这是中国古代最早的医疗制度。

服务于一般官员和平民的公共医疗机构(含慈善机构)则出现较晚。大约在战国时期,出现了疠迁所。据1975年湖北云梦睡虎地出土秦简中记载:当时规定,凡经医者检查后发现有鼻梁塌陷、手上无汗毛、声音沙哑、刺激鼻腔不打喷嚏等症状者,一律送至疠迁所隔离治疗。在汉代还出现了专门的妇科医院,西汉时的乳舍,相当于现在的产院。此外,汉代为了控制流民,在疫病大流行期间曾设立过临时医院。南北朝时则出现了由朝廷主办的慈善救济机构六疾馆和孤独园,收养穷人和孤幼之人。隋唐时期,疠迁所更名为疠人坊。唐代僧人拜道宣的《续高僧传》中记载:疠人坊专门收养患者,男女分居,四时供承,务令周给。唐代时,京城及各地还设有病坊,类似平民医院的性质。

到了宋代,公共医疗机构有了进一步发展,尤其重要的是出现了专门售药的医疗机构。宋代时在各地设有尚药局等公共医疗机构,但其中最重要的医疗机构是官药局,当时叫作熟药所,也称卖药所。这种机构不但宋以前没有,在世界上也是史无前例。宋代还设有医疗慈善机构,它们大都以疗救贫病为宗旨,有些还带有义务慈善之意。

元代的公共医疗机构,设有广济提举司和惠民局,为贫民免费医病给药,经费依民户多寡分等级拨给。元代还设立了为平民治病和专为军人治病的医疗机构,专设广济提举司为普通百姓服务,并在全国各地设立多处安乐堂,专门为军人看病。

明代公共医疗机构的设置则沿袭宋元旧制。洪武三年(1370),南京、北京及各府、州、县均设惠民药局,是为平民诊病卖药的官方机构,掌管贮备药物、调制成药等事务,军民工匠贫病者均可在惠民药局求医问药。遇疫病流行,惠民药局有时也免费提供药物。

清初的公共医疗机构则仿照明制,有施药例。顺治年间曾在北京景山东门外建药房,令医官给满汉军民施药,康熙中期曾一度扩充,在五城地方设厂施药,至康熙四十年(1701)停止。

8.1.3.2 封建社会的医保制度

古代的医保制度最早在西周时期就已初具雏形,由政府掌控药物的采集与分配,但当时所服务的对象仅限于皇室内部,官吏阶级无法享受这一待遇。

秦朝的国家机构中有专门用于治病的部门太医令丞,这一部门中的太医不仅要对皇帝以及皇室的健康负责,还要负责中央官员的疾病诊治,公费医疗在这一阶段逐渐被确立。到了汉代,医者又有"官医"与"民医"之分。官医即为官僚统治阶级免费服务的医官,供职于专门的医疗机构,这也是统治者笼络臣属的手段。此外除了为统治者与官吏服务外,官医还会被朝廷指派去为士兵、平民甚至囚犯诊病。当国家发生瘟疫时,医官也要负责赈灾医治,发放药物,尽量避免疫情的扩散。唐宋时期,公费医疗制度进一步完善并形成了层层覆盖的完备系统,由隶属礼部的医药行政总体负责,尚药局负责皇帝、妃嫔及诸王公主外加禁军官兵的医疗,太医署负责京师百官及皇宫内院的宦官宫女、各衙门卫兵外加各边疆名族驻京要员等。地方官吏看病抓药也依赖于"医在王官"的制度,州府一级设有地方一级的医学院,里面的医官既要负责该区域内的疫病防治和药材管理,又要负责地方学院内年轻医师的教育,可谓是责任重大。县级区域只设县级医院,且全部配备医官,除了要为县衙官吏、平民百姓诊病外,还要负责药材的收集和疫病的预防,而按规定这些医官必须由太医院或地方医学院的毕业生来担任。这种各级分工明确的医疗制度体系从唐代一直延续到清末。

8.2 近代中国的"水生火热"

8.2.1 时代更替,中西并行,行业乱象

近代中国动荡不安,医疗行业更是乱象迭起,中医出诊费无行业标准,与声望挂钩,西医费用更是有钱人才能负担得起。

有一个小故事发生在民国时期,说某位大夫喜欢用麻黄,一般来说麻黄在一剂药中只能使用几分,最多不过一钱。这位大夫开始开了一钱麻黄,病人吃了以后还是不发汗,大夫加大到两钱,依然不发汗,开到三钱,已经到极限,还是不行。这大夫觉得病人必须发汗,就把麻黄开到五钱,这已经超过用量了。病人吃了这副药以后就出了医疗事故,出大汗不止,乃至虚脱而死。后来家属告到官府,官府对此进行了调查,问他这药是哪儿抓的,病人家属说一钱到三钱是在某某小药铺抓的,最后五钱的方子是到同仁堂抓的。麻黄这

药,就像一根根小草棍似的,在小药铺抓的是伪的,他们是将炕席绞成了小段,看上去和麻黄一样,像这种"麻黄"就是吃一两都不会发汗。而同仁堂货真价实,抓药的不愿意抓,觉得麻黄量太大了,但大夫开的方子在那儿,又有大夫的签字,也就给抓了真的麻黄,才致病人死亡。所以这不怪同仁堂,也不怪那位大夫,最后官府把那卖假药的药铺老板抓进了大牢。民国医疗行业乱象可见一斑。

陆仲安是民国时期上海著名的中医,诊金(挂号费)是全上海最贵的一个,找陆仲安看病,看一次就需要 4 元洋,这还不算药费,就单单是挂号费。在当时那个年代,4 元洋买的米够一个人吃上小半年的。但是那时上海卫生部科长(国民政府)一个月薪水才 30 元洋,书记一个月薪水才 8 元洋,这么一对比 4 元的价值就出来了。这么高的诊金根本不是一般人能看得起的,所以陆仲安的诊所一天也就一二十个病人。

老舍的《骆驼祥子》中,虎妞难产时,小福子去医院请医生,回来后说道:"医生来一趟是 10 块钱,只是看看,并不管接生。接生是 20 块。要是难产的话,得到医院去,那就得几十块了。"祥子没办法,于是虎妞在夜里 12 点,带着个死孩子,断了气。不难看出,当时医院收费之高,底层百姓看病之难,没有钱只能等死,真是万恶的社会,吃人的社会。(表8-1)

表 8-1 1929 年上海市政府规定医疗收费标准与普通百姓收入对比

收费项目	费 用	行 业	工资/月
门诊	0.2—1.2 银元/次	纺织女工	14 银元
出诊(普通)	0.2—1.2 银元/次	拉洋车	9 银元
特诊(普通)	6—10 银元/次	巡长	12 银元
住院费	0.2—10 银元/床/天	巡警	7 银元
手术费	1—5 银元/次/小 6—10 银元/次/普通 10—500 银元/次/大	长工	1 银元
接生费	5—50 银元/次	县府公职	8—12 银元
药费	按成本收		

8.2.2 底层百姓对看医问药的愚昧无知

中国在医药行业的迷信自古有之,从达官贵人到穷苦百姓无一例外,著名医书《本草纲目》中曾记载:"龙肉能'养精神,定魂魄,安五脏,收敛生肌'等;凤石则能'利血脉,安神';黑狗,没有尾巴,有'辟邪,令人志壮'的功效。"还有李时珍认为蟾蜍的皮肤多皱褶,人们就用它来治皮肤病;再者蟾蜍属"阴",可治疗阴蚀病等。林语堂曾很明确地指出其根底:"完全来自文字游戏或怪诞的联想。"民国时期,社会动荡混乱,底层百姓生活困苦,看不起正规医生,人们迷信愚昧,因此采取封建迷信解决病痛的也不在少数。

电视剧《觉醒年代》中有一片段,底层百姓蜂拥而至,神色癫狂,花几个铜板,用馒头蘸取刚砍头的人血,嘴里嚷着:这是好东西,能治百病的,我儿子有救了,我儿子有救了……在人们麻木不仁的意识里,都相信这个偏方,认为血馒头能治好病。那时候还有的人迷信,认为服用紫河车(胎盘)、幼儿心肝可治肺痨,甚至还有人相信吃脑子可以治疗肺痨。"药"是荒诞不经的"人血馒头、幼儿心肝、人脑子",让人触目惊心,可悲可叹。

《骆驼祥子》中虎妞难产而死,也与看病吃药的愚昧脱不开关系。在虎妞难产时,他们把希望寄托给了虾蟆大仙陈二奶奶。虎妞拿出仅剩的积蓄 7 块大洋,花了 5 块大洋请来了陈二奶奶。陈二奶奶来了以后,洗净手,上香磕头,然后给虎妞画催生符,结结巴巴地说虎妞上辈子欠了这个孩子,要受些罪,假模假样地说什么大仙今天高兴,爱说话,随后指导祥子怎样教虎妞喝下那道神符,并给了她一丸药,与神符一同服下,以此来祈求虎妞顺利生产,最后却是虎妞难产而死。

知识分子或许也逃不过这种看病问药的迷信。台湾新闻界前辈高拜石在他的《新编古春风楼琐记》中写了这么一则事:康有为老年时期曾偶然看到报纸上的一则新闻,说一位叫沃罗诺夫的医生研制出了一种返老还童的医术,不过……需要把年轻猴子的睾丸移植过来,可以延缓衰老,而且能改善性功能。后来,康有为经过好友江逢治的引荐,认识了一位德国医生,然后做了睾丸移植手术,把年轻猴子的睾丸换在自己身上。之后一段时间,康有为都感觉神清气爽,记忆力和性欲都大大增强。可是好景不长,由于时代限制,很多医学理论都不成熟,后来猴子的睾丸在康有为体内发生了严重的排异反应,康有为最终暴毙而死。

民国时期,环境恶劣,战争灾难不断,瘟疫横行。而在那时,人们以"仙人""道士""太保先生"为主,形式大致有"设坛""赶瘟疫""退土""打醮""唱三太保""扎仙"等,来治疗瘟疫,危害性极大。据记载,1940—1941 年,坦直地区有三次大瘟疫流行,全乡集资吹吹打打,设坛驱疫,劳民伤财,毫无效果。

看病问药的愚昧迷信只会害死人。任何病症都应该是对症下药、有的放矢,或者针对病症的具体特征采取有效的措施,而不是靠愚昧的封建迷信意识,以致最终造成不可挽回的局面。

8.3 新中国成立后的"与日俱进"

8.3.1 新中国成立初期的医疗体系

以前,不管富人家庭还是穷人家庭,妇女生孩子,都是请民间接生婆到家里来接生的。这些民间的接生婆是缺乏现代医学知识的。就拿给婴儿剪脐带的剪刀来说,通常是在产妇家中临时找一把普通的旧剪刀,将剪刀两面在烛火或油灯火上反复烤几次,就算是消了毒;剪完脐带后,只是用家常普通的布帛来包裹婴儿,接生婆没有严格消毒过纱布、药棉、绷带之类的东西,也不懂得给产妇、婴儿进行伤口消炎处理和包扎,更不会给产妇打防破伤风的针剂等。北方地区,在接生前,接生婆通常会让孕妇家里人在房前屋后取一些"干净"的土来,用一口铁锅炒热、炒开后,垫在孕妇身下的炕上。南方地区,在产妇身下垫的是草纸。在这样的情况下,新生婴儿因在接生过程中受病菌感染而死亡的比例极高。当时绥远省的一项调查中发现新生婴儿的死亡率高达42%。除了新生婴儿的高死亡率以外,产妇产后感染的比例也极高,当时民间将产妇产后感染称为"产后风",医学上则称为"产褥热"。据20世纪50年代前期卫生部统计,当时全国因"产褥热"而死亡的产妇的比例为15%,还有更多的产妇因产后感染而导致长期疾病缠身。

新中国成立后,建立了全民所有制和集体所有制两种公有制形式的社会主义基本经济制度,建立了按劳分配的社会主义分配制度,在国民经济第一个五年计划期间还建立了计划经济体制。改革开放后,为了调动一切积极因素参与现代化建设,实现富起来的目标,我国对生产关系进行调整,坚持公有制为主体、多种所有制经济共同发展。社会主义经济制度初步建立,各行各业体系逐步完善。

医疗卫生工作是新中国成立后的一项重大工作,当时在全国城乡大力宣传和推广新式接生法。1953年前后,政府着手培训农村接生员,以取代原来的民间接生婆。在城市,则动员产妇到医院里生孩子。虽然有些低收入居民家庭担心到医院生孩子的费用较高,有些居民有封建保守思想,不愿让医院里的男医生来给自己的妻子接生(当时的女医生数量极少),但这些问题都不难解决。在农村,推广新式接生法相当困难,因为那时我国广大农村地区,包括偏远地区的小城镇,医疗资源严重匮乏,有的甚至没有医院。

新中国成立前,农民和工人在社会经济地位上处于最弱势状态,各类疾病在工农群体中肆虐。在通行的以专业治疗为导向的西医医疗模式中,专业人员要经过较长周期的培养(算上义务教育,需要20—30年),同时也需要昂贵的医疗成本。对于新中国而言,无论是专业医师的超长周期,还是专业治疗的巨额费用,都是无法也无力承受的,因此当时无法有效解决在农村贫困人口中传染性疾病蔓延和营养不良疾病充斥的问题。新中国一直把工人、农民、士兵作为最重要的服务对象,这一点也反映在医疗卫生体系的发展方向上。同时强调以预防为主,而非治疗为主,把更多的人力、物力投入到预防上。全国发动了公共卫生运动:消灭"四害";消灭性病;控制住了疟疾、血吸虫病等主要地方病的传染源;给民众注射多种预防传染性疾病的疫苗。

8.3.2　能负担得起的看病钱

新中国成立初期,"缺医少药"是当时医疗卫生事业的真实写照。面对严峻的医疗卫生形势,新生的政权迅速建立起一套以城市基层卫生防疫组织、农村合作医疗、中西医结合、赤脚医生制度等为特色的中国式医疗保障体系,并取得了巨大成功,堪称新中国第一次"卫生保健革命"。

20世纪50年代到90年代中期,公立医院挂号费标准是普通门诊5角,专科门诊1元,专家门诊3—5元。当时北京市的挂号费沿用民国时期的标准,折合人民币为1元,相当于当时 6 斤小米的价格。当时公务员平均月工资约为 200 斤小米,一次挂号费约占月工资的 3%。此后,挂号费一降再降,医院看病价格在全民的工资水准中占比越来越低,人们基本上能负担得起看病的费用。

表 8 - 2　新中国成立初期全民工资标准

人　群	工资标准/月	备　注
国有企业工人	八级制,其中,一级 30 元,四级 50 元,六级 70 元,八级 100 元	绝大多数工人无法升至四级以上
农民	6 元左右	
学徒工	18—20 元左右	
高学历人员(大学生)	45 元起	不超过 100 元

从 50 年代中期开始,随着农业合作化在全国的普及以及人民公社制度的建立,看病也成了"集体化"的一部分,公社普遍建立了合作医疗制度,将原先的私人医生"收编",同时培养一大批"赤脚医生"组成基层卫生组织,为广大农民看病,备受农民欢迎和尊重。徐秋生是江西省丰城市铁路镇杨坊村卫生所的一名村医,自 1968 年从卫校毕业回到杨坊村担任村医以来,已有 54 个年头。从青春少年到花甲之年,徐秋生凭借医术和医德赢得了当地百姓的认可和信赖。作为一名乡村医生,他常说:"守护村民健康,是我一生的责任。"一个九里村,两名"全科医生"。用陈国瑞的话说就是"一天 20 多个病人,从早到晚不是在给村民看病,就是在去给村民看病的路上"。半夜出诊是家常便饭,病人呼唤,立马就走。那时的陈国瑞几乎没有睡过一个安稳觉。他曾经为救一个病人半夜摸黑爬危桥,也曾为了抢黄金救治时间被野狗追逐。

新中国合作医疗的典型是一个叫覃祥官的赤脚医生在鄂西长阳土家山寨创造的。那时的赤脚医生是村里大队给安排一间房子供诊疗用,医疗室没有具体名字,公章是合作医疗保健站,上班时间和社员一样,但下班是没有时间的,每天 24 小时随叫随到。赤脚医生看病,突出的特点是病人基本不花钱。一般看病没有所谓挂号费、诊疗费、床位费等等,需要服药也是按工本费收取。一般的发烧感冒,多数就是开两片阿司匹林(俗名发汗饼),1 分钱 1 片,两三分钱就能治好病。有些赤脚医生,到田间地头采集中草药。如果是用自己采集的中草药治病,不需要花钱。人们能做到小病不出村,购买药品的费用是由参加合作医疗的社员每年交 1 元钱,不足部分是按需要由村里大队给付,再由大队向几个小队收取,没有具体数额,每次社员看病,打针,输液,拿药只收 5 分钱手续费记账,每年年底结算时扣除,其他一切费用就不用再交了。大病去医院回来后按比例报销。

赤脚医生的出现解决了农村看病难的问题,农村合作医疗的出现解决了农村人看病贵的问题,虽然根据当时的工资水平,大病无法负担,但是小病基本上大家都能负担得起。新中国的医疗保障制度取得了显著成就。

8.4　全民小康的"阳光普照"

8.4.1　医疗资源有限,建设全民健康与全民小康

治疗成本与生命质量的博弈。曾经有一张住院收据刷爆了朋友圈,扎了不少人的心。那是一张武汉大学中南医院的住院收费票据,住院科室是心脏血管外科。据这位患者的医生介绍,这名患者在该医院住院 75 天,总费用已超过 170 万元。医院 ICU 副主任介绍,这名患者因为心梗引发并发症,由于患者病情危重,治疗过程中使用了大量先进设备。以人工心肺仪为例,使用长达 9 天,每 2 小时还要进行一次血气功能、凝血功能监测,仅此费用每天就得 2 万元左右。另外,患者还出现消化道大出血、呼吸和肾功能衰竭、右下肢坏死等并发症,这些治疗费用也较高。因为患者是普通工薪阶层,为付清 170 万元治疗费,家人借了不少外债,压力非常大。虽然医疗费用可以报销一部分,但是具体多少还不确定。这张收据登上热搜后,评论区一片哀号:"一人生病全家破产,下辈子都在还债中度过。"

新中国成立初期,我国人均预期寿命仅 35 岁。2019 年,我国人均预期寿命提高到 77.3 岁,主要健康指标优于中高收入国家平均水平,公共卫生整体实力、医疗服务和保障能力不断提升,全民身体素质、健康素养持续增强。新中国成立初期,全国只有医疗卫生机构 3 670 个,医疗卫生机构床位 8.5 万张,卫生技术人员 54.1 万人。医疗设备极其简陋,医疗技术水平低下,人民群众得不到基本的医疗卫生保障。从缺医少药到病有所医,我国医疗卫生事业发生了翻天覆地的变化。截至 2019 年末,我国医疗卫生机构总数达 100.75 万个,医疗卫生机构床位达 880.7 万张,卫生人员总数达 1 292.8 万人,医疗技术和医疗服务能力持续提升。我国产生了一批达到或引领国际先进水平、在国际上具有示范和带动作用的优势医疗技术,有效提升了重大疾病诊疗能力。

2014 年 12 月 13 日,习近平总书记在江苏调研时强调,没有全民健康,就没有全面小康。2016 年 6 月 21 日,国家卫生计生委等 15 个中央部门联合发布《关于实施健康扶贫工程的指导意见》。在中央扶贫开发工作会议上,习近平总书记、李克强总理对健康扶贫工作作出重要部署。中共中央、国务院《关于打赢脱贫攻坚战的决定》明确提出,要开展医疗保险和医疗救助脱贫,实施健康扶贫工程,保障农村贫困人口享有基本医疗卫生服务,努力防止因病致贫、因病返贫。

云就诊,患者"坐"在家里看病,"互联网+医疗健康"持续发展。截至 2020 年底,全国共有 1 100 余家互联网医院,7 700 家二级以上医院提供线上服务。三级医院网上预约诊疗率已达 50%以上,90%以上的三级公立医院初步实现了院内信息互通共享。许多医院在优化互联网诊疗服务的同时,还提供药品快递到家服务,让群众足不出户就能复诊,进一步解决了看病难问题。同时,患有轻症的复诊病人无须到医院挂号就诊,在家通过手机 App 或 PC 端即可完成与医生的线上视频就诊过程。西藏的小洛桑因先天性食道闭锁,

生命危在旦夕，他们通过互联网迅速联系上了远在千里之外的南京儿童医院副院长、著名小儿心胸外科专家莫绪明教授，并在第一时间进行了及时的手术。如今小洛桑手术已经五年了，在这五年期间，他们经常通过电话、微信、好大夫在线等方式进行问诊，还对其他的疾病同时进行相应的处理，足不出户就完成了对小洛桑的生命的维护。

医疗卫生服务直接关系人民身体健康。国家应推动医疗卫生工作重心下移、医疗卫生资源下沉，推动城乡基本公共服务均等化，为群众提供安全有效方便价廉的公共卫生和基本医疗服务，真正解决好基层群众看病难、看病贵问题。没有全民健康，就没有全面小康。在中国共产党的领导下，中国人民创造了卫生健康领域的"中国奇迹"，全民健康托起全面小康。

8.4.2　我国现行的全民医保制度及优势

医保扶贫，防范化解因病返贫。出生于云南省怒江傈僳族自治州兰坪白族普米族自治县营盘镇恩罗村的和秀娟，8岁时患骨结核，腰上长出一个篮球大小的鼓包，使得她只能弯腰驼背、挪着步子缓慢行走，一度被村里的孩子称为"蜗牛姑娘"。受益于医保扶贫政策，2019年9月，和秀娟通过手术卸掉背负14年的"蜗牛壳"。作为建档立卡贫困户，和秀娟享受到了基本医保、大病保险、医疗救助等三重医疗保障。医疗费用17.4万元，"一站式结算"报销16.8万元后，和秀娟只需承担6000多元。当地民政局、红十字会还为她申请了3000元的临时生活救助。医保制度发挥着重要的防贫减贫作用。国家医保局有关负责人说，通过基本医保、大病保险、医疗救助等三重保障制度，实现梯次减负。据统计，自2018年以来，医保扶贫政策累计资助像和秀娟这样的贫困人口参保2.3亿人次，减轻个人缴费负担403亿元，惠及贫困人口就医5亿人次。医保扶贫，让贫困人员不用像过去那样"小病靠扛、大病靠天"。

跨区诊疗。2004年，中建二局的姜忠涛从单位病退，从北京搬到河北省三河市的燕郊居住。由于患有糖尿病，为了开药，每个月都要开车跑到北京朝阳医院。后来他办理了医保异地安置，在燕郊看病，每月的费用需自己先行垫付，到了年底集中全年的单据交到单位，由单位再转至北京医保经办机构手工报销，一般每次要一两个月才能报销回来。随着京津冀协同发展战略的推进，京冀两地人力社保部门在全国率先签署跨省医保直接结算协议，燕郊的医院与北京医保系统顺利联通。2017年1月5日开通异地即时结算，人们看病再不需要攒单子、拿回北京递交单据，长时间等待报销。结账时只付自己应付的部分就可以了，医保报销的部分则由医保部门和医院之间结算，使得看病更加方便了。

2019年，职工医保和居民医保政策范围内住院费用支付比例分别达到80%左右和70%左右；居民个人卫生支出占卫生总费用的比例，由2010年的35.29%下降到2019年的28.36%。2019年底，我国城镇居民医保和新农合两项制度整合完成，建立起统一的城乡居民医保制度，整体提升了农村居民保障水平，城乡居民更加公平享有医疗保障权益。

农村合作医疗制度是由政府支持、农民群众与农村经济组织共同筹资、在医疗上实行互助互济的一种具有医疗保险性质的农村健康保障制度。即农民每年交一定数额的合作医疗资金,集体与政府也可投入一部分,共同形成专项基金,农民就医时可按一定比例报销医药费。农村门诊报销比例:村卫生室及村中心卫生室就诊报销 60%;镇卫生院就诊报销 40%;二级医院就诊报销 30%;三级医院就诊报销 20%。它在 70 年代曾一度覆盖了90% 以上的农村。实践证明,多种形式的农村合作医疗是农民群众通过互助共济、共同抵御疾病风险的好方法,也是促进我国农村卫生事业发展的关键。

目前,我国已经建立城乡统一的居民基本医疗保险和大病保险制度,正逐步形成以基本医疗保险为主体,医疗救助为托底,其他保障措施共同发展的多层次医疗保障体系,为我国居民的健康保驾护航。

8.4.3　医保目录的"灵魂砍价"

天价抗癌药一直都是横亘在患者及其家庭中沉重的负担。由于大部分的抗癌新药大多远在美国,价格昂贵,被称为"昂贵的国外专利药",中国只有少数经济条件雄厚的患者能够前往美国接受治疗,而多数患者只能望药兴叹,白白错过最佳的治疗时机。

电影《我不是药神》讲述了一种名为格列宁的专治慢粒白血病的特效药,瑞士公司正品药卖到 4 万元一瓶,而印度格列宁 2 000 元一瓶,两者药效一致,但只因印度格列宁没有生产产权被认定为假药,不允许在中国出售。2017 年 2 月,格列卫成功纳入《国家基本医疗保险、工伤保险和生育保险药品目录(2017 年版)》乙类目录,报销比例达 80% 左右,大大减轻了患者的治疗负担。血友病、乳腺癌也都在 2017 年纳入了医保目录,血友病平均治疗花费为每年 6 万—7 万元,纳入医保后报销大约 70%。从 2018 年 5 月起,包括抗癌药在内的所有普通药品、具有抗癌作用的生物碱类药品及有实际进口的中成药进口关税降至零,使我国实际进口的全部抗癌药实现了零关税。

脊髓性肌萎缩(SMA)是一种遗传性神经退行性疾病,90% 患病婴儿都不能活过 2岁。诺西那生钠注射液最早在 2016 年 12 月经美国 FDA 批准上市,也是全球首个治疗SMA 的药物。在美国,诺西那生钠的定价为 12.5 万美元/针(约合人民币 86 万元),首年费用 75 万美元(约合人民币 521 万元),之后每年花费 37.5 万美元。刚在国内上市时,这一价格是近人民币 70 万元/针,首年的费用约为 400 万元,其后每年约 200 万元。经过谈判最终从 70 万元/针降到 3 万元/针。

2021 年 1 月 1 日,76 岁的向娭毑因患急性下壁 ST 段抬高型心肌梗死,在湘潭市第一人民医院接受紧急冠脉造影、冠脉内溶栓及支架植入术,手术中使用的支架价格由 7 800元降至 798 元。这是我国较早一批享受国家组织的冠脉支架集中带量采购福利的患者。曾经动辄上万元的心脏支架,经医保部门"灵魂砍价"后,降至 700 多元。作为国家组织高值医用耗材带量采购的首个品种,冠脉支架从均价 1.3 万元左右跳水到 700 元左右。

国家医保局的医保目录调整备受关注的药物,曾经高不可攀的"天价药"变成了"亲民药"。2021 年 3 月 1 日,超过 50 种抗肿瘤药纳入最新医保目录,备受关注的天价抗癌药迎来了一轮新的降价。7 月 30 日,国家医保局官网发布《关于公示 2021 年国家医保药品目录调整通过初步形式审查药品及信息的公告》,本次审核共有 271 个药品通过初步形式审查。也就是说,有 271 个药品角逐医保谈判,而其中共有 58 类抗肿瘤药物纳入初审名单。这大大减轻了患者的治疗负担。

8.5 西方医疗的"皇帝外衣"

8.5.1 西方现行医疗制度

8.5.1.1 美国医疗保险制度

不同于我国社会医疗保险为主、商业医疗保险等为辅的多层次医疗保障制度,美国是以商业医疗保险为主、政府保障支持弱势群体的多元化医疗保障制度体系。美国政府主导的社会医疗保险主要包括医疗照顾计划(Medicare)、医疗援助计划(Medicaid)、儿童健康保险计划(SCHIP)以及军人医保计划(Military),并由美国卫生与公众服务部下辖的医疗保险和医疗补助服务中心(CMS)进行监督管理,政府提供部分或全部费用。其中,Medicare 面向 65 岁及以上或 65 岁以下符合一定条件的残障人群,由联邦政府管理并出资,各州按同一标准执行。Medicaid 是针对低收入个人和家庭的医疗健康计划,被称为美国医疗保障系统最后的支付者,由联邦和州政府共同管理和出资,各州政府根据自身经济发展水平制订计划。Medicare 和 Medicaid 覆盖了美国 34％的人口,其余多数人则通过雇主(49.6％)或自行购买(5.9％)方式获得商业医疗保险。

各家商业健康保险公司的医疗服务、药品支付计划、业务覆盖地区等都不尽相同,但法律规定保险公司必须将所筹集保费的 70％以上(通常为 70％—80％)用于支付病人及其他利民需求,也规定了必须包含的福利内容。由于明确的法律条款极大地促进了保民的购买动力和商业医疗保险深度和广度的发展,保险公司也经常作为第三方为 Medicare 和 Medicaid 提供保险计划。但由于社会体制原因,美国至今依然没有实现全民医保,仍有 9.1％的人口因为收入高于贫困线(但无力或不愿承担商业医疗保险高昂的保费)或年龄在 65 岁以下无法参加 Medicaid 或 Medicare,尚无任何医疗保障。并且由于美国去中央化的保险结构,各商业保险公司的保险计划不同,每位公民的参保待遇标准参差不齐。

美国医疗行业利益关系复杂,在博弈中形成了以商业保险公司为主,辅以其他制度的独特医疗保障体系。建立全民医疗保障体系一直是美国政治家们的目标,但美国的医疗行业利益关系复杂,几经博弈,形成了独特的医疗保险现状。放在历史全景框架中可以看出,民主党一直试图扩大政府对医保体系的干预,致力于构建起覆盖面更广的公共医保甚至全民公共医保体系,而共和党则主张以市场为主,反对政府的权力扩张。在两党轮流执政的背景下,美国近百年来上演着各种版本的医改,改革目标多集中于控费、提高医疗服务质量和医保覆盖率等。

8.5.1.2 其他发达国家医疗保险制度现状

作为世界上少数几个实行免费医疗制度的国家之一,英国的国民医疗服务(National

Health Service，NHS)是世界上最大的公共基金医疗服务，其核心原则在于让人人享受统一标准的医疗服务，所有经费来源于国家税收，并由英国卫生部监管运作，凡有收入的英国公民都必须参加社会保险，按统一的标准缴纳保险费，按统一的标准享受有关福利，而不问收入多少，福利系统由政府统一管理实行。NHS 的服务分为两类，包括初级诊疗和二级诊疗。NHS 体系分两大层次：第一层次是以社区为主的基层医疗服务，例如家庭医生(General Practitioner，GP)、牙医、药房、眼科检查等。每一个英国居民都得在家居附近的一个 GP 诊所注册，看病首先约见 GP。任何进一步的治疗都必须经由第一层次的基层医疗转介。第二层次医疗以医院为主，包括急症、专科门诊及检查、手术治疗和住院护理等。随着人口的增加和人民对健康质量要求的提高，医疗服务远远供不应求。医生们抱怨工作时间长，民众抱怨英国是全世界等候就诊时间最长的国家。除了候诊时间漫长的问题之外，英国医院的医疗设备和设施之老旧也饱受批评。这种种问题都是由于公立医院的完全垄断，竞争的缺乏造成的。

日本的全民医保制度，主要分为即雇员健康保险(职工医保)和国民健康保险(居民医保)。职工医保(即雇员健康保险)分为大企业组合医保、中小型企业协会医保和公务员共济型医保。保险缴费依据不同收入水平分为 1—47 级不等，由雇主和雇员各承担一半。这个群体的参保率达到了 100%。不但公司的雇员可以加入，收入没有达到一定水平(年收不超过 130 万日币，约合人民币 74 100 元)的雇员家属也可以加入。职工医保不光针对被保险者本人，还包括老人、孩子等抚(扶)养对象，所以说"一人交保险，全家能报销"。居民医保(即国民健康保险)主要是针对农业人口、退休人员、自由职业者和没有工作的人，可分为市町村国保和组合国保。同时，日本针对 65—74 岁的老人实行财政补贴制度，针对 75 岁以上老人有专门的"后期高龄者医疗制度"。为了确保保险金和收入的公正性，收入用的是上一年的数据。如果遇到失业，国民保险会占掉失业金的很大部分。同时，尽管日本要求没有社会保险的每个国民都要加入，但近年来参保率一直很低，尤其是独身青年大多不加入。总之，日本医保体系比较完善，给国民提供了高质量的医疗保障，但是保费不符合当下居民收入情况，而且政府承担了天价医疗费用，一度出现医保基金危机。

德国是世界上第一个建立医疗保险制度的国家，德国实行的是一种强制性的、以社会健康保险为主、辅之以商业保险的医疗保险制度，这种强制性的社会健康保险制度覆盖了德国 91% 的人口，加之商业保险的作用，德国整个健康保险制度为其 99.8% 的人口提供了医疗保障。参保费不分参保人收入的高低，统一为月收入的 14.6%，由资方和劳方共同分担，各 7.3%。无论所缴参保费的高低，所有参保人均享有同等的医疗保健。失业者和低保户的医保，由劳动局和社保局全额支付，退休人员的医保由养老金保险公司与本人共同承担，没有工作的家属和 25 岁以下没有收入的子女，可免费享有法定医疗保险。而私人医疗保险则需根据投保人的年龄、健康状况、投保险种等与保险公司签订相应的合同和缴纳不等的保费。私人医保者通常享有更好的医疗保健和就医条件，其平均寿命也较法定医保者要长。多年来德国的一些党派和民众一再反对医疗保健的这一不公平性，要求取消私人医疗保险，呼吁全国公民统一社保的声音不断。同世界上其他发达国家一样，德国医疗保险同样面临着严峻的挑战。德国人均医疗保健费用高于中国 7 倍多,患者提前预约就医的时间越来越长,专科门诊预约需要数月至半年是常事,而医生给病人的时间却越来越少;医生的处方药品范围受到医保公司的严格限制,开出的处方药几乎全都是通用药,凡新药好药均需自费,非常昂贵;而且医保所承担的医疗保健项目逐年减少,自费项目反倒不断增加,甚至连一些过去由医保承担的基本体检项目,如今也要参保人自掏腰包了,以致不少公民只得放弃这些体检、怨声不断。

8.5.2 利益集团垄断的医保制度的弊端

以美国为例,美国的医疗保险制度充分体现了市场机制主导的优缺点。从优势来看,美国多层次、多元化的医疗保险体系最大限度地满足了不同人群的医疗保障需求,对创新药品的高度包容也促进了美国医药创新产业的蓬勃发展。但与之相对应的是高度市场化带来的弊端。首先,政府虽然只负责部分弱势群体的医疗保障,支出却占美国医保费用总额的 45%。很多雇主难以负担商业保险高额的保费,不得不降低对员工的覆盖水平。其次,高度市场化的竞争要求保险公司不断将新技术纳入保险范围,但又缺乏足够的议价能力,并且在生命无价的道德前提下,医疗系统愿意为创新微小的改善付出天价,导致美国的药价居高不下,医疗卫生支出位列世界第一。

8.5.2.1 利益集体垄断的医保制度

美国大约有 3 000 万人没有医疗保险,而在有保险的人口中,商业医疗保险覆盖了 53%。同时,美国的医院和药厂基本掌握在私人手中。这些因素叠加,导致了美国的医疗资源高度市场化、垄断化,医疗机构、制药器械公司、医疗保险公司三大利益巨鳄抱成一团。相比增进民众健康,从这门生意中攫取更多财富成为其首要目的。在一切向"钱"看的医保体系之下,美国社会上演了许多光怪陆离的现象。比如,美国的药品完全由垄断的制药公司定价,不到世界人口总量 5% 的美国人,支付了世界药品销售总价的 50%;美国的医生数量不足,但美国医师协会为了巩固垄断地位,人为限制医学院的招生人数和行医执照审批;拥有 900 张病床的杜克大学医院,却要雇用 1 500 多名财务人员专门处理病人的账单……总体来说,过度的市场化与私有化让美国医保体系处于低覆盖率、低效率、高成本的状态中,"股神"巴菲特直言不讳地批评道:"医保体系已经成为影响美国竞争力的一个蛀虫。"

8.5.2.2 医保改革难以推进,民众医疗费用高昂

美国医保体系病得不轻,但改革是"进一步、退两步"。奥巴马曾花了数年时间,费了无数口舌,终于通过了《患者保护与平价医疗法案》,让美国的医保覆盖率达到了史无前例的 99%。然而,该法案很快成为利益集团的眼中钉、肉中刺。特朗普上任不到 24 小时,就签署行政命令叫停了"奥巴马医改"。为了确保自己的利益,美国医疗行业拥有年度花费约 5 亿美元、全美规模最大的游说团队,还有各式各样的政治献金用于扶植代理人。可以说,在美国的现行体制下,中下层美国人想要实现医疗公平,难于上青天。

CNBC 的报道指出,每年约有 200 万名美国人因为医疗账单破产;在社交网络上流传

甚广的统计数字为 64.3 万人;而奥巴马在 2009 年国情咨文中指出,每 30 秒就有一个因为医疗费用破产的美国人,一年大约超过 100 万人。这些数字的主要来源为多家研究机构做出的破产原因研究,哈佛大学在 2009 年的研究指出有 62.1% 的破产申请是由于医疗账单引起的;2013 年,研究机构 Nerdwallet Health 进一步改进了哈佛的研究,排除了那些因为治病失去工作导致破产的人,指出 57.1% 可能是更为准确的数字,意味着每年美国有超过 64 万人因为看病而破产。

(胡宏岗、何世卿、丛　薇)

思考题

1. 我国封建社会的不同时期,为了稳固民生,统治者建立了符合其时代的医事制度。请查阅资料,挑选一个封建朝代对其医事制度进行详细阐述。

2. 假如你生活在民国时期并选择从事医学工作,你将选择中医还是西医行业?

3. 讨论一下新中国成立以来医疗体系的变化对人们的影响。

4. 近几年我国医保目录中又新增了哪些"天价"药物?

5. 其他国家医疗制度的问题给我们带来什么思考? 我国医疗保险制度相比有什么优势?

参考文献

[1] 陈宗. 杏林佳话:董奉[J]. 家庭医药,2021(3):78-79.

[2] 丁继华. 平乐郭氏正骨[J]. 中医正骨,1991(1):2-7.

[3] 梁峻. 中国古代医政特点及其对当代医政之启示[J]. 中华医史杂志,1994,24(1):5-12.

[4] 刘晓梅,王艺臻. 商业医疗保险和社会医疗保险的责任定位研究[J]. 东北财经大学学报,2021(6):66-75.

[5] 乔志宏. 孙思邈"治未病"思想在慢性肺病诊治中的应用[J]. 世界最新医学信息文摘,2019,19(15):188-191.

[6] 许闲,周源,余安琪. 美国医疗保险改革的经验与启示[J]. 复旦学报(社会科学版),2022,64(1):156-164.

[7] 张晓云,杜崇珊,李成威. 美国百年医改的成败及其制度分析:新冠肺炎疫情下的美国医保之殇[J]. 经济社会体制比较,2021(4):149-160.

[8] 周礼. 天官冢宰[M]. 北京:商务印书馆,1919:10-12.

第 9 章

古往今来战胜疾病的巧妙科技

本章提要

1. 中国古代医学在理论知识和医学科技方面不断积累,在世界医学史上大放异彩,并形成世界医学的重要基石;
2. 中国古代医学家不断积累和总结医疗、诊断、救治、养生的实践成果,并演变形成具有特色的医学体系和医学理论;
3. 新中国成立以后,在老一辈的科学家的不断努力下,新思维与新技术不断涌现,我国医学发展取得了辉煌的成果;
4. 医学与现代信息技术、材料科技等技术不断地交叉融合,极大促进了医学科技的发展,并形成诸多新热点;
5. 随着生命科学和医学的不断发展,当前医疗科技面临的科技伦理挑战日益增多。

导语

无论哪个社会时期,医学的终极目标都是应对各种疾病,保障人的健康安全。当今社会,我们仍然面临着众多重大疾病的威胁,包括癌症、骨代谢疾病、糖尿病、心血管疾病等。且社会环境交织着多种影响健康的因素,人口老龄化、生态恶化、生活方式不断改变、医疗器械与生物发展不足等问题影响着十几亿人民的健康安全。诸多社会问题亟待医学的不断发展和提升。科技是医学发展的原始动力。医学发展需要持续的科技创新,才能不断提升医学诊断治疗的能力,才能真正克服多种疾病的挑战,最终服务于人民的生活健康安全,保持社会稳定,提升人民幸福感。

中国具有 5 000 年悠久历史,在华夏悠久的历史长河中,先人们通过实践积累了非常丰富的医学资源。这些医药学知识和医学体系为人类的医药学发展作出了杰出贡献,已经成为世界医学科技中非常宝贵的财富。在每个历史时期,中国都出现了极具代表性的医疗科技成果,无论在理论认知还是方法技术方面,都发挥着举足轻重的作用。沿着历史的脉络,我们可以窥探中国医道之源。

9.1　古代医学科技的璀璨明珠

9.1.1　朴素的医学雏形

医学伴随着整个人类的发展历史。在还没有使用明火以前,人类便已经从最简单的生活实践中开始最原始朴素的医学探索。人类通过记录生活体验,逐渐开始有意识地理解一些植物的可食用性,并发现有些植物有一定的药性,轻者会导致呕吐,重者可能导致死亡。而渐渐也发现了很多植物具有治疗的功能。例如中国人发现大黄会导致腹泻,金银花能治疗发热等。我国古代将药物称为"本草";英文药物为"drug",原意为干草。这些说明植物是人类最早使用和最广泛运用的药物。

随着狩猎、火和工具的使用,人类的食物从植物慢慢发展到动物。由此,一些动物的内脏也陆续被用作药物。人们在对抗野生动物过程中,或者部落之间战斗过程中,会发生例如骨折脱臼等外科损伤,进而有了最朴素的医学,人们利用最简陋的方式来处理一些外伤,例如利用草药敷贴、压迫止血等,以及能有效应对骨折、脱臼等损伤的治疗办法。此外,在该时期也开发了一系列外科手术,如断肢、阉割和穿颅手术等。

原始社会发端的人类医学,形成了人类与疾病斗争的雏形。虽然这个时期的医学发展相当缓慢,但当时的人有意识地进行记录和完善,为后续医学科技的发展奠定了重要的基础。

9.1.2　华夏医典渊薮

原始医学雏形无法解释疾病的发生发展。中国古代医学由表及里,由单方到复方,在理论知识和医学科学技术方面不断积累,并在世界医学史上大放异彩,筑成了世界医学的重要基石。

中国文化和科技一脉相承,中华数千年的历史未曾中断过。由于具有良好的总结性,我国古代很多医学典籍和理论,如今还广泛地在实际生活中发挥着重要的作用。《黄帝内经》是我国医学史上具有奠基性的重要瑰宝,它反映了古代医学中非常重要的一些成就。值得一提的是,这部医学瑰宝并非出自一人之手,也非一时的实践与见解。它源起于我国战国时期,历经两汉时期的医者的充实,既有魏晋以后新增篇章,更有唐宋元医家的补充。这部医学经典仿佛有生命一般,不断吸收各个时期的医学前沿成就,也不断在各个历史时期的社会做好保障。即便到了当今社会,这部重要的医学文献仍然是中医学科必读的教材,仍然在很多场合起到非常重要的理论指导作用。《黄帝内经》的内容丰富,涉及药理和生理,以及预防、诊断和治疗等方法学,等等。可以说,这部医学典籍是我国古代医学的集大成者,是中国传统医学的重要代表成果,对封建时期的医学作出了不可磨灭的贡献。

此外,中国还有非常多的医学典籍。中国古代医学成就很高,各个时代都涌现出一批勇于尝试的医家。《伤寒杂病论》是东汉张仲景所著的医学典籍,为实际诊治提供了非常丰富的方法指导,特别为辨证施治奠定了基础。同一时期的《神农本草经》则是最早的一本系统总结药物学的著作。当时系统地集结各种药物整理成书,是中国传统医学的药物学理论发展的源头。唐朝著名的医学大师孙思邈在前人基础上汇编数百张医学药方,全面总结了比较长一段时间的医学成果,将这些医学成果写成《千金方》。《四部医典》作为藏医的重要代表,是吐蕃名医元丹贡布所著。值得一提的是,这部医学著作不仅对国内医学有重要的影响,也对国外的医学具有积极的推进作用。相比于前面的个人著作,唐高宗时,官方颁布的《唐本草》是世界上最早的、由国家颁行的药典。《本草纲目》为明朝李时珍所编。该部医学著作一共记载了 1 800 多种药物,10 000 多个方剂,比较全面地总结了当时社会的医药学进展,被誉为"东方医药巨典"。宋朝法医宋慈所著《洗冤录》,是世界上第一部系统的法医学著作。这些医学经典引领了当时的世界医学发展。伴随这些经典医学鸿著的,是不断完善的病理知识和理论系统。

9.1.3　医学理论演变与完善

在悠久的历史长河中,我国古代医学家不断积累和总结医疗、诊断、救治、养生的实践成果,并演变形成具有特色的医学体系和医学理论。例如,早在春秋战国时期,扁鹊提出各种气血脉络理论,为早期的血管认识奠定了基础。同时,中国医学理论还与中国古典哲学理论息息相关。中国医学发展主要依赖于诊断、救治和解决实际疾病等实际问题,具有古代朴素唯物主义哲学的特质。因深受中国古代哲学思想的影响,阴阳五行学说成为医药理论的核心。此外,还衍生出了脏腑学说、体液学说、气质学说等理论体系。人体的肝、心、脾、肺、肾等重要器官,被木、火、土、金、水所指代。脏腑被赋予五行的基本功能与属性,脏器之间也被赋予五行之间的动力学关系。这种动态关联很好地解释了系统性生理联系。人体组成与功能通过基本的五行学说,将一切病理、生理过程划入这个模型功能状态变化中,从而得到描述与解释。

以传承《黄帝内经》为核心,医学理论的发展在不断地丰富后,慢慢衍生出不同流派。秦汉时期,精气、阴阳、五行和象思维被引入医学理论体系,与医学的研究对象相结合,形成从功能、整体、运动变化的角度分析生命为主要特征的核心观念。晋唐宋等时期,医学百家争鸣。融合了佛教医学后,表现出重术轻理的特征:所提出的基础理论或者应用理论,由于缺少临床数据,并不具有典型性;仍然围绕着阴阳平衡、阴阳亏损和温补等方面展开论述。进入清朝后,中国医学慢慢受到西方医学的影响。民国时期,中西医交流增加,西医向中国医学发起了巨大的挑战。可以发现,中国医学理论在各个时期都是基于临床数据产生的,能从功能、运动变化、系统性的角度阐述生命现象。或许是受到传统《周易》中"形而下者谓之器,形而上者谓之道"的影响,后期,中国医学渐渐产生了形而上的偏差,一般重规律而不重实体差异,这也影响了中国医学对实体的认识。

9.1.4　理论指导实践和技术的革新

除了一些经典的医学典籍外,中国古代医学科技在应对各种疾病如传染病等方面也发展出一系列有效的措施。云梦睡虎地秦简里记载着早期人们如何诊断麻风病的细节。麻风病是一类由麻风杆菌引起的慢性传染病,在过去是令人闻风丧胆的不治之症。过去麻风病有很多的诊疗标准,根据病人疾病受累情况判断,例如溃烂还要看鼻梁有没有塌陷、眉毛是否脱落。云梦睡虎地秦简系统性地给予了指导:通过专门设置隔离医院将病人进行隔离。与此相似,古人在实践中意识到很多病靠隔离的确能够降低发病率。东汉末期的大鼠疫中,曹植写的《说疫气》就曾提到过,说是富贵人家把门一关,不出去,所以富贵人家死的人就比那些贫苦的人家要少得多。这就是一种隔离意识。面对各种瘟疫,中国古代一批批仁医毫不退缩,不避艰险,在实践中反复研究治法,得出非常有价值的经验,挽救了无数生命,为古代社会防疫抗疫作出了巨大贡献。在医学方面,不得不提及东汉华佗。他擅长外科手术,被人誉为"神医"。他发明的麻沸散,是一种从植物中提取的麻醉药,适用于外科手术。这一发明比西方早 1 600 多年。

东晋炼丹师葛洪在历史上第一次运用了免疫学。他描述了一种病,就是后来的疯狗病,即狂犬病:人被疯狗咬了,非常痛苦,受不了刺激,只要听见一点声音,就会抽搐痉挛,甚至听到倒水的响声也会抽风,所以又叫作"恐水病"。葛洪想到一种以毒攻毒的办法。他派人把疯狗捉起来,取出它的脑子敷在病人的伤口上。这种做法可以使发病减轻。

9.2　呕心沥血的近代医学科技

新中国成立后,医学行业逐步趋于完善。发展医学不仅是学科的需要,更是保障人民身体健康和生命安全的重要保障。新中国成立初期,我国的物质水平和医学积累还处于积贫积弱的时代,即便在如此艰难的环境中,许多前辈通过巨大的努力,仍然取得了非常多让人引以为豪的创造性成就。

20 世纪 60 年代末,屠呦呦受国家任命参与疟疾防治药物研究工作协作会议,即代号为 523 的项目。她广泛阅读医学典籍,请教老中医,收集了近两千个疟疾秘方。后受东晋葛洪《肘后备急方》"青蒿一握,以水二升渍,绞取汁,尽服之"的启发,利用乙醚萃取技术,提取到活性组分青蒿素。她在《科学通报》上发表论文,首次向全球报告了青蒿素这一重大原创成果。不仅于此,1973 年 9 月,屠呦呦课题组还首次发现了疗效更好的青蒿素衍生物——双氢青蒿素。1992 年,青蒿素类新药——双氢青蒿素片获得"新药证书"并转让投产。世卫组织更是将青蒿素类药物作为全球抗疟疾首选,全球疟疾死亡人数因此下降近 60% 以上。2015 年,屠呦呦获诺贝尔生理学或医学奖。

从中国医药论著中获取灵感的还有应用三氧化二砷治疗急性骨髓白血病的案例。急性前骨髓性白血病时常会伴随弥漫性血管凝血异常,60% 以上病患经常在尚未治疗前就会因凝血异常而发生脑内出血导致死亡。上海医科大学利用反式维甲酸对该疾病进行治疗。该治疗方案相比较于传统西方化疗药物杀死癌细胞的思路大为不同。它的本质是利用药物促进细胞分化,将坏细胞再次激活转为功能细胞,使急性前骨髓性白血病进入"细胞疗法"的领域。然而,反式维甲酸无法消除致癌基因,也无法治愈病人。进而三氧化二砷或者含有雄黄成分的青黛片被联合使用,研究者在《中华血液学杂志》上发表了 72 例使用三氧化二砷治疗急性前骨髓性白血病的案例,缓解率高达 73.3%。三氧化二砷在过去被称为"砒霜",它是如何发挥作用的呢?经张亭栋等人临床观察,使用三氧化二砷后,骨髓前骨髓细胞分化成功能细胞,与反式维甲酸相似。而且剂量对治疗效果的影响较大,需保持在比较低的浓度。它一方面可以使癌细胞凋亡,使细胞在 G1 及 G2M 期检查点停滞,另一方面可以促进干细胞增殖。

在世界医学之林,沙眼衣原体的发现也跟中国老一辈科学家较真执着的研究态度息息相关。随着显微镜技术的发展,微生物学得以推进。过去笼罩人们生活的重大疫情杀手,如黑死病、天花、麻风病、疟疾等都与微生物相关,其致病因素都被一一解开。沙眼是一种古老的疾病,然而关于它的致病原因一直都是个谜。沙眼病原体问题一直受到国际众多微生物学家的重视。多年来,关于沙眼的"细菌病原说"和"病毒病原说"一直争论不休,包括野口在内的科学家几次宣称沙眼的病原体是一种杆菌,然而在后来都被更多的试验所推翻。20 世纪初,伴随着微生物学的发展,"病毒病原说"开始进入科学家的视线。汤飞凡院士发现在病毒和细菌之间还存在其他微生物形态。1956 年,中国在世界范围内首次发现沙眼的致病原是沙眼衣原体并成功制作了灵长类动物沙眼模型,找到治疗沙眼的敏感抗生素,轰动了世界。汤飞凡院士勇于打破陈规,大胆猜想,细心求证,是国际上发现"衣原体"的第一人,也是世界上发现重要病原体的第一个中国人。汤飞凡院士的这一成就大大促进了沙眼的预防与治疗,为人类的健康作出了重大贡献。

胰岛素是动物胰腺内用于降低血糖和调节体内糖代谢功能的一种蛋白质。然而当细胞受损或者病变后,体内便无法正常分泌胰岛素,进而造成较严重的糖尿病。据统计,现在世界上的糖尿病患者已经成为最大的慢性病群体。糖尿病患者需要注射胰岛素,才能保持正常的生命活动。在发现胰岛素和阐明胰岛素分子氨基酸序列的工作上诞生了两位诺贝尔奖获得者。胰岛素由 A、B 两条链,共 17 种 51 个氨基酸组成。人工合成胰岛素,首先要把氨基酸按照一定的顺序连接起来,组成 A 链、B 链,然后再把 A、B 两条链连在一起。1958 年,中科院上海有机化学研究所和北京大学化学系负责合成 A 链,中科院生物化学研究所负责合成 B 链,并负责把 A 链与 B 链正确组合起来。这一重要科学研究成果首先以演示文稿形式发表在《科学通报》杂志上。人工牛胰岛素的合成,标志着人类在认识生命、探索生命奥秘的征途中迈出了关键性的一步,促进了生命科学的发展,开辟了人工合成蛋白质的时代,在我国基础研究尤其是生物化学的发展史上有巨大的意义与影响。

20 世纪后半叶,可以说是一个充满传奇的时期,我国涌出了许多卓越的医学人员,他们经过大胆创造,潜心研究,取得了非常瞩目的世界首创。上海第六人民医院的陈中伟便是其中的典型代表。他通过断肢再接这一创举,翻开了医学史的新篇章。在此之前,没有任何成功的经验可借鉴。陈中伟仰仗他多年的解剖学知识和临床经验,通过清创,接骨,梳理肌腱、血管、神经,经过近 4 小时的手术,病患的手被保住了。这是全世界第一例完全断离又再植的案例。现在,随着显微外科技术的发展,不断有断手断肢再植成功的案例,而且越来越精细,包括末节手指再植等,其关键是血管连接和功能化。我国的显微外科再植水平已臻至化境,朝着伤情更复杂、血管吻合度更高的方向发展。

在老一辈科学家的不懈努力下,新思维不断涌现,我国医学发展取得了辉煌的成果。当然,还有很多难关需要突破,我们绝对不能因为所取得的成绩沾沾自喜,应该砥砺前行再创辉煌。

9.3　当今时代医学的科技风口

医学与现代信息技术、材料科技等技术不断地交叉融合,极大促进了医学科技的发展。包括基因组学、合成生物学、组织工程与干细胞技术等现代医学技术成果越来越快地应用于临床,正在使疾病诊断和治疗模式发生革命性的变化。医学领域也出现了众多颠覆性的科技成果,正以全新的理论和思维方式改变诊疗手段,助推生物医药、医疗器械等行业的发展。医疗科技不断发展,催生出了转化医学、系统医学、精准医学、个体化医疗、智慧医疗等一系列新的医学思想和理念,不断出现的创新成果成为疾病防治和健康管理不可或缺的重要支撑。

首先,医学科技的发展离不开其他科学发展的支撑,如现代信息大数据分析、材料科技的不断交叉融合,使得深入探索生理机制和疾病发生发展规律成为可能。医学与互联网和可穿戴设备的结合带来了全新的"智慧医疗"时代。大数据的出现促使医学进入单细胞全时空分析的时代。定制化、精准化健康服务 AI 智能根据用户个人数据中心上传数据情况进行前瞻性疾病预测,并可精准匹配健康保险、健康管理等定制化服务方案,实现用户疾病预测,使用户可以有针对性地提前预防,用户将实现不再是生了病才去进行治疗,而是可以全程监测、预防身体疾病。虚拟助理、医学影像、药物挖掘、营养学、医院管理、健康管理、精神疾病、可穿戴设备、风险管理、病理学和临床诊疗活动等方面均可看到数字化医学科技的应用场景。目前许多知名公司也纷纷布局人工智能赋能医疗产业,如阿里巴巴、腾讯、百度、科大讯飞、华大基因、IBM、Google、微软等。人工智能诊断时代即将到来。

医学科技前沿领域的多点突破正在形成新热点。医学科技的前沿领域较多,当前尤其应关注以下三个领域。

(1) 基因组与基因的编辑技术将开辟疾病防治新路径。基因组学技术的兴起、分子诊断和基因检测技术的提升为疾病精准诊治带来了新手段,也为精准医学发展提供了技术支撑。CRISPR/Cas9 技术出现后,更是引起了世界广泛的关注,曾两次荣登《Science》"年度十大科学突破"。基因编辑技术的发展,将使得对人类基因组进行插入、敲除等修饰易如反掌。人们在遵守伦理道德的前提下,可根据需要纠正有害的基因突变,这将为罕见遗传病、肿瘤等疾病的基因治疗提供新的手段。

(2) 干细胞与再生医学给临床治疗模式带来深刻变化。干细胞诱导分化与大规模制备等理论和技术不断取得突破,临床应用呈加速趋势。干细胞使得人类受损器官修复和再生成为可能。近年来,我国《"十三五"国家战略性新兴产业发展规划》《"十三五"生物技术创新专项规划》《"十三五"卫生与健康科技创新专项规划》等政策法规相继出台,明确提出发展干细胞产业。同时,新一代功能化生物医用材料将赋予材料生物结构和生物功能,充分调动人体自我康复的能力。这些技术进步有望实现受损组织或器官的永久康复。

(3)认知科学的深入发展将引发新一轮医疗变革。认知科学与神经科学交叉形成的认知神经科学是近年来十分热门的前沿研究领域之一。认知神经科学与医学、信息科学等交叉融合,可深入探察正常大脑认知活动的机制,对揭示人类大脑的功能特别是寻找预防、诊断和矫治各类认知及精神障碍的对策具有重要意义。人类认知组计划通过阐明人类大脑所有联络方式,理解人类心智的结构与功能,最终揭示人类心智的奥秘。这被认为是继人类基因组计划后的又一伟大科学计划。

蛋白质工程学将是继人类基因组工程学之后,下个世纪最热门的研究领域之一。根据世界卫生组织的数据,食用动物含有大量抗生素,间接促进了抗药性细菌以及标准抗生素无法抑制的超级细菌的进化。在动物身上使用抗生素,很多时候都是用于促进生长、预防精细密集农业系统疾病传播,并非用于治疗病畜。利用微生物发酵技术将有更多的消费者有机会品尝通过发酵生产的另类乳制品。这项技术使微生物能够通过编程产生复杂的有机分子,如蛋白质。此外,还可以研究如何将动物的白蛋白经过少数几个氨基酸的置换,制成与人白蛋白相近或相同的物质;如何提高肿瘤的抗原性,进而研制成功肿瘤疫苗,并用于肿瘤的预防和治疗。因此,基于基因技术和微生物发酵技术、合成生物学的研究被认为是解决环境问题等的重要领域。

随着我国慢慢步入老龄化社会,一些慢性代谢疾病呈现出病因复杂、发展缓慢且难以治愈的特征。老年人群除了心脑血管疾患、癌症、糖尿病、帕金森氏病以外,还有近10%的不同程度的老年性痴呆,而老年妇女几乎都有不同程度的骨质疏松。在今后的25年里,中国60岁及以上老年人在全人口中的构成比预计将增加一倍以上。因此,老年人群是最需要医学呵护、最需要卫生资源的人群,如果不及早采取有效措施,未来的社会将不堪设想,而当"一个孩子"成为社会的主要劳动力时,社会负担也将使人难以承受。老年人体力和脑力的下降增加了长期照护服务的需求。目前,中国卫生系统并不能充分满足老年人的健康需求。对中国而言,最重要的挑战将是建立一个广泛覆盖、可及性高且公平的、提供预防及支持服务的公共卫生系统,满足迅速增长的老年人口的健康需求,并能使这些老年人及其后代继续为中国经济和社会作贡献。

9.4　生物科技自我管治与伦理意识

9.4.1　愿生命被"尊重",愿科学被"慎用"

贺建奎的出狱再次将我们的思绪拉回四年前。2018年11月26日,南方科技大学的贺建奎团队对外宣布一对基因编辑婴儿诞生。他们声称利用 CRISPR 基因编辑技术在人类受精卵上删除了 CCR5 基因，以希望出生的婴儿拥有抵抗艾滋病的能力。该消息一经报道，随即在全球范围内引发了舆论风暴。该技术受到全球科学家的广泛谴责。在进一步的调查和细节披露中显示，该团队存在大量违法违规的"狂赌"做法，伪造批件、未对 HIV 做出完整的验证实验。这项所谓的研究视医学伦理如虚设，这对整个中国生物医学在世界的声誉和发展都是一场毁灭性的打击。

史蒂芬·霍金去世前在其著作《对严肃问题的简短回答》中也提出了对"超级人类"的担心：一旦将来富人改变子女的 DNA，将会出现新的更加具有竞争力的人种，这样将会摧毁一般人的生存，"优质人类"的出现将会导致普通人形成特殊的较低的种姓，或者完全消亡。在基因编辑婴儿事件的两年后，世界卫生组织发布《人类基因组编辑管治框架》和《人类基因组编辑建议》，首次提出将人类基因组编辑作为公共卫生工具的全球建议。

该事件并不会随着时间的推移而被人遗忘，它时刻提醒我们，科学进步不仅是技术创造，而且应该遵守法律和道德的底线。如果没有了伦理的限制，社会秩序就难以维系。愿生命被"尊重"，愿科学被"慎用"。我们希望生物科技发展更加谨慎、更加合理，研究人员对技术潜在风险有更加深刻的理解。

随着生命科学和医学的不断发展，基因编辑、胚胎实验、干细胞技术等技术不断涌现，我国医疗科技面临的科技伦理挑战日益增多。一方面，医疗科技需要发展以满足人们对健康的追求。另一方面，科技的发展不能盲目，无规矩不成方圆。科技伦理是平衡科学研究与价值理念的行为规范，是维持医学科技事业健康发展的重要保障。加强生物科技伦理管理，不仅是防控科技伦理风险，更是推动科技向善、造福人类的基本需求。

9.4.2　生物医学伦理不是"一刀切"

科学伦理问题很多时候是我们对未知的恐惧造成的，而科学恰恰是要探索未知、破解未知，因此科学伦理和科学之间存在一定程度的天然对立。

随着社会意识的进步和法制的健全，脑死亡法的颁布和安乐死法案的实施将是 21 世纪初叶医学、伦理、法律方面的重大事件。实施脑死亡法，不仅是对人类伦理的扶正，也是卫生资源从消耗、浪费到有效利用的一次革命，有百利而无一害，建议我国政府和人大抓紧对这一问题的论证。继 1993 年荷兰正式颁布安乐死的法令之后，另一些国家也在积极探讨实行安乐死的可能性。实行安乐死，不仅是对人道主义的弘扬，而且是一种特殊人权的体现。当然立法要严密，程序要严格。无论如何，这确实是一种医学伦理学的革命，应当提倡。

生物医学伦理不应当一刀切。正如前面所分析的，基因编辑是一项颠覆性的科技成果，能为一些罕见病带来有意义的治疗方案。目前正规合法的四例胚胎编辑实验，包括中山大学黄军就教授利用 CRISPR/Cas9 技术将胚胎中地中海贫血症的相关基因敲除，广州医科大学范勇团队利用相似的技术对胚胎细胞进行基因编辑提升了艾滋病毒的感染率。CRISPR 技术具有重要的研究价值。当然，面对新的技术，健全完善医学伦理任重道远。

针对新技术的安全性建立健全规范的技术指南和国家层面的安全法规以及监管体系,建立从宏观政策到法律法规和标准规范的全面管理体系,从研究与应用两方面加强对技术的监管,这些都是很有必要的,还有许多工作要做。

（陈双双）

思考题

1. 了解当前医学科技前沿,你认为哪一项技术最具潜力? 为什么?

2. 祖国医学有哪些影响至今的科学技术?

3. 简述科技的发展会带来哪些伦理的难题。

4. 当今医学科技风口有哪些? 请举例说明。

5. 为保障医学和科技的有序和良性发展,你认为还有哪些方面值得关注和约束?

参考文献

［1］曹丽娟. 曹炳章与《中国医学大成》[J]. 亚太传统医药,2010,6(11)：178－180.

［2］常存库. 中国医学史[M]. 北京：中国中医药出版社,2003.

［3］耿婵. 近代中国的医学史研究[D]. 上海：东华大学,2015.

［4］李步洱,孟凡艳. 新时代医学领域的主要矛盾与医学科技创新[J]. 继续医学教育,2019,33(8)：58－59. DOI：10.3969/j. issn. 1004-6763. 2019. 08. 030.

［5］尚爻,李义庭. 生物医学科技与伦理关系的现实考量[J]. 中国医学伦理学,2021,34(1)：105－107. DOI：10.12026/j. issn. 1001-8565. 2021. 01. 21.

［6］施忠道. 浅析新世纪我国生物医学科技发展的趋势与重点[J]. 医学与社会,2000,13(5)：4－7. DOI：10.3870/j. issn. 1006-5563. 2000. 05. 002.

［7］岳毅,胡振,郭鸿雁. 医学科技进步与社会发展的关系[J]. 山东医药,2010,50(6)：110－111. DOI：10.3969/j. issn. 1002-266X. 2010. 06. 084.

［8］詹启敏,杜建. 论医学科技与"国之重器"[B]. 北京大学学报,2022(5)：785－790.

第 10 章

中华传统文化与祖国中医药学的发展

本章提要

1. 本章介绍了在中华传统文化的大背景下我国中医药的萌芽、传承、体系化和现代化的发展历程。
2. 神话故事蕴含了中华文明的精神"内核",从中可以认识民智的开启与文化的启蒙,传统医学的萌芽也在此种孕育。
3. 传统中医药在民间市井烟火气息中得以广泛应用和传承,反映了传统医学民间的群众基础。
4. 传统中医药的发展历经碰撞与曲折,开创百家争鸣的局面,从萌芽逐渐走向成熟。
5. 时代浪潮中,中医药借助现代科技之帆驶向世界,展现出蓬勃生机。

导语

医学从萌芽、产生到发展,不仅仅是一种实用的技术,它的发展同时依托于人类文化发展的大背景。人类文化的方方面面滋养着医学的发展,为其提供条件、动力和契机,同时在一定时期也以不同的形式制约医学的发展。我国作为四大文明古国之一,东亚文明生根发芽的沃土,由于悠久的历史文化积淀,在医学的发展上带有独特而浓厚的文化色彩,在很长时间内也领先于世界其他地区。

中医药学在时代的洪流中不断地创新与传承,与现代化接轨,其发展深深根植于中华传统文化的土壤。随着中医的蓬勃发展、中药材的规模化,形成了享誉全国的四大药都:有着"华佗故里,药材之乡"之称的安徽亳州,有着"草到安国方成药,药到祁州始生香"之称的河北安国,有着"药不到樟树不齐,药不过樟树不灵"之称的江西樟树,有着"药不到禹州不香,医不见药王不妙"之称的河南禹州。

"求木之长者,必固其根本;欲流之远者,必浚其泉源"。中华优秀传统文化是中华民族的精神命脉,是涵养社会主义核心价值观的重要源泉,也是我们在世界文化激荡中站稳脚跟的坚实根基。正如习近平总书记所说,我们要坚定文化自信,推动中华优秀传统文化创造性转化、创新性发展,继承革命文化,发展社会主义先进文化,不断铸就中华文化新辉煌,建设社会主义文化强国。

10.1 神话启蒙与传统医学的萌芽

神话是原始人类意识形态的综合反映,是他们对世界的认识和解释。一方面,从文明发展史的角度来看,医学萌芽是随着民智开启、文化启蒙发生的,那些与史前医学相关的神话传说保存了初民对生与死、健康与疾病的记忆,反映了中国原始人类的意识形态。朝代更替中,随着故事本身的流传,其中蕴含的精神内核成为中华文明的"原型",这是超越历史时代和政治背景的。另一方面,从个体发展的角度来看,童年时期,我们在阅读神话传说的过程中接受了启蒙教育,建立起民族认同感。可以说,中国人的民族特性,对生与死、健康与疾病的认识,一定程度上是由神话传说构建起来的。

10.1.1 伏羲一画开天地,不通《易》者不通医

伏羲,又名宓羲、包牺、皇牺,他教民结网、渔猎畜牧,史书记载伏羲为三皇之首,也是有关中医起源最早的人物。他发明钻木取火,火化腥臊而为熟食,使百姓的各种腹部疾病大为减少;画八卦、取像比类,把天地分成阴阳四象八卦,使水火升降之气、百病之理从此有了理论依据,比如把心脏称为"心火",肾脏称为"肾水"。在伏羲身上,承载的是华夏民族对万物起源、人类繁衍、生命生生不息的强烈愿望,其创立的八卦为后来的《易经》奠定了基础,与后世创立的《神农本草经》共同推动了我国医药事业的发展,因此就有了"医之道者自伏羲而起,药之道者自神农而生"的说法。

《易经》的阴阳学说、五行学说、藏象学说、类比思想和卦爻数理对传统中医学理论发展具有深远的影响。《易》具医之理,医得《易》之用,医不可无《易》,《易》不可无医。医《易》相通,最基础的结合就是《易经》的卦象与人体器官的对应,如乾为首、兑为口、离为目、震为足、巽为股、坎为耳、艮为手、坤为腹。《易经》的卦辞更是反映出其对中医防治学与治疗学的基础指导作用,如坤卦爻辞:初六"履霜坚冰至",强调防微杜渐,这和《黄帝内经》治未病的防治思想不谋而合。《易经·无妄》说"无妄之疾,勿药有喜",即得病之后忌胡思乱想,保持心情舒畅,不吃药也会痊愈。《易经》还提出"八卦气验",论及节气与疾病的联系,是中医气象医学之发源。如每年春分、惊蛰前后,天气突变日数最多,人为祸事、空中或地面的意外伤亡也是全年之冠。

《易》肇医之端,医蕴《易》之秘。《易经》中记载的古代养生、预防、医疗活动的史料,正是中医学的源头。先人的医疗实践活动使得医学中朴素辩证的阴阳理论得以产生和发展,使《易经》中的原始医学思想得以萌芽孕蕾,历经数百年的医疗实践逐渐形成关于人体的整体观、天人相应、预防与医疗及养生等思想,最后由《黄帝内经》总其大成,确立了中医

学的理论体系。

10.1.2　医之始祖黄帝，成就医学巨著

轩辕黄帝是中华民族的人文始祖，是华夏文明的开拓者和奠基者。《史记·五帝本纪》载："黄帝者，少典之子。姓公孙，名曰轩辕。生而神灵，弱而能言，幼而徇齐，长而敦敏，成而聪明。"黄帝在位期间，播百谷草木，大力发展生产，始制衣冠、建舟车、制音律、作《黄帝内经》等。《黄帝内经》是我国医学宝库中现存成书最早的一部医学典籍，是传统医学四大经典著作之一。《黄帝内经》奠定了人体生理、病理、诊断以及治疗的认识基础，是对中国影响极大的一部医学著作，被称为医之始祖。

《黄帝内经》成书于战国至秦汉时期，分为《素问》《灵枢》两部，《素问》主要讲述阴阳五行、脏腑经络、气血津液、精、神、病因病机、辩证原则、养生等内容。《灵枢》又叫《针经》，着重描述经络、腧穴、针具、刺法、治疗原则等针灸方面的内容。《黄帝内经》阐述病机病理的同时，主张不治已病而治未病，同时主张养生、摄生、益寿、延年。它还是一部研究生理学、病理学、诊断学、治疗原则和药物学的医学巨著，在理论上建立了中医学上的"阴阳五行学说""脉象学说""藏象学说"等。它是中医学理论体系的渊薮，是一部综合论述中医理论的经典著作。它的结集成书是以古代的解剖知识为基础，古代的哲学思想为指导，通过对生命现象的长期观察以及医疗实践的反复验证，由感性到理性，由片段到综合，逐渐发展而成，提出了许多重要的理论原则和学术观点。它不仅奠定了中医学理论体系的基本框架，也为后世中医学的不断完善与向前发展提供了可能。《黄帝内经》一书不仅是当时医学发

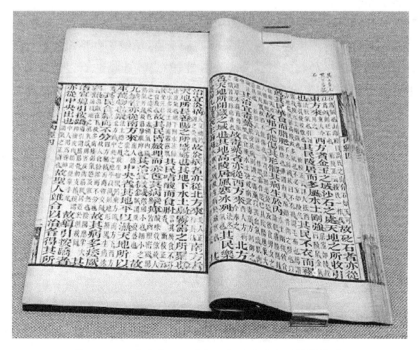

图 10 - 1　《黄帝内经·素问》(图片来自中医药博物馆)

展水平的最佳见证,也是现代中医学研究发展的可靠基石。

10.1.3 神农为百姓立誓尝百草,著《神农本草经》宣药疗疾

神农氏是远古传说中的太阳神。传说神农人身牛首,身高八尺七寸,龙颜大唇,通体透明,手持一赭鞭。相传神农是三皇之一,为姜水流域姜姓部落首领,后发明农具以木制耒(指用较为老成坚韧的树枝制作而成的一种二分叉形的翻土工具),教民稼穑饲养、制陶纺织及使用火,功绩显赫,以火得王,故为炎帝,又称神农。

教民种植五谷之外,神农的一个伟大的贡献是发明医药。远古时期,百姓以采食野生瓜果、生吃动物蚌蛤为生,腥臊恶臭伤腹胃,经常有人受毒害得病死亡,寿命很短。神农为"宣药疗疾",救夭伤人命,使百姓益寿延年,他跋山涉水,行过三湘大地,尝遍百草,了解百草之平毒寒温之药性。为民找寻治病解毒良药,他几乎嚼尝过所有植物,"一日遇七十毒"。神农在尝百草的过程中,识别了百草,从中发现了具有攻毒祛病、养生保健作用的中药。由此令民有所"就",不复为"疾病",故先民封他为"药神"。神农尝百草多次中毒,都多亏了茶解毒。但却有茶解不了的毒,也正因此,神农最后因尝断肠草而逝世。人们为了纪念他的恩德和功绩,奉他为药王神,并建药王庙四时祭祀。在我国的川、鄂、陕交界传说是神农尝百草的地方,称为神农架山区。神农为"宣药疗疾"还刻了"味尝草木作方书",这也是人类医学科学的发端。神农亲验百草药性,是中药的重要起源。这一过程经历了漫长的历史时期、无数次的反复实践,积累下来许多药物知识,被篆刻记载下来。随着岁月的推移,积累的药物知识越来越丰富,并不断得到后人的验证,逐步以书籍的形式固定下来,这就是《神农本草经》。

《神农本草经》成为中国最早的中草药学的经典之作,后世本草著作莫不以此为宗,对中医药的发展一直产生着积极的影响,并逐步发展丰富,形成了如今世界闻名的中医药宝库。《神农本草经》阐述了药物的三品分类及其性能意义,药物的君臣佐使及在方剂配伍中的地位和作用,药物的阴阳配合、七情合和、四气(寒热温凉)五味(辛甘酸苦咸)、有毒无毒,药物的采造,药物的煎煮法,药物与病征的关系等等,至今仍是临床用药的法规准则。它所记载的365味中药,每味都按药名、异名、性味、主治病证、生长环境等分别阐述,大多数为临床常用药物,朴实有验,历用不衰。千百年来,它作为药典性著作,指导着海内外炎黄子孙应用药物治疗疾病,保健强身。从现象到本质的研究范式体现了我国古代学者的智慧,以身试药的崇高行为体现了先贤为科学献身的高尚品格。

10.2 传统中医药,传承在民间

从众多的神话故事中,我们可以窥探到史前古人医学意识的萌芽。但是通过神话故事传播的医学又好像筑之高台,产生了一种需要顶礼膜拜的距离感。医学的诞生本是作为一种生存的技能而存在,所以它不应该是束之高阁的藏书典籍,而应是紧紧融入生活的

一种常识和行为方式,充满市井的烟火气息。在蒙昧的、医学尚未形成体系的时代,民俗、宗教是人们寻求健康的重要途径,也是医学知识和医学意识传播的重要途径。古代驱鬼辟邪常与祛病延年联系在一起,这来源于我国文化中的神鬼观念。《说文解字》中古人对"鬼"的认识是:"人所归为鬼,从人像鬼头,鬼阴气贼害。"鬼即为病因,驱鬼避邪便可让人恢复健康,故此诸多驱鬼辟邪的仪式便被我们的祖先发明出来,长期沿用变成了民俗。驱鬼避邪是为益寿延年,也正因此,人们对长生不老的渴望也为宗教和迷信的形成提供了土壤。不论这些民俗和宗教所蕴含的医学知识是否正确,都成为文化的一部分被刻在了历史的画壁上。

10.2.1　顺时调和,风土相宜——二十四节气的饮食养生习俗

二十四节气是上古农耕文明的产物,它最初是依据斗转星移制定,古人根据北斗七星在夜空中的指向,指导农业生产不误时节。它不仅是指导农耕生产的时节体系,更是包含有丰富民俗事象的民俗系统。二十四节气蕴含着悠久的文化内涵和历史积淀,是中华民族悠久历史文化的重要组成部分。

如春分时节,在中国岭南一带,有一种习俗叫作"春分吃春菜"。"春菜"是一种野苋菜,当地百姓称之为"春碧蒿"。逢春分那天,全村人都去采摘春菜。春菜生长于田野中,多是嫩绿的,约有巴掌那样长短。采回的春菜一般与鱼片"滚汤",名曰"春汤"。有顺口溜道:"春汤灌脏,洗涤肝肠。阖家老少,平安健康。"一年自春始,人们祈求的还是家宅安宁,身康体健。

又如大暑这天在浙江台州湾一带有"送大暑船"的习俗。清同治年间,此地常有病疫流行,尤以大暑时节为甚。人们认为这是五位凶神所致,于是在江边建了五圣庙,更在大暑节这一天用特制木船将供品送至椒江口外。意思很明显,即是送走瘟疫,祈求平安。据说,早在 20 世纪 20 年代,台州湾一带的"送大暑船"以葭芷的规模最大,可谓声名远扬。每年农历大暑期间,葭芷"送大暑船"民俗正式打出"渔休节"的旗号,活动搞得十分红火。活动的高潮是在大暑的一天到江边送"大暑船",并伴随有丰富多彩的民间文艺表演,人山人海,摩肩接踵,兴高采烈,万民空巷。浩浩荡荡的群众队伍把一艘制作精美的大纸船十分隆重地送往江边,进行送船仪式。大暑船出海时,江边鞭炮齐鸣,欢声雷动。许多人口中连连念着"送暑平安"。原先停泊在江边码头的渔轮则一概启动,组成一支声势浩大的船队,护送大暑船出海。直到再也看不见大暑船的船影时,江边的人们才纷纷意兴未尽地踏上归程。

再如冬至当天,在中国的北方地区,不论家境贫富,饺子是必不可少的。谚语云:"十月一,冬至到,家家户户吃水饺。"这种习俗的由来,是因为纪念"医圣"张仲景冬至舍药留下的。张仲景是东汉人,他所著的《伤寒杂病论》,集医家之大成,"祛寒娇耳汤"被历代医者奉为经典。张仲景有名言:"进则救世,退则救民;不能为良相,亦当为良医。"他曾任长沙太守,后毅然辞官回乡,访病施药,大堂行医,为乡邻治病。张仲景返乡之时,正是冬季。他看到白河两岸乡亲面黄肌瘦,饥寒交迫,不少人的耳朵都冻烂了,便让其弟子在南阳东

关搭起医棚,支起大锅,在冬至那天舍"娇耳"医治冻疮。他把羊肉和一些驱寒药材放在锅里熬煮,然后将羊肉、药物捞出来切碎,用面皮包成耳朵样的"娇耳",煮熟后,分给来求药的人,每人两只"娇耳",一大碗肉汤。人们吃了"娇耳",喝了"祛寒汤",浑身暖和,两耳发热,冻伤的耳朵都治好了。后人学着"娇耳"的样子,包成食物,也叫"饺子"或"扁食"。冬至吃饺子,是不忘"医圣"张仲景"祛寒娇耳汤"之恩。至今南阳仍有"冬至不端饺子碗,冻掉耳朵没人管"的民谣。

从现在的观念来看,这些民俗所蕴含的有些医学知识是错误的,春草并不能洗涤肠胃,送大暑船也并不能送走瘟疫,但是这些作为医学形成和发展过渡阶段的产物,现在已经和传统文化融合在了一起,代表了一种对健康生活的向往和愿景,在文化方传承方面具有难以想象的价值。很难想象,如果岭南春分不吃春菜、北方冬至不吃饺子,这样的时节还会不会有这么浓重的中国味。

10.2.2　端午驱走"五毒"害,一年四季无病灾

端午节是传统节日,始于春秋战国时期,至今已有 2 000 多年的历史,为每年农历五月初五。端午时节正是夏至前后,是天候、季节发生较大转变之时。自战国秦汉时代以来,一直有视五月为"恶月""毒月"之说。因为天气转热,就会滋生毒虫,疫病较易流行,古人遂把炎热季节的各种疾患视为是"邪气""毒气""恶气""病气"等作怪,所以就发明了许多避邪祛恶和防疫保健的方法。端午习俗中的各种"药物",如艾草、菖蒲等,可以散发出或刺激或芳香的气味,被认为是"药气""药味",可以用来对抗"邪气""病气"。这种以毒攻毒的医学思维是传统医学在民间传播的体现,也说明了劳动人民对传统医学的认可。

端午作为"采药日"的起源,大概来源于《夏小正》中"此日蓄药,以蠲除毒气"的说法。至今,中国各地民间仍普遍保留着端午所采之药最为灵验的信仰。因为古人认为端午或这天午时,由于季节变动致使阳气极盛,同时也是各种草药的生长最为茂盛之时,所以这天采的草药最为灵验有效。《清嘉录》载:"采百草之可疗疾者,留以供药饵,俗称草头方。"在这一天制药,药效也能保持得最久。陈元靓《岁时广记》卷二十二"合诸药"条引《琐碎录》载:"五月上辰及端午日、腊日、除日前三日合药,可久不歇气味。"

端午所制之药,多是为了辟邪祛恶,而"恶气""毒气",自然要用"药气""药味"克之,《岁时广记》卷二十二"焚故药"条引《岁时杂记》曰:"端五日午时聚先所蓄时药,悉当庭焚之,辟疫气。"今在广西壮族地区,人们不仅在门上插艾草或枫叶,往往还在院内煮醋液、烧柚子皮,用蒸发或燃烧引发的药气来清爽空气。在浙江嘉兴一带,端午时很多人会去中药店购买几包苍术和白芷用于熏烟,在午时把门窗紧闭,把买来的中药点燃,让烟雾在屋内弥漫,以达到驱虫、辟邪和防疫保健的功效。再比如蟾蜍,俗称"癞蛤蟆",原本和蜈蚣、蛇、蝎、蜥蜴并称"五毒"。端午时节采捕蟾蜍为药,正是基于"以毒攻毒"之类民俗知识理念。《清嘉录》载:"药市收癞虾蟆,刺取其沫,谓之'蟾酥',为修合丹丸之用,率以万计。"这种制取"蟾酥"的方法,至今仍在江苏等地民间流传。

10.2.3　华佗五禽戏,古代"广场舞"

广场舞是群众喜闻乐见的健身运动,然而早在东汉末年就已经兴起了,不过那时候它有个"洋气"的名字叫五禽戏。

五禽戏的起源可上溯至先秦,《庄子·刻意》文中有这样一句描述:"吹,呼吸,吐故纳新,熊经鸟伸,为寿而以已矣。"其中"熊经鸟伸"就是对那时候的人们模仿动物动作来锻炼身体的描述。华佗继承前人的经验(图10-2),创新总结,创编了"五禽戏",并把它传授给普通百姓,让大家都了解这套强身健体的方法。这也是远古中华气功导引术的一种萌芽。不过那时候并没有留下五禽戏动作的文字与图解。直到南北朝,陶弘景在其《养性延命录》中有了比较详细的记载,而且提出了五禽戏的锻炼原则——"任力为之,以汗出为度"。这些宝贵的文献资料为后人的研究提供了重要依据。

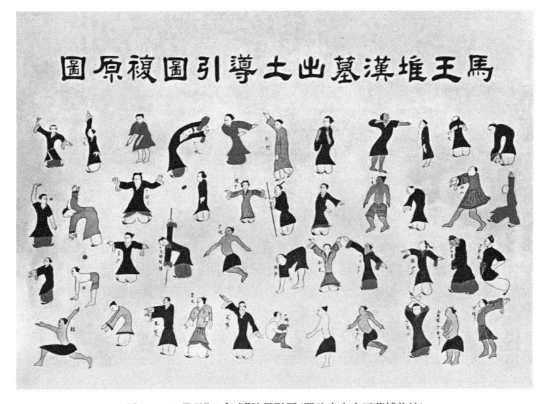

图 10‐2　早于"五禽戏"的导引图(图片来自中医药博物馆)

古人把人体分成阴阳还有五行,根据阴阳平衡和五行相生相克的原理来调养身体。按照五行学说,五禽戏的五个动作——虎戏、鹿戏、熊戏、猿戏、鸟戏,分别对应着五行中的金、木、水、火、土。虎戏:虎属肝,行膀胱属阳,阴阳平衡,防治疾病。鹿戏:鹿属水,主肾,所以练习鹿戏可以缓解肾脏的毛病。熊戏:熊属土,主脾胃,所以胃部的毛病练习熊戏可以起到缓解作用。猿戏:猿属火,主心,所以对心神起作用。鸟戏:鸟属金,主肺,所以练习鸟戏对肺有很好的锻炼作用。五禽戏不仅能够清利头目,增强心肺功能,强壮腰肾,滑利关节,还能增强身体素质,强身延年。

几千年来,中医与养生功法密切相关,因为它们有共同的方法论基础,有同属人体文化的性质,并在长期互补、共同发展过程中,中国养身功法将传统中医的整体观和综合观理论吸收到自己的理论体系之中,形成形神合一、内外兼修、内养性情、外练筋骨的养生思想和健身之道,并在实践中不断充实和发展。《易筋经》曰:精气神乃无形之物也,筋骨肉乃有形之身也;练有形者为无形之佐,培无形者为有形之辅。所以,通过筋骨肉等"有形之身"的锻炼来达到培精、调气、正神的"内外兼修",几乎是中国养身功法共同遵循的要旨。这体现出"不治已病治未病"的养生治病理念,同时也体现出中和协调、天人合一的中医养生哲理思想。

10.3 百家争鸣的稷下学宫,中华医学逐渐成熟

我国传统医学在从萌芽逐渐走向成熟的过程中并不是一帆风顺的。在对生死与健康这一终极命题的思考中,无数的火花碰撞后又熄灭,直到最后产生真理的火焰。我们从医学观念的演变,也能窥探出医学发展的一些心路历程。秉承我国的文化传统,传统医学在很长一段时间都受到儒学和道家思维的影响和指导,并在这样的时代洪流下碰撞与发展,许多著名的医道大家开枝散叶,足以影响后世的思想碰撞出绚烂的火花。传统医学的发展与我国哲学的发展是相辅相成、互相促进的。

10.3.1 医者仁心,传统医学的伦理

传统医学和儒家医学有着密不可分的联系。可以说,儒学思想是传统中医学的文化背景,不仅为中医奠定了思维逻辑,更奠定了伦理规范。

传统医学伦理的核心是"仁术"。而"仁"的思想正来源于孔子提出的"仁学"。对于学医者,首先需要学习的不是治病救人的技术,而是儒家经典四书五经。"凡为医之道,必先正己,然后正物。"因为医生是患者性命相托的对象,所以医者自己必先是品行高尚、行为端正的仁爱之人。也就是说,在学习技术前要先提高自己的道德与修养,这样才能在治病救人的过程中恪守医道,不至于走上歧路。另外,"凡诊治病必先叙经文,而后采取诸家之说,继而附以治法,以为得旨。然其人皆非通儒不能深通经义",所以不仅儒学是古代传统医学的伦理指导,而且学医者必须有相当的文化基础才能弄通和领会医学经典。儒家的核心正是"修己以敬""修己以安人",故而学儒先于学医。儒家中要求"躬自厚而薄责与人""泰而不骄",与传统医学中如"凡作医师,必先虚怀""夫为医之法,不得多语调谈谑喧哗,道说是非,议论人物,炫耀名声,毁清医自矜己德"的观点如出同源。

作为职业医生对仁术做出系统论述的人当属唐代的孙思邈,以儒学为本,贯通道学,以精诚为领,"精其术,方能全智全能,诚其德,方能至善"。他将儒学提炼为"人命至重,有

贵千金,一方济之,德逾于此",并主张治病不分贵贱,当悬壶济世,"凡大医治病,必当安神定志,无欲无求,先发大慈恻隐之心,誓愿普救含灵之苦"。

儒学除了对传统医学伦理观的形成不可或缺,其格物致知的研究方法也为传统医学的发展产生不可磨灭的影响,传统医学能在丰富的经验积累上穷就事理,明辨是非,正是遵循了儒学"博学之,审问之,慎思之,明辨之,笃行之"的方法论指导,所以传统医学能走出迷行的雾瘴,使医学的研究成为一个观察、分析、思考和操作实践的过程,"盖格物者,即物以穷理,唯质测为得之",这样的观念也与现代医学重视基础研究,探究原理的方法非常接近。

10.3.2　医道同源,传统医学的辩证法

如果儒学是奠定传统医学伦理的基础之源,那么道家思想则是传统医学的理论和治法基础。"中医的理论及其治疗方法、一切措施,无不本于道家对于生命生活的认识。"

传统医学中辩证论治的思想,正是源于道家著作《老子》。《老子》有言:"有无相生,难易相成,长短相形,高下相倾,音声相和,前后相随。"这明确提出了阴和阳等矛盾双方既互相对立,又互相依存,是一种朴素的辩证思维方法。同时,《老子》还对事物相对性和绝对性的转化进行了论述,"祸兮福之所倚,福兮祸之所伏""曲则全,枉则直,洼则盈,敝则信,少则多,多则惑"等论述都辩证地告诉我们在看待对立相反的事物时应该用动态的眼光去认识和看待,在不同的观点和不同时间上是可以相互转化的。从《老子》到《黄帝内经》,符合事物发展客观规律的辩证法观点一直都是推动医学理论丰富发展的主要脉络之一,也是传统医学能在经验积累中不偏不倚地前进,不断自省的关键内核。

除开辩证思想,道家"气"的论述也体现了朴素的唯物主义思想在传统医学理论中生根发芽。《老子》以阴阳结合"气"来解释"万物负阴抱阳,冲气以为和";《黄帝内经》继承了道家"气"的理论并进行了丰富和扩充,如"天地之气,交合之际,所遇寒暑造势烽火胜夏之变之化。故人气从之,万物生化,悉由此而合散也",即认为人的变化都跟从天地万物气的聚散,气相聚而成型,物溃散而成气。

道家之于传统医学,犹如一把利器,有了使用之法,一台机器便有了操控之道。在历史长河中,无数医道大家探索新事物,尝试进步之时,都会以道家的辩证思想为指导;而儒学之于传统医学,又如一把宝刀有了刀鞘,一辆汽车有了保险,人们掌握知识,接受他人性命所托,则心中有方,仁者为鉴。

10.3.3　知行合一,传统医学中的方法论

历代典籍及先贤在中医药学发展进程中均重视宏观体察、整体思维,将人类健康与自然环境、社会境况、精神意志等进行关联探究,从而促使该学科在发展中能够始终契合时代社会的实际需求而实现理论与实践的突破。

仲景先师立足临床而大展六经辨证之精妙;宋金之际为消除《局方》温燥之弊而产生了河间丹溪的寒凉育阴诸法;金元之交历经战乱饥困而出现了易水东垣甘温补虚诸方;明

代薛己景岳诸家立足脾肾而善扶正气；李时珍博采众长、查漏补缺，而后踏遍名山大川，实地考察，亲尝百草，终成《本草纲目》；清代叶桂吴塘诸贤突破伤寒而专擅温病；等等——古今各中医药学术流派也在继承创新中不断发展壮大。种种例子证明，传统医学的理论体系和实践经验是知行体用的合一，是中国古代哲学思想文化世界观与方法论的产物。正是得益于我国传统文化的优势，中医学中知行合一的方法论早在春秋时期就有体现。医者关注病患心理与社会、自然与人体的关系，在治疗理念上已然超越当时的各种医学模式，格外契合当前的生物—心理—社会医学模式。这一方面在古代诸多诗句中也多有体现，如唐代著名诗人孟浩然在多病孤独，宿疾难安下写出名诗《岁暮归南山》："北阙休上书，南山归敝庐。不才明主弃，多病故人疏。白发催年老，青阳逼岁除。永怀愁不寐，松月夜窗虚。"不仅写身体上的痛苦，更表现患病的精神痛苦。

不论是儒家思想还是道家思想的影响，"知行合一"都是古代医家秉承的理念，这一理念在明代被提出和完善。传统医学的知行合一，是理论指导实践，实践又完善理论的过程，上述例子已证，无数先贤大家并非墨守成规，而是以典为鉴，重新结合当下的实际情况推陈出新，不断前进，中医药学一直在继承中不断扬长避短、拾遗补阙、创新前行。

10.4　时代洪流下中医药现代化踔厉奋发

中国传统医学历史悠久，神农尝百草发现植物药的药用价值；钻木取火积累动物药的药用经验；三国两晋六朝更迭，中医学传统的理论和实践经过长期沉淀臻于完善、体系完备。然而由于传统的师带徒周期长、培养人才少，加上西医文化的冲击，使得中医传承及发展变得困难。行至 21 世纪，科技的发展加上国家一系列的政策支持，为中医药产业的发展及中药现代化添砖加瓦，传统医学进入新阶段。

10.4.1　AI 与望闻问切，科技进步促进传统医学发展

"君有疾在腠理，不治将恐深。"扁鹊通过齐桓公脸色判断其疾病情况，反映的是中医临床诊断通过四诊（望闻问切）合参、辨证论治。其辨证方法分为八纲辨证、气血津液辨证和脏腑辨证，这些与医生知识范畴和临床经验有关，这也使得临床诊断不具有系统性和精准性，而人工智能在此具有独特的优势。

科技创新是中医药振兴的有力支撑，是突破中医药发展瓶颈的核心要素。人工智能的发展迈入新阶段，同时也为中医药的发展带来新机遇。目前，得益于计算机视觉技术、音频处理技术、数字传感技术的发展，人工智能信息处理能力远超人类，为采集并构建完善的数据库、进行辅助诊断提供重要保障，已在中医药学领域取得实际应用。比如，飞上太空的"中医四诊仪"将中医药与航天医学有机融合；中医药机器人"扁鹊"既能"望闻问切"，又能针灸治疗，多元发展，助力中医诊疗；"智能脉诊仪"通过气压反馈模拟中医搭脉，并将脉诊结果还原为 3D 结果图可视化传递给医生和患者，使得 AI 中医飞入寻常百姓

家;"未来诊室"助力疾病早期筛查、患者档案管理、辅助医生决策等使诊疗更准确化、便捷化。

如果说中医药学是中华民族的伟大创造,那么科技进步则是促进中医药发展的有力工具。进一步融合人工智能,或许可有效解决中医药传承难点,促进中医药数字化、智能化发展,进一步推动中医药现代化进程。

10.4.2　呦呦之蒿,国家意志推动中医药现代化

中药青蒿,也为植物学中的黄花蒿(Artemisia annua L.)。古文记载其得春最早,人剔以为蔬,根赤叶香,明目开胃、清热解暑,治恶疮、痂癣、疟疾寒热。翻阅古籍便可窥探"青蒿"的潜在价值。关于治疗疟疾,《肘后备急方》中初显端倪,书中记载:"青蒿一握,水二升,捣汁尽服之,可治寒热诸疟。"基于此方,我国科学家屠呦呦及其团队做修正后采用低温提取、现代技术分离纯化,以保留活性成分并降低毒性。现代技术鉴定该活性物质是一种具有独特化学结构的倍半萜烯内酯化合物,其对鼠类疟疾表现出惊人的疗效,随后青蒿素成为一线抗疟药物,造福世界,屠呦呦也因此荣获诺贝尔奖。

青蒿素及其衍生物的发现不仅给抗疟事业带来了曙光,在免疫调节上也有建树。研究发现其在抗癌、抗病毒及包括血吸虫在内的寄生虫病均显示出治疗作用。因此,青蒿素"523 项目"堪称中国医药界的"两弹一星",是中华民族文化的瑰宝,开启了中药现代化的大门。此外,板蓝根作为首个在英国以治疗感冒为主要适应证获批上市的中成药,为中药国际化发展奠定了基础。而麝香保心丸,按照现代方法对复方中药进行药物机制和疗效验证,既满足了现代医疗需要,又促进了中医药现代化。

习近平总书记多次高度评价中医药,称中医药是"中华文明瑰宝",是 5 000 多年文明的"结晶"。2016 年国务院发布的《中国的中医药》白皮书将中医药发展上升为国家战略,2022 年国务院发布的《"十四五"中医药发展规划》致力于从国家战略层面建立健全适合中医药发展的评价指标体系和体制机制,中医药事业进入新的历史发展时期。依托多项鼓励政策及国家级科技平台,中医药顺应时代,奋楫扬帆,逐浪前行,不断实现自我蜕变,朝着现代化、国际化方向阔步前行。

10.4.3　针灸外交,中医药走向世界的排头兵

针灸是我国古代劳动人民创造的一种独特的医疗方法,有着悠久的历史(图 10-3)。几千年来,人们利用金属针具或艾炷、艾卷,在人体特定的部位进针施灸,用以治疗疾病,解除病痛,并由此创立了独具特色的人体经络腧穴理论,成为中国医学的一枝仙葩,在世界上享有盛誉。

针灸是一种"内病外治"的医术,它通过经络、腧穴的传导作用,以及应用一定的操作法,来治疗全身疾病。在临床上应用时,先按照中医的诊疗方法判断出病因,找出关键,辨别性质,明确疾病的归属、类型,再做出诊断,进行相应的配穴处方治疗。针灸的治疗方法总归为三类,分别为疏通经络、调和阴阳与扶正祛邪。疏通经络是使淤阻的经络通畅而发

挥其正常的生理作用,是针灸最基本最直接的治疗作用。调和阴阳即我们所说的使机体内环境保持稳定状态,这是针灸治疗最终要达到的目的。扶正祛邪的作用就是可以扶助机体正气及驱除病邪。疾病的发生发展及转归的过程,实质上就是正邪相争的过程。针灸治病,就是在于能发挥其扶正祛邪的作用。

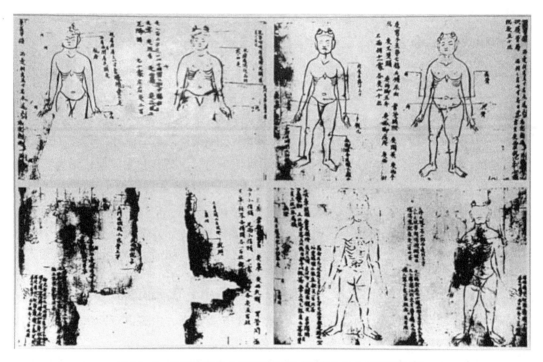

图 10 - 3　唐代写绘本《灸法图残卷》(图片来自中医药博物馆)

　　针灸首次在世界舞台崭露头角是在 20 世纪 70 年代,以我国向全世界公布针刺麻醉的研究成果为契机,国际社会掀起了一股渴望了解针灸学和应用针灸治病的热潮,这是一次世界性的针灸热潮。同"乒乓外交"和"熊猫外交"一样,中医针灸也被作为一种外交手段随之传到世界各国,成为引领中医药走出去的"排头兵"。2010 年,"中医针灸"成功入选联合国教科文组织人类非物质文化遗产代表作名录,这不仅标志着中医针灸在人类医学发展史上的独特作用和突出贡献得到了国际社会的认同,而且标志着中医针灸的传承保护、发展利用获得了联合国的国际"通行证",为中医针灸在世界范围内更广泛传播和应用奠定了更加坚实的基础。2017 年,习近平总书记在世界卫生组织总部访问期间,出席中国向世卫组织赠送针灸铜人雕塑仪式,并为针灸铜人揭幕。这一举措既是中国政府对中医药发展的重视,也是世界对中医药的认可,进一步推动了中医药事业的发展,再一次让中医药出现在世界舞台,为中国传统医学的传承和发扬奠定了良好的基础。

　　针灸疗法因其独特的优势,有广泛的适应证,疗效迅速显著,操作方法简便易行,医疗费用经济,极少副作用,远在唐代,中国针灸就已传播到日本、朝鲜、印度、阿拉伯等国家和地区,并在他国开花结果,繁衍出一些具有异域特色的针灸医学。到目前为止,针灸已经传播到世界 140 多个国家和地区,为保障全人类的生命健康发挥了巨大的作用。虽然现在针灸的热度很高,但由于教学模式固化、实践经验少以及对针灸发展的不重视,使得针灸的临床应用大打折扣。简单地想用这些就让我们的中医药攻下西药的主导地位还尚需时日。我们应该弥补缺点,巩固优点,让针灸"排头兵"带领我们的中医药发展,带领我们的医药文化发展,带领我们的传统文化发展。

（苏　笠）

思考题

1. 简述中医药现代化的发展历程。

2. 中医药文化源远流长,中医药学博大精深。中医药是中国传统文化的组成部分,试分析新时代医学生如何传承中医药文化。

3. 中华优秀传统文化是中华民族生生不息、代代传承的精神血脉。试分析中医药如何与中华优秀传统文化交融,其交融的意义体现在哪些方面。

4. 中医药学在不断地创新与传承,与现代化接轨,请举例说明哪些方面体现了中医药的现代化。

5. 近年来在推动中医药现代化过程中,中医药的发展取得了哪些成就? 你对中医药学传承发展有哪些心得体会?

参考文献

［1］白颖,暴雪丽,高思华. 浅论道家思想对中医养生的影响［J］. 环球中医药,2021,14(2)：225－229.

［2］陈侣华. 端午习俗与中医养生［J］. 文物鉴定与鉴赏,2019(8)：42－43.

［3］葛均波. 未来已来：人工智能的医学应用［J］. 生命科学,2022,34(8)：907－908.

［4］江楠. 二十四节气知识［M］. 北京：中国华侨出版社,2014：201－206.

［5］南怀瑾. 易经与中医［M］. 北京：东方出版社,2020：155－160.

［6］覃晋,段青,侯酉娟,等.《黄帝内经》中的疾病预防思想与应用［J］. 云南中医中药杂志,2022,43(2)：99－101.

［7］王锐卿,贾春生. 现代针灸学科理论体系的创新与基本框架构想［J］. 中国针灸,2022,42(10)：1170－1176.

［8］赵建新.《黄帝内经》十二时辰和二十四节气养生［M］. 太原：山西科学技术出版社,2014：122.

第 11 章

究天人之际　通健病之变

本章提要

1. 空气是人类生存的珍贵资源,全球范围的大气污染事件、臭氧层空洞和室内污染等致使人类产生相关疾病。

2. 绿水青山就是人类生命所在。没有水,就不可能有生命;没有土地,人们的生活质量就失去了支撑;外来物种入侵会带来新的病毒。随着全球经济一体化的发展带来了新的医学问题。

3. 自然环境是人类生存、发展必要的空间、场所条件,离开具体的生态环境,人类就无法生存,遑论所谓的创造文明。生态系统处于正常状态,它们就能为人类提供超值的产品与服务,为人类的健康而服务。

4. 人因自然而生,人与自然是共生关系,对自然的伤害最终会伤及人类自身。新时代生态医学健康理念的形成,推进了新时代生态文明建设。

导语

地球是一切生命的摇篮。在广阔无垠的宇宙中,迄今为止还没有发现其他星球上有生命存在。我们的地球,具备生命所必需的阳光、空气和水等物质,地球上的生物为地球增添了绚丽的光彩。但是,随着人类活动的增加,出现了许多环境问题,这些问题与自然灾害一道,构成了一些生态问题,影响到人类的健康。生物锐减、臭氧层空洞、水荒、沙化……种种问题接踵而至。地球从未像今天这样喜怒无常。人类再也不能毫无顾忌,把这颗小行星作为无穷无尽的舞台,任由一幕幕悲剧上演。

1962 年,美国女生物学家雷切尔·卡森的著作《寂静的春天》引起了巨大的轰动。它首次揭露了农药对生态的严重破坏和对人类健康的巨大影响。我国山东省的水泊梁山,在唐宋时期曾有 800 里水泊之美誉,但如今水去泊空。即使水浒人物复生,也只能"空使英雄泪沾衫"。曾经孕育了西方文明的雅典,1988 年夏天,烟雾和热浪夺去了 800 人的生命。由于大气污染,墨西哥城市中心不得不设立街头氧气室供路人使用。二战以来,世界

10%以上的耕地经历了不同程度的退化,退化总面积相当于印度和中国国土面积的总和。比土地退化更为可怕的沙漠化也在迅速地发展。每年春天,南极天空大气中的臭氧都减少一半。臭氧空洞已大如美国国土,深度相当于珠穆朗玛峰之高。由于南极臭氧急剧减少,深受其害的澳大利亚成为世界上患皮肤癌人数最多的国家,这个只有 1 700 多万人口的国家每年有 14 万人患皮肤癌。生存还是死亡,这是一个古老的问题,但地球却期待人类给出崭新的回答。

工业文明创造了大量的物质财富,在人类文明史上谱写了光辉篇章。正如马克思所说:"资产阶级在它的不到一百年的阶级统治中所创造的生产力,比过去一切世代所创造的全部生产力还要大。"但是工业文明下的物质财富发展却忽视了自然生态的承载力,使人类面临失去物质生存家园的危险。工业文明告诉人们"知识就是力量",人类通过理性知识征服自然、改造自然进而改善生活。如果没有工业文明,人类或许仍过着敬天祀神、茹毛饮血的生活。但是,伴随工业化进程的能源紧张、资源短缺、生态退化、环境恶化、气候变化、灾害频发等,已成为文明进步的短板,自然环境变得越来越不宜居,甚至严重威胁人类生存。

面临这样的困境,以习近平同志为核心的党中央将生态文明建设纳入中国特色社会主义"五位一体"总体布局中,并深刻回答了"为什么建设生态文明、建设什么样的生态文明、怎样建设生态文明"的理论和实践问题,形成了习近平生态文明思想。习近平总书记指出,人因自然而生,人与自然是共生关系,对自然的伤害最终会伤及人类自身。自然—人—社会是一个更大的生态系统,生态文明的理论旨趣就是要实现自然、人与社会的和谐共生。习近平总书记强调,"绿色发展就是要解决好人与自然和谐共生问题",绿色生态既是"最大的财富、最大的优势、最大的品牌",也代表了"当今科技和产业变革的方向,是最有前途的发展领域"。只有坚持绿色生态,才能保证发展的可持续性。"生态兴则文明兴,生态衰则文明衰""保护生态环境就是保护生产力,改善生态环境就是发展生产力""生态环境是人类生存和发展的根基,生态环境变化直接影响文明的兴衰演替"。自然生态是人类社会文明得以存在的基础,气候、地理环境等都是影响文明进程的因素。习近平总书记还提出"绿水青山就是金山银山"和"以人民为中心"的生态价值观。人类社会的发展、文明的进步从根本上体现为人的发展,人的发展又表现在物质文明与精神文明的创造上,而且体现在精神文明能够掌控它所创造的物质文明。如此,人才能成为自己的社会结合的主人,从而也就成自然界的主人,成为自身的主人——自由的人。发展不仅要追求经济目标,还要追求生态目标、人与自然和谐的目标。人必须敬畏自然、尊重自然、顺应自然、保护自然,要像保护眼睛一样保护生态环境,像对待生命一样对待生态环境。习近平生态文明思想的创新,标志着新时代生态文化理念模型的形成,对于推进新时代生态文明建设具有重大意义。

11.1 生命离不开空气

11.1.1 触目惊心的大气污染事件

空气是人类生存的珍贵资源。一个人断粮、断水较长时间尚能生存,但断绝空气10分钟就会死亡。充足和洁净的空气对人体健康是不可或缺的。在过去几千年里,虽然自然排放和人类活动也向大气中排放污染物,但其数量毕竟较少,同时自然界也是比较宽宏大量的,有足够的容量和能力将一定数量的大气污染物分解、稀释、沉降、净化,因而没有造成更大的危害。但是,工业革命以来人类活动排放到大气中的污染物成百倍地增加,大大超过了自然界的负荷。面对现代人类活动的大规模冲击,自然界的调节能力就远不能适应了,因此产生了大气污染。人类历史上12次重大污染事件中,有7次与大气有关,占半数以上。它们造成数千人死亡,数十万人受害。大气污染严重到什么程度?有人描述世界著名的大城市墨西哥城:1987年元月下旬,烟雾浓密地笼罩在该域上空,许多鸟儿从天空跌落下来死去。商店里抗生素的销售量比平时猛增了三倍。市中心不得不设立大量的街头氧气室供路人使用,公路上的能见度不足50米。"太阳和月亮一个样,晴天和阴天一个样,鼻孔和烟囱一个样",就是对严重大气污染的鲜明写照。大气无国界,大气污染造成的环境恶化是不容置疑的客观事实。从其毁灭人类和自然世界的可能性来讲,其严重性仅次于核浩劫。有人说大气污染相当于世界大战,这种比喻并不过分。20世纪30年代以来,作为环境污染日趋恶化的重要标志,出现了多起耸人听闻的重大空气污染事件。它们震惊了世界,迫使人们不得不认真地考虑环境问题,促进了人类的觉醒。例如:1943年在美国洛杉矶市,数量日益增多的汽车排放的废气在光照下生成臭氧、过氧乙酰硝酸酯(PAN)等强氧化剂,形成浅蓝色光化学烟雾笼罩着城市。烟雾使人眼睛发红、喉部疼痛,有人还出现头痛、晕厥乃至死亡。离市区100千米外的高山森林也大片枯死,郊外水果减产达一半。

11.1.2 南极天空出现了大窟窿

女娲补天是中国神话中一个美丽的故事,世代传颂,牵动过多少颗善良的心。但今天在我们头上的天空确实有"洞"需要修补。据测定,从1988年开始南极出现臭氧空洞。其后美国"雨云-7号"气象卫星探测到这个"洞"大如美国,高愈珠峰,臭氧已经被破坏掉一半以上。不仅如此,目前全球各个纬度平流层的臭氧均有不同程度的减少。例如在过去的十年里,北半球上空臭氧层臭氧含量已下降了约6%。

臭氧含量虽然极微,但它却有一个十分重要的本领,就是能很好地吸收200—300纳米的紫外线,而紫外线尤其是波长为260—340纳米的紫外线对生物有很强的杀伤力。臭氧层有效地阻挡了来自太阳紫外线的侵袭,保护着地球上生命的存在、繁衍和发展,被誉为"地球的卫士""地球之盾""人类的核保护伞"。

平流层臭氧减少和南极臭氧空洞的出现,主要是人类大量使用氟利昂(氟氯烷烃,CFCs)等化学物造成的。氟利昂作为当今人类的重大发明之一,被称为"20 世纪梦幻物质",广泛用于空调和冰箱的制冷剂、泡沫塑料生产过程中的发泡剂、电子元件等的清洗剂和农药喷雾用的喷雾剂等,与现代文明息息相关。但是,由于氟利昂的化学性质极为稳定,在对流层(地面至 15 千米高空)中难以分解,停留时间长,它们可逐渐扩散到平流层中。进入平流层中的氟利昂在紫外线的作用下发生分解并释放出氯原子,氯原子即和臭氧分子发生连锁反应,形成氧原子。1 个氯原子可以破坏掉 10 万个臭氧分子,从而造成平流层中臭氧含量的降低。

毫无疑问,平流层中臭氧减少后,到达地表的紫外线大幅增加,这将会对人类健康和地球生态系统以及各种生命活动产生复杂的影响。紫外线辐射被各种细胞吸收后会引起不良的生理反应,破坏蛋白质和核酸的分子结构,使其失去应有的生物功能。特别是能破坏人体抗病机能,从而诱发多种疾病,包括晒伤、眼病、光照反应和皮肤癌。

医学界人士认为,大气层中的臭每减少 1%,照射到地表的紫外线就会增加 2%,基底细胞的癌变率将增加 4%,扁平细胞的癌变率增加 6%,皮肤癌发病率将增加 4%,白内障患者将增加 0.2%—0.6%。绿色和平组织的官员指出,臭氧层损耗 10%意味着增加 30 万例皮肤癌患者。南极臭氧空洞已经对南半球的澳大利亚产生了不可估量的影响,它把这个国家推到世界上患皮肤癌人数最多的国家的位置。在这个只有 1 700 万人的国家中,太阳放射出危险的紫外线穿过不断变薄的臭氧层,每年造成 14 万人患皮肤癌,其中有上千例是致命的。联合国环境规划署曾警告说,臭氧层再减少 10%,全世界每年患白内障的人有可能达到 160 万—175 万人。由此可知,失去了"核保护伞",短波辐射将更多地到达地表,破坏人体健康,造成作物减产,海洋生物死亡,这是地球的大灾难。女娲何在?苍天准补?

1987 年,主要工业国家在加拿大的蒙特利尔签署条约,规定在 2000 年前终止生产和使用对臭氧层破坏作用最大的几种氟利昂。1991 年,我国在修订后的议定书上签字。随着科技的发展,研究和生产氟利昂替代品的工作取得了很大的进展。在个人自我保护方面,丹麦环境部督促人们戴太阳帽、穿防晒衣服。智利南部的一些地区,父母们在上午 10 点至下午 3 点之间把孩子关在屋里,足球队的训练时间后延。澳大利亚政府经常警告国民不要过量进行日光浴。新西兰政府则要求小学生们戴太阳帽,在树荫下用午餐。由于紫外线是太阳光谱中最易被红色光吸收的部分,所以如果穿红色衣服,可以保护皮肤少受紫外线危害,减少皮肤癌的发病率。

11.1.3　不可忽视的室内污染

有人测算一个人一生有四分之三以上时间是在室内度过的,包括工作、娱乐和睡眠等。既然人的一生大部分时间都在室内,那么室内的环境就与人的健康和幸福有极为密切的关系。室内污染将直接危害人类的健康和生活,因而是绝对不能忽视的。在人们花费大量精力治理"大环境"的污染时,也必须了解自己工作和生活的"小环境",否则就如同丢了西瓜捡芝麻。

室内空气中的主要污染物包括总悬浮颗粒物、二氧化硫、氮氧化物、一氧化碳、碳氢化合物等。几乎所有自然界存在的空气污染物都能在室内找到。燃煤取暖和厨房中燃料造成的污染对人体可造成多种伤害,如造成急性中毒(煤气中毒)等,还可能引起慢性中毒。研究表明,我国目前使用的灶具燃烧温度大都在产生苯并芘较多的温度范围。云南宣威地区农民肺癌死亡率居全国之首,达十万分之二十一,其主要原因就是厨房燃煤所造成的室内空气污染。广州市肺癌研究中心研究报道,厨房燃煤污染与肺癌死亡率具有较大的相关系数(0.97)。饭馆和食堂厨师患肺癌的比例要比正常人高出几倍。

在造成室内污染的各种污染物中,吸烟是最大的污染源。据说烟草燃烧可产生 2 000 多种污染物。在一些吸烟室内,烟雾弥漫,空气中飘浮着各种有害物质,在这种环境中无异于坐到了烟囱口上。烟尘粒子中含有焦油、尼古丁、苯并芘、酚等多种污染物,烟气中还会有一氧化碳、氮氧化物、甲苯、丙醛等有害蒸汽,其中不少都是"大名鼎鼎"的强致癌物质。例如,据测定每支香烟燃烧后的烟气中苯并芘的含量可达 1 微克以上。吸烟不仅危害自己,而且造成严重的室内污染,进而危害被动吸烟者。据统计,被动吸烟者得肺癌的比例较其他人高 2 倍。

氡是一种无色、无味、透明的惰性气体。自然界中的氡及其同位素主要由土壤和岩石中的铀、钍衰变而来。其中氡- 220 对人体的危害最大。室内空气中氡的来源主要为:由地基土壤和岩石析出;建筑材料中扩散;含氡高的地下水做水源时,氡从水中析出;气体燃料燃烧时释放;等等。研究表明,许多用煤渣建造的房屋,氡的浓度很高,特别是地下室由于通风差,常常是氡气"爆满"。一些住宅室内的氡含量常比室外空气高几十甚至几百倍。由于氡是一种放射性气体,它在衰变过程中产生一系列的放射性物质,能诱发支气管肺癌。长期居住在含氡浓度高的住宅里,肺癌发病率会明显增高。据美国环保局估计,美国每年有 5 000—20 000 人死于氡气引起的肺癌。

11.2 绿水青山就是金山银山

11.2.1 小镇为何所压裂

水是生命的源泉,水与生命同在,没有水就不可能有生命。人均日常生活用水几十至几百升不等,人体重量的 75% 是水。不仅如此,对于人和人类社会而言,没有足够的水,工农业生产就无法进行,没有足够的清洁淡水,人类就无法生存下去。所以水特别是淡水,是人类永远不能缺少的基础性资源。然而,就是这样极其宝贵的东西,目前正遭受令人痛心的污染。人类生产和生活过程中排出了大量污染物,极大地污染了水体,造成了水质恶化。各种污染物进入水体后,对环境、生物和人都会造成危害。大量的含热废水,如发电厂的大量冷却水可使水温升高,使水中溶解氧含量下降,即"热污染"。随着工业化的推进,水污染在世界上已经相当普及和极其严重。世界著名的重大污染事件中,有四次与水污染有关。

水质污染一般可分为需氧污染,富营养污染,酸、碱、盐污染,重金属污染和有毒有机物污染。水被污染后,通过饮水或食物链,污染物可进入人体,使人体发生急性或慢性中毒。砷、铬、胺类、苯并吡等还可诱发癌症。被镉污染的水、食物被人饮食后会造成肾和骨骼病变;人摄入硫酸镉 20 毫克就会死亡,镉中毒会得"痛痛病";铅中毒者会发生贫血和神经错乱;六价铬有很大毒性,能引起皮肤溃疡还有致癌作用。水污染还会发生以水为媒介的传染病,人畜粪便等生活污水污染水体可引起细菌性或病毒性肠道传染病,如伤寒、副伤寒、痢疾、肠炎、霍乱、副霍乱、甲型肝炎等,如 1948 年和 1954 年英国两次霍乱流行,死亡 7 500 人,都是由水污染引起的。1989 年上海流行甲肝,患病者达 27 万人,死亡上千人,就是由于食用被污染的毛蚶造成的。

水污染还会造成水生生物的死亡和灭绝,严重地影响水体景观。200 多年前,英国泰晤士河是鱼类生活和水禽栖息的天然场所。但是英国工业革命后,大量的工业废水和生活污水排入河里,使河水日益浑浊。20 世纪五六十年代,污染达到登峰造极的程度,污黑的河水,熏人的臭气,灭绝的鱼类,泰晤士河被人们称为"死亡之河"。伦敦人曾开玩笑说,掉进泰晤士河的人还没有淹死之前就被毒死了。欧洲、美国、加拿大、日本、印度、俄罗斯也出现过形形色色的水污染,许多闻名世界的大江河、大湖泊失去了往日绚丽的光彩,被水污染搞得黯然失色。1953 年及其后在日本水俣镇发生了轰动世界的"水俣病"渔业污染事件,含甲基汞的工业废水污染海水,使水俣湾的渔产汞中毒,人食毒鱼后甲基汞在脑细胞中积累,达到一定浓度后使人发病。患者达上千人,其中 100 多人死亡。至今,有关水俣病赔偿的法律纠纷仍常见诸日本新闻媒体。

伊莉莎·格里斯沃尔德在 2019 年普利策奖获奖作品《压裂的底层》中,就记录了生活在天然气开采地区的美国铁锈带底层家庭在与天然气公司签下"魔鬼的条约"后不久,便身处漫长而绝望的污染困境并走上九年诉讼之路的故事。"水力压裂法"是一种绝对地应力测量方法,在过去几十年中在美国推广开来用于开采深层岩石里的天然气。对一些人来说,压裂法的出现解决了几十年来的经济衰退问题。对另一些人来说,情况则有所不同。能源开放常常意味着对当地居民的剥削和掠夺——压裂法同样也造成了社会的分裂,一边是赚了钱发了财的人,一边是受到了损害的普通人。那时,主人公的儿子哈利·黑尼患有口腔溃疡、严重腹痛、恶心、淋巴结肿大和头晕。他瘫在躺椅上,已经错过了一年半的初中课程。他的狗死了,邻居们的狗也死了。自来水发黑发臭,空气中也弥漫着恶臭。在离他家四分之一英里外的山上,工人们身穿化学防护服,正将 819 磅重的致癌物倒入气井的废水池里,以控制细菌暴发。水力压裂法恰如其名,充满暴力。它会损坏道路、打破宁静、影响社会关系,除此以外,压裂一口气井还意味着要用大约 400 万加仑的水,还要在水里掺上化学品(其中有些是保密的),然后将这种混合物连同约 300 万磅的黏土颗粒或硅砂,强行注入井里,这口井会穿过水平方向一两英里的页岩。页岩出现裂缝,带来天然气的同时，也会导致基岩断裂、淡水供应枯竭、产生有毒废物。部分压裂液重返地表，带来细菌、重金属和其他有害物质，人们对此却没有解决办法。部分留在地下，在那里与甲烷结合，并可能转移到蓄水层、溪流和私人水井。

从水到空气，从成人到婴孩，从动物到森林……当岩石被压裂，一切都被资本和权力的绞杀压制其中。1972 年《净水法案》、1974 年《安全饮用水法案》、2005 年《能源法案》、各州《石油和天然气法案》，都不能对煤炭行业、油气行业进行良好监管，2012 年，奥巴马政府的环保局宣布宾夕法尼亚州迪莫克地区人们的水龙头里流出的褐色腐臭的水不构成任何危险。检测机构、实验室，也在检测方式、检测报告中有所保留、瞒天过海……黑心企业的成本就这样加诸当地居民和环境，底层民众用自己肉身的健康、生活、工作为之"背书"。这提醒我们，类似的情况必须得到社会的重视，社会迅猛发展的同时，自然环境正在遭受异常严重的破坏，且很多破坏过程是不可逆的，必须引起整个世界的关注。

11.2.2　土地乃万物之家

土地是人类的衣食之本，是动植物生长发育的基础，是人们提高生活质量的基本保证。没有土地，人们的生活质量就失去了支撑，没有足够数量的土地，人们生活质量的提高就会面临难以克服的困难。中国的土地首先是在资源的人均数量上严重不足，而水土流失、沙漠化和盐渍化又加剧了人均资源的不足，使得提高人们的生活质量的土地基础日益薄弱。其次是土地污染十分严重，对人们的生活质量构成了严重的威胁。你也许对DDT 这个名字一无所知。它是一种白色晶体，化学名为双对氯苯基三氯乙烷，曾是全球最常见的有机氯类杀虫剂。那时候，我们管它叫滴滴涕，或是二二三。20 世纪中叶，DDT因为杀虫效果显著，成本极低，适用范围急剧扩大，人类不但用它提高农作物的产量，还用它杀灭蚊虫，预防疟疾痢疾，甚至在二战中还大量使用以预防传染病。但是 DDT 的危害也逐渐显现。

改变全世界对 DDT 和化学农药态度的并不是地区领导人的大声疾呼，而是一本书——《寂静的春天》。作者蕾切尔·卡森在《寂静的春天》开头描绘了一个美丽村庄的突变。这本书从陆地到海洋再到天空，全方位地揭示了化学农药的危害，既贯穿着严谨求实的科学理性精神，又充溢着敬畏生命的人文情怀，它所引发的轰动比达尔文的《物种起源》还要大。DDT 会让鸟类无法正常繁殖，会让毒素在整个生物链中传播积累。而最后，DDT 会进入人类的身体。

大部分和 DDT 一样的农药会对优生有很大的危害。近年来科学家发现，农药对胎儿危害最明显的时期是怀孕初期，也是胎儿器官的发生期。如果怀孕妇女在这个时期经常与农药接触，农药会从皮肤、呼吸道、消化道等途径进入孕妇体内，然后随血液循环，通过胎盘进入胎儿体内。这不仅会导致胎儿无脑、缺陷、畸形、智力低下、发育不良、先天性癌症发生，还会使胎儿发育停止，引起流产、早产、死胎及胎儿白血病。如农药西力生、赛力散等进入孕妇体内，会导致胎儿神经方面的损害。哺乳期内的母亲穿着沾有农药的工作服哺乳，也会导致婴儿发生白血病。现已查明，农药中的苯类衍生物可导致染色体畸变或突变,可破坏造血系统,从而使白细胞发生突变引起白血病,即血癌。专家还发现农药通过不同途径进入哺乳期母体后可进入乳汁中。由于哺乳期母体内的物质代谢和其他改变较明显,有些农药在乳汁中的浓度是非常高的。而婴儿由于抗病力弱,发育不健全,解毒排毒功能都不佳,故食入含农药的乳汁后极易中毒。婴儿对有机磷农药特别敏感,即使接触或吸入微量也会中毒。

面对化学药品制造商们的打压和抹黑,蕾切尔·卡森女士以其专业的认知和对生命的悲悯,不畏流言,坚持揭示事实真相,使民众了解化学物质毒害地球的真实事件,以及环境生态所面临的严重危机。当时在任的美国总统约翰·肯尼迪读过此书之后责"总统科学顾问委员会"对书中提到的化学物进行试验,来验证卡森的结论。委员会后来发表在《科学》杂志上的报告"完全证实了卡森《寂静的春天》中的论题正确"。DDT 由此受到政府的密切关注。至 1962 年底,美国各州的立法机关向政府提出了 40 多件有关限制使用杀虫剂的提案。1972 年,DDT 被禁止使用。

《寂静的春天》的影响力不限于美国,还深刻地影响到全世界。1963 年,英国上议院多次提到这本书,最终促成艾氏剂、狄氏剂和七氯等杀虫剂在英国被限制使用。此书还被译成多种文字,推动各国的环保立法。1972 年 6 月 12 日,联合国在斯德哥尔摩召开人类环境大会,各国签署《人类环境宣言》,开启了全球环境保护事业。人类历史因一本书而改变,人类走上了关注与自然和谐可持续发展的道路。

11.2.3　外来物种也疯狂

全球经济一体化带来了许多新的医学问题,其中一些是外来物种入侵所带来的。病毒是个棘手的问题,尽管人类用疫苗成功地防治了天花、小儿麻痹、黄热病等,但是对大量的病毒却束手无策。人类花费大量精力寻找艾滋病的疗法,却收效甚微。更糟糕的是,全球化会使那些对人类有害的病毒影响范围进一步扩大。传染性疾病是外来物种入侵的典型例证。大多数新型的传染病是直接通过旅行者无意造成的,还有一些则是间接地从人们有意或无意引进的动物体上传染的。

一些外来动物,如大瓶螺等,是人畜共患的寄生虫病的中间宿主。麝鼠对许多重要传染性疾病都很敏感,如兔热病、鼠疫、李氏杆菌病均能感染,是野兔热(土拉伦菌病)的宿主动物。水位的变化常常导致麝鼠迁移,有时它们随水流可以迁移到很远的地方,因而也将这些疾病带到新的地区。

豚草花粉是人类变态反应症的主要病原之一,所引起的"枯草热"给全世界很多国家的人的健康带来极大的危害。据调查,1983 年沈阳市人群发病率达 1.52%,染病区约有 600 万名患者。每到豚草开花散粉季节,过敏体质者便发生哮喘、打喷嚏、流清水样鼻涕等症状,体质弱者甚至会发生其他并发症导致死亡。

一些外来植物也会影响人畜健康。例如紫茎泽兰分泌一种有毒萜类化合物,具有令人窒息的恶臭。如身处其中,不但没有空气清新的特有气息,反而会感到心慌、头晕、脑涨。它开花时可引起马的支气管炎,还能引起人的过敏性疾病,不小心接触它的茎叶,还会引起皮炎、手脚溃烂。因此人们又称之为烂脚草。牲畜误食一定量中毒后,走路摇晃、口吐白沫,严重的倒地四肢痉挛,最后心衰而亡。以盐源县为例,自发现紫茎泽兰后的5年间,死掉了15 213只羊。

但是在各种对生态安全的潜在威胁中,最严重的一种是现代人类与病原微生物间的日益增长的不平衡。外来动物传染病的问题,其中大量与人类健康有关。历史上有许多人类遭受各种各样疾病浩劫的例证。例如随着欧洲殖民地的建立,麻疹和天花从欧洲大陆席卷了西半球。当地居民对这些疾病的抵抗力很弱,这也造成了阿芝特克和印加帝国的衰落。

许多动物也携带疾病传染人类。2006年8月21日,北京市卫生局公布,北京市首次发生群体性广州管圆线虫病病例,共有70人发病,重症病人16人,无死亡病例。此次发病的罪魁祸首就是"福寿螺"。广州管圆线虫病潜在的其他寄主还包括仿生螺类、淡水虾、蟾蜍及蛙等,因此非洲大蜗牛、克氏原螯虾和牛蛙等外来动物也可能传播这种疾病。现在有充足的证据表明:人口的急剧增长、人类行为模式的变迁、技术变化、日益增长的相互依赖以及全球化的影响,正在使现代人类更易受到新的和复活的疾病的攻击。

"人类越精力旺盛地进攻微生物的世界,细菌和病毒就有越多的应变来攻击人类。"1991年美洲暴发的霍乱,很可能是外来船只受到污染的压舱水排放到秘鲁海港所致,造成100多万人受感染,约1万人死亡。美国隐孢子虫病暴发后,密尔沃基市就有104人丧生。据估计,全球有5 000多万人遭受热带疾疫之苦,将近4 000万人患上疟疾,20多万人患血吸虫病,约1 000万人患淋巴丝虫病。艾滋病在许多国家蔓延,先后给泰国、印度、南非造成了不同程度的危机局面,甚至给全世界造成了恐慌。联合国艾滋病规划署发布的《2022全球艾滋病防治进展报告:危急关头》显示,在新冠疫情和其他全球危机的共同影响下,艾滋病大流行的应对进展在过去两年停滞不前,资源不断减少,导致数百万人的生命面临威胁。2021年,艾滋病大流行导致平均每分钟1人死亡,全球有65万人死于艾滋病相关疾病,有150万名艾滋病病毒新发感染者。

11.3　论人类回归自然

11.3.1　人类回归自然,自然进入历史

自然环境与人类文明休戚相关。自然环境是人类生存、发展必要的空间、场所条件,离开具体的生态环境,人类就无法生存,遑论所谓的创造文明。人类文明的每一个前进步伐,都留有浓郁的环境烙印,自然环境某些要素的变化,甚者可直接导致人类文明的变迁乃至毁灭。人类文明对自然环境也具有一定的影响。在人类文明发展史上,随着社会生产力水平的不断提高,在人类日益增强的所谓"征服自然,改造自然"能力的作用下,伴随着人类发展的自然环境,也在不断地发生变化,并朝着人类期望的方向或目标发展。但人

类的某些不当举措(如过度地拓荒和片面地发展工业等)在一定程度上破坏了自然环境或加剧了其恶化程度。在工业文明阶段,人与自然矛盾突出。纵观人类文明与自然环境关系发展史,不难发现:自然环境并非像人类想象或期盼的那样完全地按照人类的意愿或朝着人类希望的方向发生变化;相反,人类往往还要为自己非理性的行为付出沉重的代价,自然常常以其特有的方式抵制人类的改造,甚至对欲壑难填的人类进行报复。对此恩格斯指出:"如果说人靠科学和创造天才征服了自然力,那么自然力也对人进行报复,按他利用自然力的程度使他服从一种真正的专制,而不管社会组织怎样。"

工业文明背景下环境问题的产生,大都由以发达的生产技术为标志的生产力的迅猛发展所致。"解铃还须系铃人",解决工业畸形发展引发的环境问题的关键,还是在技术。人是社会性的动物,解决人类不当行为导致的环境问题,首先要从社会层面来解决,技术的、政治的、经济的、法律的手段固然必不可少,而环境意识的普及也是不可小觑的重要手段。事实上,西方社会在寻觅解决环境问题方案时,在采取其他诸多手段的同时,无不积极从事于生态伦理学或环境伦理学建设。

在西方环境保护运动风起云涌之时,历史学一个新的研究领域——环境史应运而生。有学者因此认为,"从某种角度上说,环境史是时代的产儿"。与以往历史学研究人类社会自身情事相比,环境史重点研究"人与自然"的关系。由于研究的视角、侧重点和具体内容的变化,20 世纪 80 年代之后,环境史研究在全球范围内形成一股巨大的潮流,引起学界的高度关注,成为历史学研究的重要领域。如 2005 年在澳大利亚悉尼举行的"第 20 届历史科学国际大会"上,以"文学中的人类与自然、经济史的新理论与新方法、自然灾害及其后果、自然科学、历史与人类"为主要内容的环境史,即为该次历史学同际盛会的三大主题之一。

海外学界对东方生态智慧也高度关注。叔本华、史怀泽、赫胥黎、汤因比、池田大作、卡普拉、罗尔斯顿等许多思想家和生态哲学家都强调古代东方生态智慧的重要意义,认为建构当代生态伦理学和解决当代环境危机必须从中国传统智慧中汲取营养。如美国环境学家罗尔斯顿认为,吸取东方尤其是中国的传统文化,可以部分地提高西方人的伦理水平,改变直到现在西方还存在的那种仅仅把动植物当作"拧在太空飞船地球上"的铆钉,而不是当作"地球生命共同体中的一个成员"的错误观点。德国汉学家卜松山对中国哲学界关于儒家"天人合一"的普遍观点持赞同态度,认为儒家"天人合一"论既是具有中国传统文化特点的"人与自然统一"的思想,也是一种"在今日具有不可忽视的世界性意义"的思想。在环境危机和生态平衡受到严重破坏的情况下,强调儒家的"天人合一",或许可以避免人类在危险的道路上越走越远。事实表明,儒家传统中的积极因素乃是包括西方在内的全人类的宝贵财富。

11.3.2　像蜜蜂一样生活的源生态

美国哈里斯调查中心指出,人类 60%—90% 的疾病与压力有关,加上城市的高楼林立、空气污浊,自然就产生一系列生活方式疾病。可是蜜蜂呢,蓝天为伴,花儿为友;日出而作,日落而息,起居有时,饮食有节;生活规律,怡然自得,快乐轻松。

苏联生物学家尼古拉·齐金曾向 200 位百岁以上老人发信调查了解他们长寿的原因。当他认真分析这些回信时,发现了一个惊人的现象:这些长寿者中,有 143 人为养蜂人,还有 34 人是曾经养过蜂的人。经反复研究分析,他率先提出了"养蜂人长寿"的论点。无独有偶,美英两国的两位医生通力合作两年多,经过反复调查核实,发现养蜂人中几乎没有患过癌症的。倒是发现一个曾经是淋巴组织恶性肿瘤的患者,在喂养一段时间的蜜蜂以后,身上的癌细胞竟然消失了。养蜂人长寿的事例,国内外比比皆是,不胜枚举。美国人米勒大学毕业后从医,30 岁开始业余养蜂,47 岁时从事专业养蜂,有蜂群 300—400 箱,80 岁出版了《米勒氏五十年养蜂经验谈》,他最后活到 90 岁。养蜂人为什么能长寿呢?是养蜂人与蜜蜂朝夕相伴,常年生活在鲜花遍地、绿草如茵、空气新鲜的优美自然环境中,又被锲而不舍、无私奉献的蜜蜂精神激励,热爱生活,旷达自然,胸怀坦荡,心神舒畅,这样的生活无疑有利于健康长寿。生态系统处于正常状态时,可为人类提供超值的产品与服务,有利于人类的健康。

(刘心如)

思考题

1. 水是生命的源泉,水与生命同在。举例说明水污染造成的主要疾病有哪些并简述水力压痕所造成的地下水污染的历史事件会对人类造成哪些危害。

2. DDT 化学农药造成的土地污染对人类健康造成了怎样的危害? 简述卡森《寂静的春天》揭示的主要内容。

3. 近年来的外来动植物物种入侵造成了许多新的医学问题,病毒的人畜共患病的主要来源和导致的疾病有哪些?

4. 人类 60%—90% 的疾病与压力有关,蜜蜂生活的源生态给人类哪些生活启示?

5. 面临当代人的生存困境,习近平生态文明思想的主旨有哪些?

参考文献

[1]阿莱格尔.城市生态,乡村生态[M].陆亚东,译.北京:商务印书馆,2003.

[2]陈业新.儒家生态意识与中国古代环境保护研究[M].上海:上海交通大学出版社,2012.

[3]卡森.寂静的春天[M].吕瑞兰,李长生,译.上海:上海译文出版社,2007.

[4]廖福霖.生态文明学[M].北京:中国林业出版社,2012.

[5]马克思恩格斯选集(第 1 卷)[M].北京:人民出版社,2012.

[6]马克思恩格斯选集(第 3 卷)[M].北京:人民出版社,2012.

[7]习近平.之江新语[M].杭州:浙江人民出版社,2013.

[8]习近平关于社会主义生态文明建设论述摘编[M].北京:中央文献出版社,2017.

[9]徐东群.异常天气与环境污染事件的认知与应对[M].武汉:湖北科学技术出版社,2016.

第 12 章

影视剧中啼笑皆非的医学乌龙

本章提要

1. 结合影视剧中一些啼笑皆非的医疗剧情,阐述我国影视剧中涉及的医学专业问题。

2. 银针试毒和滴血认亲靠谱吗?浮夸的"吐血"剧情背后又有哪些真相?"悬丝诊脉"能诊断疾病吗?

3. 手术无菌原则是怎样的?狗血的"保大保小"情节忽视了什么医学问题?"玛丽苏疾病"到底哪里不合理?

4. 急救应该遵循怎样的医学常识?请正确理解"无敌"英雄的背面,真正的战场上又有怎样的急救原则?

5. 想了解一个真实的医生吗?跳出影视剧从一个客观的视角去看一个医生的工作、生活及成长。

导语

　　人们对医学的了解,最为直接的来源就是亲历、耳闻、目睹的就医经历,其他的来源途径中,从影视剧中的医学场景去了解医学,无疑是最为简单且受众广泛的办法。影视剧中对于医学的描述和介绍可以强烈地影响人们对医学的认识,甚至改变人们的就医习惯,进而影响人们的身体健康。但是影视剧中经常出现很多违背医学常识,并不科学的医疗情节,让观众不仅对影视剧的剧情产生出戏的感觉,同时也会对现实的医学知识产生错误的认识。影视剧行业的工作人员应该加强对背景知识的考察,肩负起传播正确医学知识的责任,而不是盲目追求商业价值。随着时代的进步,越来越多的影视剧开始注重医学场景的专业程度,并聘请专业的医疗团队进行指导。优质的影视剧不仅能带来良好的观感体验,更能在潜移默化中让我们学习到丰富的科学知识。

12.1 你真的病了吗?

12.1.1 "不靠谱"的古法诊断

影视剧中银针试毒和滴血认亲这两种古法诊断方法出现的概率很高,想必大家都非常熟知。那么,问题来了,这样的诊断方法真的可行吗?

电影《九品芝麻官》里就有经典的银针试毒的情节,为查清真正的凶手而到停尸房用银针给尸体试毒,结果银针插入喉咙后变黑了,插入胃里却没有变黑,据此断定喉咙里有毒,尸体是丧命后才被灌毒的。传说古代皇帝吃饭前也要用银针试一下食物中有没有毒。对"银针试毒"这种说法,有人深信不疑,有人嗤之以鼻。

银针真的是什么毒都能试吗? 砒霜是古代最常见的剧毒之一,其化学名称为三氧化二砷,同时在影视剧中还有另外一个响当当的名称——"鹤顶红"。银针试毒变黑,主要是由于银接触硫化物会生成黑色的硫化银。可是砒霜的化学成分中没有硫,银针如何试毒呢? 原来,由于古代提纯工艺不高,致使砒霜中含有大量的硫或硫化物,因此银针是通过与砒霜杂质中的硫发生化学反应而间接试出毒的。也就是说,对不含硫的化学、生物剧毒,如各种毒蘑菇,银针就毫无用处了。如今随着科技的发展,针对不同的毒物都有精准的检测方法,我们应保持科学严谨的态度,谨慎对待毒物检测,千万不要有"银针试万毒"的观念了。

那"滴血认亲"又是怎么一回事呢?《甄嬛传》中甄嬛利用"滴血认亲"的方法免除了皇上对她的猜疑,取得后宫的稳固地位。虽然剧情很精彩,但这个方法在历史中真的存在吗? 据史书记载,合血法大约出现在明代,是指双方都是活人时,将两人刺出的血滴在器皿内,看是否融为一体,如融为一体就说明存在亲子兄弟关系。若在水里加白矾,即便没有血缘关系,血液仍能相融。对于活体,如果将几个人的血液滴入同一器皿,不久都会融合为一。因此,"滴血认亲"是缺乏科学依据的。而在现代,DNA 检测技术是最为准确的亲属关系检测方法。

12.1.2 吐"一口老血"的原因

谈到"吐血"剧情,不禁想到几年前大火的古装剧《琅琊榜》。胡歌饰演的男主梅长苏的每一次吐血情节,都推动了故事情节的发展。剧中,梅长苏反复咳嗽 13 年,冬季多发,一到冬天就炭盆或暖手炉不离身,严重时有咯血,活动后气短胸闷,需要小飞流搀扶,病发时不宜平卧。从现代医学的角度分析,其吐血是由第三类肺高压引起的,而非剧中所说的"火寒毒"。

但作为观众的我们不得不问:为什么电视剧里的人受伤了就吐血? 被刀刺吐血、被车撞吐血、被人打吐血、患癌了吐血……人真的有那么容易吐血吗? 下面我们来分析一下吐"一口老血"的真正原因。

（1）嘴巴外伤引起的出血：例如撞击、磕碰等，会造成一定的出血。由于出血点就在嘴巴外部，所以视觉上看起来是嘴角流血了。不过，一般这个出血量不会特别大。

（2）口腔损伤引起的出血：往肚里流，打架或者一巴掌抡下去，就可能造成牙龈、舌头、口腔黏膜等损伤出血。不过有拔牙经验的人也知道，嘴里有血的话，我们一般"咕噜"一下往下吞。流得凶了，就像吐痰一样把血一口吐出来。若不自觉地流出来，或许是那一巴掌把人打晕了。

（3）呼吸系统疾病引起的出血：一般出现于肺结核、支气管扩张、肺癌、肺炎等呼吸系统的疾病，所以电视剧里那些老病号"咳咳咳"，一条手绢捂上去——红了，还是可信的。此外，一些急性的外伤（如枪伤、刀伤、撞击、肋骨骨折）导致肺部、支气管等位置出血，也可致咯血。

（4）消化道疾病引起的出血：指的是由于上消化道（食管、胃、十二指肠、肝胆胰腺）部位的出血，经口腔呕出的情况。一般出现呕血了，出血量都比较大，且急，呕出的血颜色鲜红。引起消化道出血的原因不少，例如常见的胃溃疡、肝胆结石、肝硬化等。另外，如果外伤伤到上消化道并引起上消化道出血的，就可能导致呕血。

而像在《唐伯虎点秋香》里出现的喷血真的存在吗？首先喷血像喷雾一样，需要两个条件：量大、气大。没有一个比较大的气压差，血是不会无端地喷出来的。实际中能够引起大量出血的吐血，都是消化道、呼吸道这些内部器官出的血，到达口腔之前都需要经历一段较长的通道，经过这么一缓冲，喷雾的条件基本不存在了。因此电视剧里那些动不动就吐血的情景，只能理解为剧情需要，大家就当作看个热闹吧，不要太较真。但是现实生活中，吐血无小事，救治需及时。

12.1.3　中医"悬丝诊脉"的真相

传说，古时因为宫廷尊卑有序、男女有别，御医为娘娘、格格们看病，只能用丝线一端固定在病人的脉搏上，御医通过丝线另一端的脉象诊治病情，俗称"悬丝诊脉"。一日乾隆皇帝宣御医进后宫看病，御医不知哪位妃子染何恙，心想先讨吉利，在悬丝上诊了一会儿"脉"后，喜形于色地说："启禀万岁，喜脉！"乾隆一听，暗地笑了，说道："凭这根细丝诊脉看病？"御医忙磕头道："臣诊脉，从未有过差错。"乾隆命太监带御医去看悬丝的另一头，结果丝线的另一端系在凳腿上。御医看了大吃一惊，险些吓晕，但他稍定了下神，他搬起凳子细细查看一遍后，说："敢请劈开凳腿，便知微臣讲的真假。"乾隆立即命太监取出利斧劈开凳腿，只见凳腿中有只小虫在蠕动，御医连忙跪奏："万岁请看此为木之孕也，叫喜脉。"皇上一听，面露喜色地点头，这才命其给正生病的格格诊治。此时这位御医已吓得大汗淋漓，连衣襟都湿透了。

那么，历史上是否真的有悬丝诊脉之事？病人的脉象能否通过丝线传导给医生呢？为了弄清这个问题，曾有人专门请教过近代"北京四大名医"之一的施今墨老先生，施老先生曾给清廷皇室内眷看过病。他介绍说，这悬丝诊脉可说是亦真亦假。所谓真者，确曾有其事;所谓假者,悬丝纯粹是一种形式。原来,大凡后妃们生病,总要由贴身的太监介绍病情,太医也总是详细地询问这些情况,诸如胃纳、舌苔、二便、症状、病程等。综合望闻问切后,太医也就成竹在胸了。到了悬丝诊脉时,太医必须屏息静气,沉着认真。这样做,一是谨守宫廷礼仪,表示臣属对皇室的恭敬;二是利用此时暗思处方,准备应付,以免因一言不慎、一药不当而招祸。综合前期的病情试探,望闻问切一步不落,太医才有把握确诊。我们日常生活中许多人也会去看中医,中医们看病时也需要望闻问切,倒不用再"悬丝"了,可以直接诊脉。

可见"悬丝诊脉"虽确有其事,但也不过是蒙上了神秘色彩的骗人形式而已。如果太医事先不通过各种途径获知详细病情,不论他医术多高明,光靠"悬丝诊脉"是看不好病的。

12.2　你真的了解医生如何施治吗?

12.2.1　手术室的无菌原则

暴露在外面的皮肤、头发,仅穿着反穿衣的医生在挥舞着手术刀,递器械的护士随意走动传递,周围仅仅摆放着有限的仪器设备,连手术器械都可能不齐全,更有甚者连手套都不戴,难以想象这竟然是在救人。在医疗剧《急诊室的故事》中,还有护士不戴手套并将手机带入即将开展手术的手术室内进行违规拍照;在《外科风云》中,男主身为经验丰富的医生,连基本的手术无菌常识都不清楚,还把白大褂当作白色风衣帅气地披着;在《急诊科医生》中,医生在手术室昏倒后,所有人都去照看,根本不顾手术的无菌区域,就连主刀医生都不顾正在手术的病人,还不时张望,观察情况,这是对患者的不负责任。

这些场景我们在影视剧中已经屡见不鲜,有时甚至会默认手术场景就是如此简单。难道术前准备工作那么轻松吗?

受生活环境的影响,我们时常忽视手术的"无菌"原则,鲜有了解每场手术前医生要经过数遍的消毒、做万全的准备才能顺利走进手术室,安全地给患者开展手术。正确的术前流程应该是:在手术开始之际,手术器械物品均已灭菌消毒,手术人员完成手臂消毒、穿手术衣、戴手套,病人手术区也已消毒并覆盖无菌布单。在手术过程中,如果已经灭菌和消毒的物品或手术区域受到污染,将引发伤口甚至深部感染,导致手术失败,甚至影响病人生命。因此,手术中需要时刻遵守无菌原则。

虽然以前受客观条件限制,无法对手术过程中的场景进行深入拍摄,但现在很多医疗剧选择直接在医院取景,相关的手术过程都保证有专业人员亲临指导。网络剧《脑海深处》聚焦脑部疾病,对手术操作进行了细致的展示。剧组邀请知名医院的专业医护人员进行现场指导,涉及专业手术互动时,演员则由护士本人亲自客串出演。另外,所用到的医疗器械设备也是与国内顶尖的医疗设备供应商合作,取代了过去影视剧中简单的手术刀、无影灯与监护仪。

影视剧虽然给我们带来了丰富的视觉享受,但也可能因为那些不符合无菌原则的手术操作被诟病。手术无菌非小事,落到实处是大事。

12.2.2　医疗背后的亲缘关系

在我们日常认知中,亲缘关系是血浓于水。母亲怀孕十月生下孩子,在孩子没有落地之前和母亲的关系可谓是"母子连心",两者处于共生状态。孩子生下后,我们也经常会听见有人说"孩子身上可是流淌着父母亲的血"的说法。那么,当母亲生产遇到紧急情况时,保大还是保小呢? 在孩子或者父母遇到需要输血的情况时,是否可以相互输血呢?

在《急诊科医生》《金婚》《保卫孙子》《唐山大地震》等中都出现过"保大保小"的经典场景,当孕妇情况紧急时,就会有医生让家属在母子之间做出取舍或者是家属希望医生抢救孩子。这种场景大家肯定都不陌生,甚至深以为然。在古代,由于医疗技术落后,许多妇人在生产时往往"一尸两命"。《知否知否应是绿肥红瘦》中明兰小娘因为难产而死,真是印证了这句"自古妇人生孩子,都如同到了鬼门关"。那时妇人怀孕生子的风险很大,确实会出现"保大保小"的取舍难题。

现在剖宫产普及,麻醉技术、手术技术、抗生素等一系列卫生手段也已成熟,不再存在这样的取舍困境。如果产妇难产或者腹中胎儿出现宫内缺氧等状况,医生就会考虑手术剖宫产,虽然有手术风险,但总比难产引起子宫破裂或者大出血的风险要小。因此"剖宫产"既救了大人也救了孩子。不仅如此,实际上如果母体不慎,胎儿也难以幸免。我国医院助产的基本准则规定,在产妇因妊娠或生产而导致生命危急的情况下,医院应竭尽全力首先保住母亲的生命。这样看起来,在医生的视角下,胎儿和母亲的关系在紧急情况发生时并没有所谓的"骨肉相连"。

针对直系亲属之间的输血情况,我们在影视剧中也看到不少。《恋恋不忘》中童童失血过多且血库缺血,医生希望直系亲属过来输血。这真的可行吗? 从医学角度来讲,直系亲属的关系可没有亲密到可以相互输血,而且这是一个再简单不过的常识,因为直系亲属之间输血容易引发移植物抗宿主疾病,这种病的死亡率高达 90％以上。因此,现实中需要避免直系亲属之间相互输血。

以后看见影视剧中的"保大保小"难题出现时,大家可以放心地认为不过是"狗血"片段而已。现实中,按当前的医疗技术,医生一定会使出"洪荒之力"保障孕妇和胎儿的平安。看见直系亲属间输血的剧情时,我们要知道,这其实是万万不可的。可见,从医学角度上看,我们眼中的亲缘关系并非真的亲密到"骨肉相连""血溶于水"。

12.2.3　影视剧中的"玛丽苏疾病"

白血病和植物人苏醒是言情剧中将剧情推动至高潮的杀手锏,这两种病是影视剧中的"玛丽苏疾病"。

在电视剧《好大一个家》中,作为植物人沉睡了 13 年的迎春刚苏醒不久后就可以同正常人一般和她妈妈边哭边争执。虽然说艺术来源于生活,但沉睡 13 年的植物人苏醒没多久就可以正常生活,这没有任何科学依据,而且会误导观众。《妙手仁心》《外科风云》等电视剧中也有类似片段。什么是植物人？所谓植物人,其身体状态与植物生存状态相似,故而得名。植物人除保留一些本能性的神经反射和进行物质及能量的代谢能力外,认知能力已完全丧失,无任何主动活动。植物人苏醒的概率很低,沉睡得越久,苏醒的可能性也就越低,若能醒来,可算医学奇迹,醒来后通常也不能恢复到未生病前的身体状态。

《人世间》中周母小儿子未过门的媳妇不辞辛劳地照顾成为植物人的周母。为了不让周母肌肉萎缩,郑娟给她按摩；周母排便不畅,郑娟用手帮她；此外,郑娟还为周母翻身拍背。两年后,周母奇迹般醒来,但她遗忘了很多事情,身体也大不如从前。这个场景相比《好大一个家》更真实可靠。现实中,植物人卧床时间长,2—4 小时需要翻身拍背一次,避免长期保持同一姿势形成皮肤压疮。需要注意观察患者大小便次数及量,3—5 天未解大便时,可加用通便药物并做好清洁工作。还要监测患者生命体征,及时发现患者不适,必要时前往医院就诊。当然,照顾植物人需要根据病人实际情况,遵医嘱进行护理。以后再在影视剧中看见沉睡多年的植物人突然苏醒的桥段,我们要明白这是不符合科学依据的。

《山楂树之恋》中建新得了白血病,但他为了不让静秋担心而撒谎,最后建新因病情严重无法医治而去世。《重症病》《小城大爱》《北京童话》等许多影视剧中都有类似的剧情,剧中得了白血病的角色基本都无法救治,抑或是急需骨髓移植才可以活下去。这些给了我们一种白血病是不治之症的误导。《我不是药神》这部电影中的白血病人为了救自己和其他白血病患者,代购印度盗版的"格列卫"而被法律制裁。从这部电影中,我们也可以了解到慢性粒细胞性白血病患者可以通过药物延长生命。事实上,不是所有的白血病都是无法医治的。白血病是一种属于造血系统的恶性肿瘤,而且白血病有四种不同的亚型。得益于现代医疗技术的发展,无论是哪种亚型,都可以在合理治疗后获得良好的预后。所以大家不要再被这类剧情骗走眼泪啦。随着现代医疗体系的进步,不同类型的白血病有着不同的治疗方案,很多方法能够显著延长白血病患者的生存期。

读到这里,想必大家应该对影视剧中的"玛丽苏疾病"有了一些基本的认识吧？我们都期待影视剧中的植物人苏醒的"奇迹"能够出现,也不希望所有患上白血病的人都是"死期将至"。现实中,我们要相信,随着医疗技术的进步,终有一日沉睡多年的植物人真的可以苏醒,我们也可以彻底攻克白血病及其他癌症。

12.3 这么急救合适吗？

12.3.1 日常急救指南

影视剧中也少不了出现日常急救的医学场景。比如经典的心肺复苏以及毒蛇咬伤后的处理。然而,影视剧中这些日常急救的方法总是错误百出,让医生们唏嘘不已。

《红海行动》是 2018 年春节档的热门电影,电影中一位战士溺水,被救上来后就直接进行胸外按压。这肯定是不对的,应根据溺水者的具体情况采取不同的措施,而不是一上来就胸外按压。急救的首要目的是恢复供氧,仅靠胸部按压难以做到这一点。电视剧《金玉良缘》中男主落水,救上来后女主对他进行人工呼吸后再进行胸外按压,这样听起来好像没有问题,但剧中的操作错误百出:人工呼吸时没有包住溺水者的嘴;做胸外按压时胳膊都没有伸直,只有一个屈肘动作;双手也只是交叠而没有交叉。电视剧《如果可以这样爱》中钢琴家耿墨池因心脏病发作出了车祸被送到医院急救,张教授的双手手指交叉按压放在其胸壁上,掌根放在胸骨右边,这些都是错误的,很容易导致肋骨或肋软骨骨折,进而导致肺的损伤。正确的人工呼吸需要将病员平卧,解开衣领、腰带,暴露病人胸腹部;额头下按,下巴上抬,清空鼻腔和口腔内的异物;病员保持后仰,充分打开气道,捏住鼻子飙起肺活量。若观察到病员胸部有明显抬起,则表示吹气充分;接着重复打开病人的气道。正确的胸外按压需要两手掌根重叠,手指交叉互扣,放在两乳头连线中点(胸骨中下 1/3 处),五指跷起。继而双臂伸直,双肩中点垂直于按压部位,用上身力量用力按压,频率为 100—120 次/分钟,按压深度为 5—6 厘米。

在许多电视剧中也少不了这样的桥段:女主在山林或花园中行走时总会被毒蛇袭击,然后男主英雄救美,用嘴巴吸出毒液,女主获救,两人互生情愫。这种行为太傻太天真了,而且用嘴把毒血吸出来,自己也很容易中毒。首先,如果施救者的口腔中有破口、溃疡和牙龈炎,蛇毒就很容易通过溃破处感染。其次,口腔黏膜是非常薄的,蛇毒很有可能会被口腔黏膜吸收,而且吸收的速度非常快。所以,切不可直接用嘴吸蛇毒。如果在人烟稀少的野外不幸被毒蛇咬了,正确的急救方法是立刻用绳子把伤口近心端绑扎,同时拨打急救电话,等待前往医院注射抗蛇毒血清。

急救知识真的非常重要,我们不能抱有侥幸心理,把自己带入影视剧中的玛丽苏男女主。虽然现实中遭遇紧急情况的概率很小,但大家真的要花时间反复学习、观看正确日常急救的动作指导视频,学会了,没准有一天你能自保成功,或者挽救别人的生命。

12.3.2　"英雄"无敌?

在谍战剧《秋蝉》中,主角唐风与"鬼子"进行了枪战,胳膊、背部、小腿各中一枪,但片刻后居然就能奔跑自如,第二天就能正常执行任务,好像什么也没发生一样。电影《英雄本色》中,"小马哥"扔出炸弹,在爆炸的瞬间,猛地跃起,卧倒在地,随后毫发无损地站起来,潇洒转身,朝向镜头,浑然不顾身后的火光滔天。不得不说,这些镜头实在是很帅,造型可以打满分。难道"英雄"真的是无敌的且无须救治吗?答案是否定的。让我们一一分析枪伤和爆炸后的真实表现,以及其中的急救要领。

关于枪伤,人在中弹后,由于剧烈的疼痛感是不会保持站立姿势的,并且创伤面积往往很大,会出现血流不止的情况。这需要得到及时的救治,否则会失血致死。倘若中弹后出现的创伤面积不大,那是由于该子弹的穿透力很强,会造成严重的内出血。那么,该如何紧急处理枪伤呢?由于负伤部位和程度不同,很难有一套定型的方法,基本的处理原则是：扩大创口，清理皮缘；显露伤道，切除坏死和失活组织；清除异物；处理特殊组织，如离断的神经血管，骨折的处理等；引流和缝合。穿入伤的伤口通常有些小且整齐。如果伤口有些大，那组织破坏和出血也会有些多。故应先处理子弹射出的伤口，并立刻寻求急救处理。用大块衬垫或粘贴膏包住子弹穿出的伤口以止血或预防感染。使伤者处于舒适的姿势，并保持安定。监测呼吸与脉搏，预防休克。

关于爆炸，我们要知道，炸弹或者手雷一类的爆炸性武器会造成破片伤害以及冲击波伤害。炸弹的金属外壳碎裂形成破片，弹片再造成大面积的伤害；爆炸时产生的冲击波距离越近，造成的伤害也越大。另外，爆炸产生的火焰和热辐射也会损坏人体的皮肤和眼睛等器官。因此，当产生爆炸时，跳跃不仅没用而且很危险。立刻趴到地上才是正确的做法。并且，在遭遇爆炸之后的多数人都是精神恍惚，头痛欲裂，背部被爆炸所产生的热量和碎片所伤害，很难立刻站起来，潇洒转身，留下帅气的背影。那么，该如何对爆炸进行有效防护呢？首先，遇到爆炸时应该第一时间趴下，保护好头部，尽量用脚朝向爆炸方向，最小程度减轻伤害。其次，判断是否会连续爆炸，迅速逃生。然后确认安全方向，避开危险物，低伏缓慢前进。身上着火不要跑，就地打滚或者爬进有水的地方。

总而言之，我们要对枪支、子弹、爆炸有正确的认识。即使在现实生活中基本不会遇到爆炸的情况，但了解它，对我们还是很有必要的。万一真遇上了爆炸，正确的防护可以帮助我们将伤害降到最低。现实不是电视剧，英雄也不是无坚不摧，不论是谁，就算先前有飞檐走壁的本事，在中枪和遭遇爆炸后都将"遍体鳞伤"，都需要老老实实休养。

12.3.3 战场急救原则

"高粱，这是哪儿？不是三岭山那条小河吗？我还记得……你骑自行车……把我掉到了水里。高粱，我好冷，你帮我……点一堆篝火，我想……暖和暖和。高粱……照顾好荆荆，把我的眼角膜……留给她。告诉她……妈妈爱她。好冷……好冷啊……好冷，此刻……春雨很暖和……"

这是《王牌部队》中刚刚新婚的韩班长被派去鬼耳岭执行任务却意外踩到地雷牺牲前讲遗言的片段。戏外，不禁让我们思考如果对韩班长展开急救，他是不是就可以活下来？事实上，韩班长的失血属于开放性损伤，如果在黄金急救时间的6—8小时内展开急救，他是可以捡回一条命的。在战场上，如果发生严重创伤，一定要记住这些急救的最佳时间：在伤后4分钟内要开展有效的心肺脑复苏术；在急救10分钟内要完成控制出血、解除窒息、保持呼吸道通畅等处理；在休克30分钟内要有效干预并控制休克；在黄金救助时间内开展确定性救命手术。

在热门电影《红海行动》中，一名战士在爆炸后被一根金属锐器完全穿透，从左胸部插入，肩背部穿出，他的战友徒手将异物果断拔出，伤者当场获救。从医学的角度，这样做是否真的可行？在国内外现有的院前急救实践中，通常都不会当场拔出患者体内的大型异物，因为这样可能造成严重的不可控的出血或开放性伤口（如开放性气胸）。因此，在战场上身体被锐器刺伤，切不可盲目拔除，在条件允许的情况下，应及时前往医院救治。

在电影《芳华》中，男主角刘峰不幸手臂动脉中弹，导致截肢。其实在现实生活中，只要及时救治处理得当，就不会出现截肢的情况。手臂动脉的致伤原因大多为锐性物刺伤，除外来致伤物外，骨折的锐刺（缘）也会引起邻近动脉损伤。此时急救要做到：检查生命体征，如意识、循环（即心跳）、呼吸、瞳孔等；利用指压法或止血带进行快速有效的止血，即按压或包扎近心端动脉，为避免肢体坏死，每隔 1 小时止血带应放松 1—2 分钟；包扎固定，当创伤致使四肢骨折时，必须用夹板固定，注意夹板长宽要与伤肢相适应，如果现场没有夹板，也可以用树枝、木板来代替，甚至可以将伤肢固定在另一健康肢体上。

在战场上发生创伤，如果在"黄金时间"内进行正确的急救，不会出现截肢乃至失去生命的情况。在观看这些影视作品时，我们应该带有批判的眼光，仔细甄别剧中一些操作的合理性，不被剧情所误导。

12.4　还原一个真实的医生

12.4.1　医生"潇洒"的一天？

早上 8 点，他起床上班，帅气地披着"白色风衣"，将双手插在裤兜里，亲切地与人交谈着，浑身上下透露出社会精英般的气质。到中午 12 点，吃完饭美美地去午休。下午 5 点，下班时间到了，开启美妙的夜生活。在影视剧中，某些医生的生活是多么多姿多彩。

在医疗剧《心术》中，经常看见一些医生、护士扎堆儿闲聊的情节；神外医生霍思邈居然能在上班时间陪同患者家属排队？同样，在《外科风云》中，女主身为急诊科医生，打完电话后明明来了一个病人，却有空陪小孩子玩积木？男主居然有时间拿手术刀帮女主修眉毛？难道医院日常生活那么轻松吗？

其实，真实情况是这样的：早上不足 8 点就开始上班，中午接近 1 点才下班，在医院食堂里匆忙吃个午饭，小歇片刻继续接诊，直到下午 6 点多钟看完最后一个患者，才能回家休息。有时遇到突发情况，可能要加班到深夜。又或者要复核一天的情况，常常熬夜。一年到头都没有几个完整的周末，经常轮到晚间急诊值班……这还仅仅是工作作息，空余休息时间还会被其他相关培训教育和科研工作占用。例如将近期的疑难杂症汇总讨论，对相关病例用药的合理性展开研讨。那些有科研压力的医生，往往可能刚下手术室、刚坐诊完，就转身来到实验室，开展科研工作。一个医生的一天并非像影视剧中那样悠闲，他们的工作其实远比我们想象中的还要忙。

"紧张"，这个词完美诠释了医护人员的日常生活，清闲是极少的情况。医生的日常工作是十分专业的，不得有一丝纰漏，否则会给患者带来困扰，甚至可能引发医患矛盾。近年来，职业紧张对医护人员身心健康的影响成为国内外研究日益关注的热点之一。临床医生属于高紧张因素暴露水平的人群，职业紧张和职业倦怠问题凸显。令人心寒的是医生所面临的困境，外界却知之甚少。在很多人眼里，这些工作中的困境仿佛都成了医生必须承担的责任。

作为患者,应该体谅医生工作的不易,不要轻信影视剧中悠闲的工作氛围。医者仁心,医生平等地对待每一位患者,也尊重每个人,同时,每个人都应对医护人员多一分理解和宽容。

12.4.2　真的有万能医生吗?

在美剧《豪斯医生》中,男主豪斯是一名内科医生兼诊断医学部主任。他的实力强大到面对多分支的"怪病"总能快速精确诊断,偶尔还能开刀取个虫子。这些剧情内容宛如福尔摩斯侦探破案,只不过豪斯医生是在诊断疾病。

影视剧中,编剧们为了打造主角光环,才将豪斯医生包装得那么"万能"。现实中可能存在万能医生吗?答案是几乎不可能。要是现实中真有万能医生,既能完成难度极高的外科手术,又能治妇科儿科等疑难杂症,那么他可以一个人包揽医院的所有科室的任务。实际上,能培养出一名优秀的专科医生都需要花费大量的时间和精力,培养出一名"万能"医生何其困难。虽然万能医生过于虚幻,但全科医生是真实存在的。

随着医疗体系的逐步优化,医生的培养分为全科和专科两个方向。专科医生主要负责疾病形成后一段时期的诊治,其宗旨是科学地对人体生命与疾病本质进行深入研究,以认识和对抗疾病,侧重于疾病的治疗过程。全科医生则负责健康时期、疾病早期乃至经专科诊疗后无法治愈的各种病患的长期照顾,其关注的焦点侧重于人而不是病。

全科医生是医疗服务系统的"守门人",在我国基层医疗体系中具有重要价值,是基层卫生的中坚力量。国际社会视全科医生为精英,具有高复合性。例如,在英国,患病先去看全科医生是强制前提。然而在我国,尽管现阶段基层卫生机构所做的探索还远没有达到全科/家庭医学的要求,目前还是将全科医生的工作作为一种"社区卫生服务"来对待,但是随着国家政策的不断改善,全科医生队伍不断地壮大,将会有助于缓解社会老龄化的压力。另外,纵观我国三甲医院"人满为患"的景象,这极大地牵制了医院进行重大疑难病症研究和为基层培训人才的精力。患者面对轻型病症时,应考虑在第一时间选择全科医生就医,这既能带来更好的治疗手段,又有助于更全面地选择最优治疗方案。因此,继续培养合格的全科医生对我国医疗体系结构的完善显得尤为必要。

我们不要被部分神化医生的影视剧所误导,医生不是万能的,但生病不去看医生是万万不能的。在日常生活中,我们应选择合理的渠道就医,主动向合适的医生寻求帮助,与医生一起共筑健康防线。

12.4.3　主任医师是怎样炼成的?

医疗剧《急诊科医生》中,女主角江晓琪刚从哈佛医学院毕业回国就空降担任主任医师。《医者仁心》中,年轻的钟立行医生早已是美国州立外科医院心脏外科名医,同学武明训也即将接任仁华医院院长。男主真是神一般的人设,"美国加州大学心胸外科主任医师""美国华裔年轻医生的翘楚、传奇性人物""年纪轻轻却资历老练"……这些资历是多少医学生的梦想。

这样的梦想真的年纪轻轻就可以实现吗？30 岁左右就想成为主任医师,这需要本科就开始进医院实习或者采取"本硕博连读"的方式缩短后面的晋升时间,但综合来说,30 岁左右可能最快也才当上主治医师。

成为一名主任医师有多困难？首先,耗时长。一名医学生从专业学习到具有主任医师的评选资格需要长达 25 年左右的时间。但这也只是具有参评资格,具体还得看个人综合能力,实际上很多优秀的医生一生都无法当上主任医师。其次,个人技术能力要过硬。临床工作是核心,从听取患者的主述到诊断疾病、制定合理的治疗方案,都需要很强的工作能力。如果需要手术,要非常熟悉手术操作流程,对患者术后的恢复情况也需要仔细负责。最后,科研工作要求高。其实临床和科研很多时候是分不开的,科研工作是对医生思维的锻炼。医生既要懂得诊断治疗疾病,也要了解疾病发生发展的机制,积极做一些基础科学研究或结合临床工作的应用型科学研究。另外,主任医师的满意度评价也是不容小觑的。通常来说,级别越高的医生通常患者对其的信赖程度也越高。

成为一名主任医师需要较长时间的积淀,并非像剧中那样唾手可得。青年医生仍然需要加强基础理论知识和临床技能的学习,注重人文素养的提升以及科研能力的培养。只有脚踏实地、埋头苦干,才有机会成为一名业内认可的优秀医生。

在这复杂医疗体系下诞生的每一位医生,都是经过无数时间和实战炼成的优秀医生。作为患者,我们应该相信每一位医生的能力,不能片面地以职称的高低评价每一位医生医术的优劣。

（徐　可）

思考题

1. 银针真的什么毒都能试吗？"滴血认亲"的科学依据是什么？

2. 当母亲生产遇见紧急情况时,保大还是保小？在孩子或者父母遇到需输血的危急时刻,是否可以相互输血呢？

3. "白血病"是什么疾病？

4. "心肺复苏"的基本原则有哪些？

5. 战场急救的关键因素有哪些？

参考文献

[1] 戴俊明. 职业紧张评估方法与早期健康效应[M]. 上海：复旦大学出版社,2008.

[2] 冯羿凯,黄洁,路海英,等. 中外全科医生能力与胜任素质要求对比及启示[J]. 中国社会医学杂志, 2022,39(2)：195-199.

[3] 李明. 改革创新培养卓越医生[J]. 中国高等教育,2013(7)：17-19.

[4] 李煜. 医务人员职业紧张与健康[J]. 海南医学,2010,21(19)：128-129.

[5] 林生. 社区医生,离中国人的生活还有多远？[J]. 中老年保健杂志,1999(4)：42-44.

[6] 刘宁春,杨丽佳. 裘法祖寄语年轻一代：要做好医生先要做好人[J]. 中国社区医师(综合版),2005

（23）：101.

［7］吕宁宁,武宁.我国全科医生队伍发展现状与建议［J］.中国医疗管理科学,2021(6)：29-32.

［8］讴歌.狼狈不堪的医生生活［J］.健康管理,2011,2(5)：92-94.

［9］手术进行中的无菌原则［J］.临床普外科电子杂志,2018,6(3)：37.

［10］夏溟.浅谈优秀青年泌尿外科医生的培养［J］.继续医学教育,2016,30(12)：12-14.

第 13 章

让世界看到中医药的魅力

本章提要

1. 中医药对世界医学发展作出诸多贡献,中医药海外传播有其独特的发展历程,具有海纳百川的包容性特点。

2. 丝绸之路是我国古代与世界进行交流的重要通道,其对我国传统医学的发展和传播起到了至关重要的作用,是我国传统医学得以补充的重要途径。

3. 新罗(今朝鲜)、日本以及阿拉伯国家等的药物及先进医学知识的传入,为我国传统医学的发展提供了可靠的支持。

4. 郑和下西洋为中医药走向世界作出了巨大贡献。

5. 中医药文化作为我国传统文化的重要组成部分,蕴含着丰富的哲学思想和精神价值,新时代在"一带一路"建设背景下,中医药将成为我国在世界医学舞台上的重要名片。

导语

中医是我们引以为豪的"国术",其最大特点就表现在药材选择的丰富性上,这些药材有别于近现代西方化学合成的"西药",被称为"中药"。其实,不少中药是在丝绸之路开通以后引入的,如龙涎香、阿勃参、安息香树、波斯枣以及治疗疟疾的金鸡勒、治疗咽痛失声的胖大海等。印度、阿拉伯医生带来的开颅手术等"外科奇术",更促进了我国古代医术水平的提高。"两目今先暗,中年似老翁"的唐代诗人刘禹锡,在被印度医僧治好了眼疾后,曾专门写了一首《赠眼医婆罗门僧》诗:"师有金篦术,如何为发蒙。"

13.1 中医药飘香的丝绸之路

13.1.1 张骞得红蓝花种于西域

红蓝花始载于宋代《开宝本草》（974），稍后的《本草图经》（约 1061）中记载说"红蓝花，即红花也。生梁、汉及西域，今处处有之""叶颇似蓝，故有蓝名，又名黄蓝"《博物志》云：张骞得种于西域。其花曝干，以染真红，又作胭脂"。张骞出使西域后将红花的种子带回，人们看到这种晒干后红中带蓝的花朵，将其命名为"红蓝花"，简称红花。而实际上，它本身是黄色或者淡黄色的。中国药典以西红花为正名。叫"花"，不是"花"，而是鸢尾科植物番红花 Crocus sativus L 的干燥柱头，常作为入药本草使用。

伊朗医药古籍记载，藏红花可治疗头疼、牙痛，有利尿、养神、美容、壮阳、解毒、降压、活血等功能。印度人用藏红花治疗发烧、抑郁症、关节炎、虚弱和不育症等。我国明朝《本草品汇精要》记载藏红花：主心忧郁积，气闷不散，开胃进食，久服滋下元，悦颜色。近年来，藏红花广泛用于治疗冠心病、心绞痛以及血栓闭塞性脉管炎等疾病，而且对高血压、高血糖、高血脂具有非常好的调节效果。现代药理学研究发现，藏红花能有效预防和治疗心脑血管疾病，且具有良好的抗癌活性。目前，藏红花已被中国卫生部和国家食品药品监督管理总局批准，明确其具有增强免疫力、降血压、降血脂、缓解体力疲劳、提高缺氧耐受力、去痤疮、通便等功能。

对很多人来说，红花参与到了我们生活的方方面面，一些地区还将其作为经济作物推广种植。在经济转型的当下，对于红花的观察和研究一定能给我们带来更多的惊喜。

13.1.2 新罗与江浙医药的协作交往

在古代，中医药大量输出到周边国家，海外的医药学也纷纷流入我国，尤其是沿海的江浙一带，这就是古代中医药的"一带一路"。新罗（今朝鲜）与江浙医药学方面就建立了互惠互利、协作共赢的交往。新罗人从定海、宁波海口登陆，及时运来名贵药材和其他货物。绍兴十一年（1141）11 月，户部"重行裁定市舶香药名色"，共有 330 余种，其中绝大部分是香药和药材，主要从大食诸国、真腊、占城、阇婆等国输入。1144 年、1147 年朝廷两次下诏从海外大量进口香药。

从朝鲜输入的有人参、麝香、红花、茯苓、蜡枣肉、杏仁、细辛、山茱萸、白附子、芜荑、甘草、防风、牛膝、白术、远志、姜黄、香油等，其中野生药物占多数。这一时期从海外进口的大量香药，被中药学家配制成药剂治病。如杭州城内有患伤寒、舌头外伸寸余患者，一位精医道士用梅花片脑（龙脑）两钱治愈该病。湖州人士王克明医师医治一位妇女的气秘腹胀难症，用半硫丸碾生姜调乳香让她服下，几天后气通腹平。进口香药还被用来辟秽、净秽气、灭蚊，有利于环境卫生。不仅如此，进口香药还被掺到食品中做成药膳食物。在杭州的茶酒店中有卖食药和香药的果子,把木瓜和香药匹配成燺木瓜饮用,色香五味俱全,每日招徕的顾客络绎不绝。因此,香药的大量进口不仅丰富了中医药,更有益于人民的医疗保健。

893 年,浙江籍人士杜光庭在《玉函经》中引入西方十二宫说。北宋初年,占城国(今越南)也常有商人携带麝香、沉香、丁香等药材来宁波开展贸易活动。高丽(今朝鲜)也通过海上向杭州、宁波源源不断输入人参药材。从古代江浙与海外频频展开的医药学交流情况来看,传出远远超过传入的规模。

13.1.3　硫黄进口的主要来源——日本

日本,无论是在实行锁国政策的藤原时期,还是在鼓励与中国往来的幕府时期,中药的输入都从未间断过。宋商到日本,中药是其贩运的重要舶货之一。日本入宋僧成寻在应对宋神宗问话时就说,日本从中国进口的货物主要是香药、苏方等中药。从日本输入药珠、水银、鹿茸、茯苓、硫黄、麝香、沉香、丁香、檀香等,其中以硫黄进口最多。绍兴十五年(1145)11 月,一艘日本商船漂泊到平阳,船上尽是硫黄和布。据成寻的《参天台五台山记》说,宁波商人陈咏也从日本私运硫黄入境。传出高峰在明朝,传入主要在宋元时期。同时,邻国的官医、学问僧、医药学家来江浙研习中医药学后携宝回国的大有人在,江浙医药学家漂洋过海传经送宝的人数十分可观。这时期双方的药材进出口生意红火、品种繁多、数量庞大。

据日本藤原明衡《新猿乐记》记载,日本进口的宋货有 40 余种,其中中药占一半以上,有沉香、麝香、龙脑、檀香、巴豆、甘松茅、雄黄、朱砂、诃黎勒、犀角等 20 多种。宋仁宗年间,福州客商周文裔到日本博易,献给右大臣藤原实资的样物中,有麝香 2 剂、丁香 50 两、沉香 50 两、熏陆香 20 两、诃黎勒 10 两、石金青 30 两、光明朱砂 5 两等。而这还仅仅是样物,其所带中药的品种数量之多,可想而知。

不过,古代江浙与海外的医药学交流只局限于邻国,尤以日本为主,鲜有涉及非洲、美洲和大洋洲。当时,江浙与海外的医药学交流处于全国领先地位,这也使得江浙在中外医药交流史、科技发展史上占有重要的地位。

13.1.4　阿拉伯香药及埃及医学的传入

此处所指的阿拉伯与现代所指的阿拉伯国家含义并不相同,此处阿拉伯是指兴起于 7 世纪,征服了周边许多国家,并将势力扩展到北非和西班牙,横跨亚非欧三大洲的阿拉伯大帝国。彼时的阿拉伯帝国幅员辽阔,而世界闻名的阿拉伯香料商人的贸易范围大大超出阿拉伯地区的界限。香药的巨大利润促使他们不惜长途跋涉,到世界各处搜罗香药。他们从波斯湾出发,到非洲采购龙涎香、丁香;到索科特拉岛搜集血竭、芦荟;到阿拉伯半岛的麦加收购兜纳香,甚至到印度的古吉特拉邦、马拉巴尔海岸采集胡椒等其他热带香药。这些香药并非都产于阿拉伯本土,但都是阿拉伯商人进行香药贸易的常见品种。

汉代为阿拉伯香药传入中国有文字记载的最早时期。西汉建元二年(139),张骞奉汉武帝之命出使西域，经过大月氏、大宛、康居等中亚国家。张骞两次出使西域，虽然未能亲临西亚，但已经听到关于"条支"之歌地区的情况。据近代学者考证，条支指的就是阿拉伯地区，可见，彼时条支国已经很受西汉政权的重视。张骞和甘英的西行，增进了中国对西亚特别是阿拉伯地区的了解，也促进了中西之间政治、经济、文化的交流与发展。

汉代已经有了使用阿拉伯香药的记载，晋代张华所著的《汉书·博物志》记载，汉武帝时，外国进献者献返魂香（即苏合香）三枚，大如燕卵，与枣相似。当时正值长安瘟疫流行，使者请焚烧一枚返魂香以辟疫气，一时香闻百里，数日不歇，宫中病者闻之即起，疫死未卜者薰之皆活，人皆称其为返生神药。这话虽然过于夸张，但说明当时人们对外来香药的神奇作用已经有所了解。

阿拉伯香药早在汉代就已传入中国，伴随于中医药发展的绝大部分历程，促进了中国医药学的发展。中国医药学家认真学习了阿拉伯人民在医疗上使用香药的经验，并在自己的实践中做出了新的探索。香药在临床上大量使用，是两国医药文化交流的重要结果。

13.2　丝绸之路上西域医学的发展

丝绸之路是东西方贸易和文化交流融汇之道。西域是丝绸之路上中国、印度、希腊、伊斯兰文明相互融合交流之地，西域文明具有明显的多元性。西域医学就是在本身不断发展的基础上，通过丝绸之路吸收和融合了印度、中原以及其他地区的医学文明，形成了具有明显多元特征的西域医学。外来的医学文明往往是和宗教一起传入西域，这也是西域医学发展过程中非常明显的一个特点。

13.2.1　丝绸古道——西域通道的医学交流

1877 年，德国学者李希霍芬在其著作《中国：亲历与研究》中首次提出"丝绸之路"这一名称，逐渐为学术界所接受。众所周知，丝绸之路是一条横贯欧亚大陆的商业交通要道，也是一条联系东西方各国政治、经济、文化的文明交融之道。但正如季羡林所说，中国、印度、希腊、伊斯兰四个文明汇流的地方只有一个，就是中国的敦煌和新疆地区，再没有第二个。这个区域实际上就是通常所指的西域。尽管西域的概念和地域范围的界定有所变化，但现在学界所说的"西域"包含两层意思：一是指狭义上的西域，即玉门关以西和帕米尔以东的广大地区；二是指广义上的西域，也叫大西域，泛指玉门关以西包括中亚、西北印度、西亚乃至地中海的地理范围。通过丝绸之路，众多的文明在这里交流、汇聚、碰撞、融合，形成了丰富多样、独具特质的西域文明。它们曾一度成为中西文明交流汇合的中心，是沟通中原文化与西域文化的桥梁。

西域文明的多元性明显体现在西域医学的发展中。在新疆、甘肃等地区出土了大量的用梵语、于阗语、龟兹文、粟特语、犍陀罗语、叙利亚语、回鹘语、吐蕃语和汉语等多种语言的医学文书。这些医学文书是东西方医学在此传播、交流与融合的反映，也体现了西域医学多元性发展的特点。

13.2.2　伊斯兰医学与中医药的融合

当伊斯兰教在 7 世纪后期扩展到阿拉伯半岛以外的伊朗高原、中亚和北非的部分地区时,其增长正逢在巴格达和开罗等世界中心展开的科学研究的黄金时代。在此期间,穆斯林学者在以希腊、古代美索不达米亚和伊朗等古文明知识为基础构造的医学科学方面取得了重大进展,同时他们吸收了其他地区通过丝绸之路传递到伊斯兰世界的医学知识。

不仅药品和用于生产它们的原材料通过丝绸之路传递,更纷杂的临床医学知识也是这样传递的,特别是从中国和印度次大陆收集的许多药用物品。在伊朗高原和西亚其他地区,包括今天的伊拉克,丝绸之路的交流极大地促进了来自世界各地的知识在这里交换并翻译成阿拉伯语进行再融合。在中世纪或"后古典时代"(500—1450),学者们在医学、药理学和兽医学领域作出了巨大贡献。这一时期的学者包括阿维森纳(Ibn Sina),他被称为早期现代医学之父,博学家比鲁尼以及植物学家和药剂师伊本·巴利塔(Ibn al-Baitar)。丝绸之路上人口的流动和知识的传递方便了把世界其他地区的知识大量翻译成阿拉伯语,使这些博学者可以吸收广泛的学识。因此,伊斯兰医学结合了现有的医学知识,例如在古希腊和罗马发展起来的医学知识,并将其与来自世界其他地区的知识相结合,如中国和印度次大陆。

尽管在伊本·巴利塔的作品《简单药物和食品集》中记载了许多中药,但他一直到安纳托利亚高原采集植物,从未前往中国。相反,他记载的许多植物信息都是通过丝绸之路沿线的商业和文化交流获得的。同样,阿维森纳将中药的知识纳入他的作品中,记载了被认为治疗心悸和保护肝脏免受损害的化合物 suk。

此外,一些阿拉伯作品,如塔巴里的百科全书 Firdaws al-hikma(《智慧天堂》),详细讨论了印度次大陆的医疗系统。正如当时常见的学术作品一样,他的作品不仅涉及医学主题,还涉及哲学、气象学、动物学和天文学。在医学领域,其内容包含医学科学的历史和前景,医学生所需的教育以及保护健康的措施,包括避免使用有毒物质。塔巴里工作成果的许多部分来自他对印度医学的仔细研究。学者们利用丝绸之路各个地区的信息、译稿和材料,汇编了多元化的医学知识。这些交流让从未到过中国或印度次大陆的学者获取了大量信息。

13.2.3　印度医学传入对我国藏族医药技术的影响

印度文化对于阗文化发展的影响是全面的,印度医药和行医方式在于阗的流行更成为于阗印度化的一个典型事例。于阗的医学留下了很深的印度医学文化的印痕,在西域出土的胡语医学文书就反映出印度古典医学文化知识(亦称"医文明")在西域的传播程度与影响力远远超过其他种类的医学知识。在吐鲁番地区曾出土的一块唐代墓志铭上,就有过用于阗文写的印度名医耆域的名字。

印度医学在西域地区留下了很多宝贵的医学典籍和药方。在于阗地区曾出土过梵文的《毗卢本集》(Bhela-Samhita)等为数不少的医学文书,在这些医书中最重要的是《鲍威尔写本》(Bower Manuscript)。这个写本的前三卷是关于医药方面的,其中第一卷是关于大蒜的起源、价值和效用等;第二卷中是关于早期医学文献的记载,包括印度一些医学家如如火、蝙蝠耳、婆罗舍等人的著作,这个集本也被称为《精髓》(《精髓集》或《精髓书》);第三卷有 14 个内外科处方。这些内容后又被译为龟兹文和于阗文,在西域传播。

《鲍威尔写本》记录了许多古代名医的名字和药方,霍恩勒(Hoernle)认为其中许多药方来源于古印度医书《阇罗迦集》《毗卢本集》《妙闻集》等。陈明也肯定了《鲍威尔写本》已经具备印度生命吠陀医学的基本特征。王兴伊指出《鲍威尔写本》源于古印度传统医学阿输吠陀。通过《鲍威尔写本》,人们对印度医学的成就有了更深层次的认识,《鲍威尔写本》也直接对于阗医学文化产生了重大影响并有机地融于其中,成就了于阗医学文化的辉煌。

13.2.4 唐代中阿医药文化交流

中阿关系源远流长,影响深远。很多阿拉伯文和中文史籍文献对唐、宋、元时期的中阿文化交流有丰富的记载。在古代丝绸之路上,阿拉伯人与中国人不仅建立了一条经济带,也构建了一条富有多彩活力的文化带。这条文化带盛于唐,辉煌于两宋,蓬勃发展于元,中阿文化交流在此期间取得了丰硕成果。丝路文化带的繁荣促进了中阿商旅往来与经贸活动,增进了中阿人民的相互了解与民族融合,推动了中阿科学知识与制造技术的双向流动,为东西方的文明对话与和谐共生奠定了基础。

古代丝绸之路形成于秦汉时期,发展于三国至隋朝时期。7 世纪后,伊斯兰文明在广阔领域的深入传播,与唐朝的繁荣稳定交相辉映,中阿之间的人员交往与经贸往来呈现出一派繁荣的景象。医药交流是唐代中阿文化带发展的另一项重要成果。阿拉伯医药自唐代早期就享有很高的知名度。在阿拉伯人运往中国的货物中有很大一部分是草药。在《唐大和尚东征传》一书中,记载有唐朝天宝年间来华穆斯林商船的情况,其中记载商船数量多不胜数,大多满载香料、草药和宝石,形如小山。唐代两部重要的医学典籍《新修本草》和《本草拾遗》就记载有很多异域药品,其中必有阿拉伯药方,因为在成书更早的《酉阳杂俎》中已有来自阿拉伯和波斯的药用植物,如乳香和莳萝。同样,唐玄宗时期郑虔编纂的七卷本医学巨著《胡本草》和晚唐李珣所著的《海药本草》中都应该记录有很多来自异域的草药与药材。沈福伟就认为,《海药本草》中可能会记录一些阿拉伯药方,而李珣在开始写作这部鸿篇巨作前也应该研究过阿拉伯草药学。无论如何,从唐代起,很多阿拉伯草药(如阿曼的乳香和血竭)已经成为中医药的重要组成部分,李时珍所著的《本草纲目》为这一事实提供了佐证。与此同时,伊斯兰学者也学习并掌握了一些中医的草药和医学知识。10 世纪,伊斯兰药学家艾布·曼苏尔在其著作《植物药学》中记录了白屈菜的药用特性,指出其产自中国的甘肃地区,可用于治疗眼部炎症。另一种阿拉伯人常用的中国草药是月季,伊本·贝塔尔将其称为"古勒秦尼"。除此之外,原产于中国的葫芦巴也被纳入阿拉伯草药学中。而阿拉伯医学传入中国有可能是在名医拉齐所生活的年代。

伊本·纳迪姆在其著作《目录》中有如下记载:"一个中国男人来到我(拉齐)这儿,在我居住的城里待了大约一年时间。他只用了五个月就学会了读写阿拉伯语,而且说起话来雄辩流利,写起字来行云流水。他在离开的前一个月找到我说:'我快要走了,我想让人给我口述加里努斯的 16 本书,这样我就能记录下来。'我回答说:'你的时间不够,即使抄写一小部分也来不及。'但他说:'我希望您能在剩下的日子里助我一臂之力,用您最快的语速向我口述,我会尽力跟上。'于是我们找来了几个学生,我们一起以快语速向他口述,然而他写得竟然比我们说得还快。我们不相信他记下了所有的内容,但当我们核对时,才发现他记得都准确无误。"拉齐惊异于这位中国医生的速记能力,于是他向拉齐解释了所掌握的"合并字"书写方法。但令人遗憾的是,这位中国医生抄录下来的医书已佚散。总之,唐代中国与阿拉伯地区的文化交流不仅为今天双方的外交与商贸往来奠定了基础,也为中阿之间不可或缺的文化互鉴与交融奠定了基础。

13.3　中医药文化走向海外之旅

13.3.1　郑和下西洋传播中医中药

郑和下西洋的七次航海之旅,是和平之旅、探索之旅和文化之旅,而中医药就是其文化之旅中的受益者和贡献者。郑和及他的船员们对中医药在这一时期的交流和发展功不可没。史书记载,郑和率领的大明船队从苏门答腊内陆及印度尼西亚其他岛屿的森林中带回了一些珍贵的树脂,如樟脑、乳香等;从苏门答腊活火山周围带回了质量上乘的重要药材硫磺;此外还有犀牛角、大风子油、胡椒、丁香、豆蔻、木香、苏合香、安息香、沉香、燕窝等,也大量被随船医生列入药材。

凡郑和手下所采集到的药材,马上在船上加工处理以保持其功效,便于保存和使用。这些药材中很大一部分被后世广泛运用于中医临床,而且影响颇为深远。比如,在清代名医陈士铎所著《洞天奥旨》卷八中就有对治疗瘰疬病的特效方剂樟脑丹的记载。

郑和不但带回了海外大量道地药材,还非常重视这些药材的种植与培育工作。1433年,郑和第七次下西洋结束后,带回了很多海外奇珍,其中就包括不少异国草药,他命人在南京狮子山麓静海寺、牛首山等地栽种,加以繁衍。李时珍也曾到静海寺研究郑和带回来的各国花草,以完善和充实《本草纲目》的内容。

郑和七下西洋,不但提升了大明王朝在东南亚及印度河沿岸各国和地区的影响力,也提升了中医药在海外的影响力。以马来西亚为例,中医中药传入马来西亚的历史可谓相当悠久,从与郑和同行的匡愚医士所著《华夷胜览》中可见一斑。郑和舰队的到来,不仅拉近了中国和马来西亚之间的距离,同时也将优秀的中华文化和奇珍异宝带到那里,其中就包括珍贵的中药材。当时随行的医官除了到处施医赠药外,还充分利用当地的资源,搜集各地药物,炮制成中药,不但充实了中医中药的宝库,也将中医中药的知识和技术传播到马来西亚。此后,中医在东南亚及印度河流域的流传和发展连绵不息。

13.3.2 地理大发现、西医东渐和中医西传

在全球史视野下,15—17世纪的地理大发现不再是欧洲旧世界跨过大西洋在北美创建殖民的新世界,亦不是欧洲人绕过好望角发现传说已久的亚洲国家和神秘的东方文化,而是一场意义深远的涉及生态、农业和历史文化的全球交流迁徙活动,其结果被称为哥伦布交流(Columbian Exchange):发生在东西半球间的植物、动物、食物、人群(包括奴隶)、流行病和文化的广泛交流互动。

地理大发现的商业目的之一是去东方寻找香料,对草本植物拥有专业辨识技能的药剂师往往会获得航海家和殖民者的青睐。1575年,西班牙人奥古斯丁修会士马丁·德·拉达(Mardin de Rada)进入福建地区探访,收集大量学术书籍,其中涉及占星术、天文学、手相术、算学、律法、医学、剑术和经学等多个领域,他唯一肯定的中国学术是医学:"他们像草本学家一样从经验知道草药的本性,并像我们在《迪斯科里德》(Droscorides)书里那样对草药加以描述。"并认为"所有别的方面都不值一顾"。他收藏的医药和本草书籍中有古代和那个时代的作品,涉及中医辨证论治理论和预防等内容。直至18世纪,世界著名博物学家林奈(Carl von Linne)还鼓励学生彼得·奥斯贝克带着科学眼光去中国考察自然世界,为其编写《植物种志》在世界范围内收集植物的信息。

当时来华的欧洲人普遍热衷于收集东方植物的种子或药材标本寄回,其中以传教士为多,如李明、杜德美、冯秉正、殷弘绪、巴多明、宋君荣、汤执中和韩国英等人。1723年,法国传教士巴多明(Domonique Parrenin)在与巴黎科学院的通信中介绍了三七、当归、人参、冬虫夏草、大黄,并寄回了制作阿胶的原料,以供医生和博物学家研究,法国博物学家安托尼·杰西(Antoine de Jussieu)和本纳德·杰西(Bernard de Jussieu)通过实验方法以检测巴多明的药物。耶稣传教士白晋说他的同僚刘应心无旁骛地翻译解释了数百种中国草药的特性,甚至有传教士将新鲜制作的麝香寄回欧洲。这些来自东方的信息和知识大大丰富了欧洲的博物学研究。(图13-1)

西医东渐和中医西传几乎是在地理大发现之后同时发生的,这场中西医交互会通的文化活动的结果,使东西方医学有了比较的可能,通过文化比较梳理了两种医学文化的特征。在某种意义上,近代以来对中医特性的认知是在中西医比较的视野中建构的,或者说是依据西方"科学"范式确认的。值

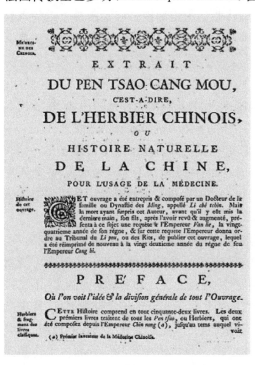

图13-1 《中华帝国通志》翻译我国《本草纲目》

得人们深思的是,在这场跨文化传通的医学活动中,无论是东渐还是西传,担当主角的都是西方人——西方的医生、药剂师和传教士,而中国的学者和中医师甚至连配角都算不上。尽管如今有众多中国针灸师活跃在欧美世界,甚至在一些国家获得合法地位,但针灸西传、改造针灸理论与技法的依然是西方医生。由此揭示的一个事实是:中医西传本质上是中医西化的过程,以近代科学术语解读传统思维,以现代医学概念去理解古代中国的医学用语,将医学用语抽离原有背景硬行翻译,甚至扭曲传统中医的内涵。这种忽略中国医学历史和文化特征的错误,在 20 世纪 70 年代有所改观,缘自西方学者意识到中国医药卫生科学的历史及其社会文化条件是极有研究价值的课题。一方面是中医经典的重新翻译,另一方面是越来越多的学者参与中国医学史研究行列——这股思潮自 21 世纪初由台湾影响到大陆,如今,中国医学史俨然成为历史学领域的热门话题,从中引发新视角、新问题和新方法,这无疑是中医西传后获得的意外的也是最大的效果。

13.3.3 中西医汇通的基石——《医方汇编》

自明末之时,西医开始传入我国,杭州人赵学敏采取了正确的态度,对中、西医取长补短,他根据《泰西石氏本草》一书(即墨西哥人石振铎的《本草补》),首先使用碘酒、奎宁等西药,为后来西药在我国的广泛传播作出了巨大贡献。泰国运来燕窝等补品。1839 年,外国传教士已光顾舟山等地,他们打着治疗病人的幌子,刺探浙江的省情,不过也把西医药学携入浙江,开启了西医传入浙江的先河。

《医方汇编》中译本由英国伟伦忽塔著、英国医士梅滕更口译、中国刘廷桢笔述而成,全书 4 卷,又有 1 卷卷首。光绪乙未(1895)仲夏为广济医局镌印,上海美华书馆出版。该书凡例的编译方式,以及译本所体现的"以中融西"汇通思想,使其在近代中西医汇通史中具有一定的历史意义。由于本书的编译者学贯中西医学,因此在介绍引进书中的西药知识的同时,常将中医疗效明确及个人临床经验附在其中。由于梅滕更来华后主要在杭州从事医事活动,笔述者刘廷桢又系浙江慈溪人,他们在杭州合作编译《医方汇编》,铺垫了近代中医认识西医道路上的一块重要基石,在中西医交流上亦有一定的深远意义,这一切也要归功于海上丝绸之路所结下的丰硕成果。

13.4 当代中医药与"一带一路"

中医药文化作为我国传统文化的重要组成部分,蕴涵着丰富的哲学思想和精神价值,中医针灸在国际上已经形成了初步的影响力,西医传播在我国取得了有目共睹的成绩,西医东渐是医学传播的镜子,成为中医药走向世界的借鉴,推进中医药走进"一带一路",将中医药带向世界,具有重要的价值。

13.4.1　以针带药,中国文化走向世界的新名片

中医针灸,针法和灸法的合称,2010 年被列入联合国非物质文化遗产名录。这一具有鲜明的中国民族文化与地域特征的医学手法,越来越受到国内外学界和大众的关注,有人说它神奇,有人说它无章可循,无论有什么样的争议声,中医针灸正在成为中国文化走向世界的"名片"和"使者"。

最早的针具——砭石,用现代人的说法,可谓"偶然遇见"。在新石器时代,受伤的人偶然被石头、荆棘等坚硬物体碰到身体某个部位后,发现身体疼痛减轻,于是渐渐开始有意识地用一些锋利的石块来刺激这些部位缓解疼痛。演变至今,针灸中所使用的已经是一次性针具。灸法伴随着火的使用而形成,我们的祖先在用火时发现躯体的某些病痛受到火的熏烤或灼烧后有所缓解,在得到这样的启示后逐渐发明了灸法,譬如现在大家所熟知的艾灸。随着科学证据基础的扩大,针灸将会在国际上越来越流行。西方医生和患者对针灸的接受程度发生了巨大的变化。

中医学本身就是一门实践性、经验性很强的学科。中医针灸传承至今,不仅是一种保健和治病的实践技术,已成为我国具有世界影响的文化标志之一。面对现代医学的冲击,中医针灸如何在安全性、有效性、实用性的基础上实现科学表达、客观评价和规范操作,以保持其特殊性和多样化,是摆在所有中医针灸医师面前的首要任务。

13.4.2　中医药立法,走入"一带一路"国家法定医疗体系

近 30 多年来,"一带一路"沿线国家传统医学服务贸易悄然兴起并已形成一定规模。随着中医药对外交流与合作工作的推进,中医药对健康和疾病的认知方法和治疗理念越来越受到国际社会的认同,为中医药服务贸易的继续深入开展带来了机遇。2017 年 5 月 7 日,国务院办公厅发布了关于印发《中医药健康服务发展规划(2015—2020 年)》的通知。该规划是我国第一个关于中医药健康服务发展的国家级规划。规划提出,中医药将参与"一带一路"建设。国务院将遴选可持续发展项目,与丝绸之路经济带、21 世纪海上丝绸之路沿线国家开展中医药交流与合作,提升中医药健康服务国际影响力。

"一带一路"沿线国家都有中医药或是传统医药的使用历史,具有一定的群众基础,近些年随着中医药货物贸易的不断发展以及中医药服务贸易的兴起,中医药更是成为很多国家新的经济增长点。借助"一带一路"建设的具体实施,中国与沿线各国广泛开展中医药领域交流与合作的前景广阔。

虽然"一带一路"建设为中医药国际合作与交流迎来了崭新的历史机遇,但中医药走出去面临诸多困难与挑战。中医药在"一带一路"沿线各国发展不均衡,各国立法及民众认可程度存在较大差异。总体来说,中医药在东南亚地区得到政府及民众的认可度较高,传统医学在东亚及南亚也得到了政府及民众的普遍认可,在中亚、西亚、非洲等地区中医药/传统医药普遍缺乏立法及管理,而欧洲地区对中医/传统医学的管理多以安全性为由,限制法律法规较多,影响着中医药国际合作的开展。

"一带一路"沿线国家明确为中医药立法的国家有新加坡和泰国。朝鲜、韩国、越南传统医学主要来源于我国的中医药学,目前也已被纳入国家法定医疗保健体系。印度、巴基斯坦、斯里兰卡、孟加拉国、缅甸等南亚国家已基本实现对本国传统医学的立法管理。英国是欧洲第一个正在对补充及替代医学立法的国家,然而 2011 年,英国突然宣布"不再保护中医师头衔""中医师作为草药师进行登记注册",至今中医药立法仍呈停滞状态。意大利、俄罗斯只允许开展针灸医疗活动,尚不承认中医。捷克、瑞典等其他欧洲国家尚未为中医立法,亦无明确的监督管理机构,只能由有执照的西医师或挂靠在开业诊所、执业医师名下的中医师开展服务。

中医药及传统医学知识产权亦面临威胁。我国与"一带一路"沿线国家,尤其是东南亚、南亚各国拥有独特的传统医学理论体系、治疗方法及传统医学药品。欧美部分发达国家意识到传统医学天然药物中蕴藏的巨大财富,利用其先进的技术对传统药物进行改头换面,然后再申请知识产权保护,此类生物海盗事件频频发生。如印度用于治愈伤口的植物姜黄及治疗低血糖症的植物苦葫芦在别的国家被授予了专利,我国的青蒿素、六神丸、牛黄救心丸等的侵权案例等,给拥有原创传统医药知识产权国家造成了巨大的经济损失,也成为阻碍中医药/传统医学国际合作发展的重要因素。

下一步,我国将推进与不同国家的药品规范管理制度对接,推动成熟的中药产品以药品、保健品等多种方式在"一带一路"沿线国家进行注册,使以中医药为代表的传统医药成为卫生资源共建共享的"助力器"。

13.4.3 中医复方中方剂配伍体系的国际化合作

中药是我国历经了几千年实践传承下来的宝贵文化,其多组分、多靶点、多途径起效的特点决定了中药在临床上的治疗优势。中药药效物质基础是指中药及其复方制剂中发挥药效作用的化学成分,是中药材及其产品安全性、有效性以及质量稳定可控的保障。然而,由于中药成分的复杂性及其研究思路和方法等多种因素的局限,绝大部分中药复杂体系的"质—量—效"关系尚未得到切实阐明,致使现行中药质控水平陷入"难关药效,量而不准,难控难评"的窘局,这些都成为制约中药现代化、产业化和国际化进程的瓶颈。

近年来,部分药学工作者提出以"中药药效组分群"为研究对象的思路,将中药多成分的复杂性问题简易化,具有药效物质基础清楚、作用机制明确、可控性强等特点,在一定程度上代替中药复方。而构建"药效组分群"的首要和关键在于实现药效组分群的筛选和辨识。但目前尚缺乏中药药效组分群整体性思路及方法,对药效组分群间"质—量—效"关系的认识依然不够清晰,实践案例较少。

中药质量控制是实现中药标准化、产业化、现代化的基础和关键,而药效组分群的辨识则是支撑中药质量控制的前提和基石。但由于中药自身的复杂性,以及研究思路、方法、技术条件和经费投入的局限性,使得中药药效组分研究一直进展缓慢。目前对药效组分群的研究多集中于组分群的筛选阶段,而立足于药效组分群间量比关系及其药效相关性的报道较少,研究思路"工于分离解析,疏于还原整合",难以体现中药多成分、多靶点、多途径的整体协同作用的特点。因此有必要从研究思路、方法及指标体系等方面加以调整和创新,建立一套既能反映中医药整体性,又具有普适性和经济性等特点,且紧密关联安全性和有效性的中药质量控制模式,最终揭示中药关键药效组分群间"质—量—效"关系,为促进中药现代化、标准化提供思路。

13.4.4 传统中医医学教育前景光明

中医药几千年传承至今仍兴盛不衰,当之无愧地成为"打开中华文明宝库的钥匙"。中医药不仅是令中华民族感到骄傲和自豪的中华瑰宝,也是世界各民族日渐接受和喜爱的中国传统文化之一,特别是在"一带一路"倡议下,从中华民族伟大复兴中国梦和中医药自身弘扬发展的需求出发,加速中医药国际化进程,已成为新时代赋予中医人的伟大使命和重大担当。为此,如何适应新时代发展步伐,面向世界讲好中医药故事,发出中医药声音,使世界各民族共享中医药成果,更好地推动中医药走出国门,是我们面对的重大课题。

中医药从来都是以开放的胸襟与世界多种形态的文化进行交流互鉴的。近年来,我国制定和出台了一系列扶持和发展中医药的政策,并立法保护和发展中医药。在健康中国战略的指导下,不断加强中医药的内涵建设,不断发挥中医药在养生保健和防患治疾方面的重要作用。目前,中医药教育对外合作形式主要包括与公立大学合作、与私立大学合作以及与其他团体法人、企业公司、医疗机构等合作,形成了"短期培训多、正规教育少"的中医药国际化教育局面。不同国家与区域在师资队伍建设、教材系统规范、教学设施投入、实习基地建立等方面仍然存在薄弱环节,不同程度地影响了中医药教育的质量和水平。

综合来看,除新加坡、马来西亚、泰国、澳大利亚等国的中医药教育发展较好之外,其他各国的中医药发展受到各种因素制约,难以取得突破性进展。这种教育质量、办学水平的不均衡,导致世界各地民众在接受程度上显得不足,影响了中医药教育国际化的进一步发展。

民族的就是世界的。中医药作为中华文化的代表之一,是推动中华传统优秀文化走向国际舞台的加速器,而中医药教育国际化是最有力的助燃物。我们要在"一带一路"倡议指引下,以中华文化为载体,以中医药标准化为平台,以教育理念创新为助力,推动中医药教育国际化发展,满怀信心地迎接中医药文化弘扬的春天、中华文明璀璨发展的明天。

(李啸群)

思考题

1. 简要概括我国各朝代丝绸之路发展历程。

2. 在古代,中医药大量输出至周边国家,为周边国家的医学发展带去了先进的理论和实践知识。试分析中医药的海外传播与中国政治体制的关系。

3. 海外医药学的传入极大丰富了我国古代中医药的发展,简述新时代下医学生该如何实现传统中医与当代西医的有机结合。

4."一带一路"沿线国家都具有中医药和传统中医的使用历史,具有一定的群众基础,举例说明我国与沿线各国开展的中医药领域的合作。

5. 简述近年来我国中医药的海外推广发展取得的成就。

参考文献

[1] 博克舍. 十六世纪中国南部纪行[M]. 何高济,译. 北京:中华书局,1990.

[2] 邓铁涛,程之范. 中国医学通史:近代卷[M]. 北京:人民卫生出版社,1999.

[3] 邓铁涛. 对近代中国医学史研究的几点意见[J]. 中华医史杂志,1992(2):65-67.

[4] 费正清. 剑桥中国晚清史(上)[M]. 北京:中国社会科学出版社,1985.

[5] 郭嗣法. 论医学科学在否定之否定规律作用下的发展及其趋势:兼论中西医"PK"[J]. 医学争鸣,2010,1(5):7-12.

[6] 郝先中. 俞樾"废医存药"论及其历史影响[J]. 中医文献杂志,2004,22(3):4-6.

[7] 李经纬. 中医史[M]. 海口:海南出版社,2015.

[8] 李文辉,刘颖. 西方医学简史回顾及其哲学思考[J]. 医学争鸣,2018,9(3):4-8.

[9] 李永明,王晓明. 中、西医发展规律初探[J]. 医学与哲学(人文社会医学版),1982(10):1-4.

[10] 日本留学生. 中国国民卫生会叙文[J]. 医学报,1907(69):3.

[11] 谭次仲. 论国医非科学化则必亡及略举科学整理之方法[J]. 中西医药,1932(2):45-56.

[12] 叶古红. 中华医药革命论[J]. 医界春秋,1930(49):1-2.

[13] 余云岫. 医学革命论初集[M]. 上海:余氏研究室,1950.

[14] 恽铁樵. 群经见智录[M]//陆拯. 近代中医珍本集·医经分册. 杭州:浙江科学技术出版社,1990.

[15] 张忍庵. 国医科学化[J]. 医界春秋,1933(85):19.

[16] 张斯靓. 新中国成立后的中医存废之争及其反思[D]. 湘潭:湘潭大学,2018.

[17] 张勇. 偏激与折中:试析近代国人对待中医的态度[J]. 六盘水师范高等专科学校学报,2003(2):19-23.

[18] 周雪樵. 医学通论之绪论[J]. 医学报,1907(68):2-4.

[19] 周肇基.《本草纲目》的药用植物栽培学成就[J]. 古今农业,1992(3):24-29,36.

[20] 朱建平. 百年中医史:全2册[M]. 上海:上海科学技术出版社,2016.

[21] 朱松. 中医科学化是什么[J]. 医界春秋,1931(66):1.

[22] 庄诚,凌一楼. 历代外来药考[J]. 成都中医学院学报,1980(6):1-5.

第 14 章

始于仁心，忠于国法

本章提要

1. 本章介绍了中国医疗相关法律的发展历程，关注了现代中西方医疗法律实践中的几个焦点问题。

2. 远古时期，依靠医德和尊重维系医患关系。春秋战国时期，世俗权力高于法律，医师地位开始下降。秦汉时期，医师阶级地位下降，律法忽视医患权益。

3. 唐宋时期，医政体系雏形形成，律法出现医疗过失处罚条例。明清时期，中西文化交流导致医疗事故处理流程更加完善。

4. 民国时期，中华医学会成立，奠定了现代的医疗纠纷第三方鉴定制度。同时，医疗相关法律开始借鉴学习西方医疗法律。

5. 当代医疗法律问题：中西方医患纠纷的差异；医患纠纷中的举证责任分配；医患纠纷的非诉讼解决方式。

导语

　　医者的医德和患者的尊重是维系和谐医患关系的关键。然而个人的道德水平良莠不齐，良医会遇到蛮不讲理的恶霸，百姓也会遇到谋财害命的庸医。法律作为道德的最低要求，是保护医患双方利益、维持公平公正的利器。先秦两汉时期没有明确的律法保护双方的利益，医疗活动全凭个人道德素养；魏晋唐宋时期初步形成了医疗活动的律法，但是世俗权力凌驾于法制之上；明清及民国时期在西方科学与法制的影响下，法律及第三方仲裁开始介入医疗纠纷的解决；改革开放后医疗和政法行业得到长足发展，仍存在诸多与医疗活动相关的法律问题。

　　习近平总书记在看望参加政协会议的医药卫生界、教育界委员时强调，广大医务工作者是人民生命健康的守护者。要大力弘扬伟大抗疫精神，深入宣传抗疫先进事迹和时代楷模，在全社会营造尊医重卫的良好氛围。要加强对医务工作者的保护、关心、爱护，提高医务人员社会地位，加强医院安保力量和设施建设，依法严厉打击医闹和暴力伤医行为。

广大医务工作者要恪守医德医风医道，修医德、行仁术，怀救苦之心，做苍生大医，努力为人民群众提供更加优质高效的健康服务。

14.1　道德维系古代医患关系

14.1.1　扁鹊见蔡桓公

洪荒时代，医术与巫术同源。远古时代巫医或祭祀通过神的名义维系"医患"之间的信任，以神的旨意在医疗活动中来保护自己。随着东西方传统医学通过大量经验积累而初步形成，医生开始通过简单药物或手法治疗疾病。医者的主观行为与患者治疗结果开始存在潜在的关联，纠纷的种子也就此埋下。于是，医者的行为规范即医德概念开始出现。东西方在医德的内涵上具有极高的相似性即对生命至高无上的尊敬，对患者一视同仁地对待，对医者克己复礼。这些道德要求是此后数百年封建社会维持医道正义的基本准则。

《韩非子・喻老》中记载有一篇《扁鹊见蔡桓公》的文章。扁鹊参见蔡桓公，发现蔡桓公有疾病并提醒他还好只在浅表，但不抓紧治会恶化。蔡桓公并没有什么不适感，没有理会扁鹊。过了十天，扁鹊再次参见蔡桓公说："大王您这病已经侵入肌肉里，请赶紧治疗。"蔡桓公又没搭理他。又过了十天，扁鹊又来了，说："大王您这病已经侵入肠胃，要好好治疗。"蔡桓公依旧没理会他。又十天时间过去了，这次扁鹊来看了眼蔡桓公啥也没说就走了。蔡桓公觉得反常，于是派人去问。扁鹊说："病在皮肤时，用热敷或艾草熏就行；若病在肌肉里，针灸也能治疗；倘若疾病发展到胃肠，还可以用火汤剂治疗；但如果病深入骨髓了，那就是神仙也没办法。现如今大王已病入膏肓，我也不再请求大王接受治疗了。"过了五天，蔡桓公觉得身体疼痛不适，便赶紧派人找扁鹊。此时机智的扁鹊已经跑去秦国了，没多久蔡桓公就去世了。

扁鹊在长期的医疗工作中总结出有六类病人不能接诊，曰："人之所病，病疾多；而医之所病，病道少。故病有六不治：骄恣不论于理，一不治也；轻身重财，二不治也；衣食不能适，三不治也；阴阳并藏，气不定，四不治也；形羸不能服药，五不治也；信巫不信医，六不治也。有此一者，则重难治也。"意思是，生老病死是自然现象，医生也不是神仙，总有治不好的病。有六种病人是能不碰就不碰：一是骄恣不讲道理的不能治；二是把钱看得比命重的守财奴不能治；三是日常生活不规律的不能治；四是阴阳紊乱的不能治；五是身体虚弱得已经无法接受治疗的不能治；六是根本不相信医生反而信鬼神的不能治。扁鹊作为防御性医疗的始祖，通过六不治告诫后世医者远离不守规矩的病人，没有律法能为他们伸张正义，只能提前预判自求多福。天下不患无知病的医家而患无知医的病家，医师的队伍也良莠不齐，患者同样需要擦亮眼睛寻找德术兼备的医者。医患双方都在寻找遵守道德规范的对象，避免选择无德无能的医与患，以保护自身的利益，维持医患关系的稳定。

14.1.2 文挚与齐湣王

扁鹊提出六不治,算得上是防御性医疗的始祖,为后世的医家们提供了如何筛选病人的方法。六不治中有些患者是没法接受治疗或病入膏肓的,治疗只会给其带来更多的痛苦和不必要的纠纷。而有些患者是不配合医师、不信任医师的,医师治不好自然麻烦不断,治好了可能也不会有好下场。

《吕氏春秋·至忠篇》记载齐湣王得了抑郁症,整天闷闷不乐,茶饭不思。虽然是个诸侯王,但好像对人生失去了希望,干什么都提不起兴趣来。找了很多医生都看不好,太子便请了宋国的名医文挚。文挚听闻了大王的症状后对太子说:"大王这个病可以治,但是我怕治好了我小命不保。"太子问道:"大师,这是为何?"文挚叹了口气,说道:"大王这病是因积怨的怒气压在心中无法疏泄,用激将法惹怒大王让他把怒气发出来就好了。不激怒大王,那病就好不了;但激怒了大王,我小命不保。"太子真诚地请求文挚激怒大王,他跟王后会尽力劝说大王不杀文挚。可能是太子的孝顺和保证打动了文挚,文挚明知山有虎偏向虎山行,他先是放了齐湣王三次鸽子,刘备三顾茅庐见到了诸葛亮,但齐王请了三次文挚是连影子都没见着。堂堂齐国君主竟然请不来一个医师,可把齐王气得不行。待请到第四次,文挚终于姗姗来迟。文挚参见齐王时不叩拜不行礼,诊疗过程无比傲慢,还直接穿鞋踩上齐王的床榻。这一系列作死行为让齐王怒不可遏,抑郁症也好了,顿时跳起来对着文挚破口大骂,呼和左右把文挚拖下去用大锅烹之。虽然太子和王后此时极力劝阻齐王,但是齐王正在气头上,难挡压抑了多年的怒气。可怜的文挚虽然治好了齐王的病,但却丢了性命。

在礼崩乐坏的春秋战国时代,道德作为医患双方行为的约束力已经很脆弱。医疗纠纷通过私下方式解决,并没有公正合理的解决途径,社会地位与权势成为医疗纠纷中的主要影响因素。

14.1.3 缇萦救父与诊籍

秦王扫六合一统天下,秦之后两汉时代中国的文化、经济与政治开始高速发展,但伴随着医师地位在两汉时代的下降,医患矛盾更不鲜见。西周时期医师仍是士农工商中的士这一阶层,经过血雨腥风的战国时代,原本的官医体系落魄不堪,大量江湖游医成为医师的主体。在汉代,医师被划为方士一类,属于工这一阶层。医师地位的下降让医者更难在医疗活动中保护自己的权益。面对权贵统治阶级的压迫,医师很难独善其身。西汉时期的名医淳于意首创了诊籍制度,为医疗活动留下文字证据以保护自己。

淳于意生活于汉文帝时期,医术高超,被司马迁写入《史记》,与扁鹊同列于《扁鹊仓公列传》。《史记》中记载淳于意师从公孙光、公乘阳庆等名医,精于医道,善于辨证论治。他不趋炎附势,喜欢云游四方行医,经常拒绝为权贵们服务,因而惹怒了权贵。贵族们向汉文帝告状,网罗罪名栽赃淳于意。淳于意的小女儿缇萦上书朝廷说:"我父亲是朝廷的官吏,齐国人民称赞他廉洁奉公却被判刑。我痛心的是人死不能复生,受刑致残也不能复原，即使想改过自新也不能如愿。我情愿自己在官府做奴婢来替父赎罪，使父亲有改过自新的机会。"汉文帝看到缇萦的诉状，悲悯她的孝心，于是赦免淳于意，并在当年废除肉刑。

淳于意被释放后依旧悬壶济世，并将诊治患者的情况仔细记录于诊籍中用于经验总结。司马迁根据其诊籍也在《扁鹊仓公列传》中收录了 25 个淳于意诊治的病例。淳于意诊籍记录的病例内容详尽，包括患者的性别、年龄、症状、诊断、治疗以及预后，对诊断的依据及治疗预后进行了充分的分析，为后世研究我国古代医学发展提供了重要史料。淳于意首开的诊籍制度，是后世医案及病历的前身，可以说他是有史可证的最早一位写病历的医生。诊籍的出发点是为了总结经验提升医术，同时记录详细的诊籍也提供了诊疗过程的文字证据，可以算是医师自我保护的重要手段之一。直至今日，医疗文书的规范书写和对诊疗过程的真实记录也是当代医师有效减少医疗纠纷的关键。

14.2　封建法条保护上层阶级

14.2.1　华佗与曹操

汉王刘邦入关中约法三章，通过法律稳定社会，最终开创大汉伟业。汉承秦制，《汉律》在《秦律》基础上完善了封建法制，但对于医疗活动的法律保护仍然是空白。相比于有个好女儿的淳于意，三国名医华佗就没这么好的运气了。

《三国演义》让神医华佗家喻户晓，传说他发明了麻沸散，可以说是中国外科医师的鼻祖。演义中先有神医华佗为关二爷刮骨疗毒，后有华佗想给曹操脑袋瓜子开个洞来治疗他的头风病，但被多疑的曹操诛杀。那么华佗究竟是怎么死的呢？根据《三国志·华佗传》的记载，曹操因国事繁重得了头风病，他听闻华佗医术高明，名声远扬，便召华佗为他诊治。华佗对曹操说："这病在短期之内很难治好，即便是长期治疗也只能延长寿命。"于是曹操让华佗长期留在身边，作为他的御医。华佗因久别家人同时也惧怕曹操，于是借口暂时回家一趟。回家之后，华佗又借口说妻子病了多次请求延长假期而不返。曹操很生气，便派人去查看，果然华佗撒谎，经审讯验实华佗供认服罪（欺君之罪、不从征罪）。华佗在狱中被拷问致死，临死前他拿出一卷医书给狱吏，说："这书可以用来救活人。"狱吏害怕触犯法律不敢接受，华佗只好忍痛，讨取火来把书烧掉了。曹操杀死华佗后，头疼病还是没有治好。曹操说："华佗本来能够治好这种病。但这小子有意留着我的病根，想借此来抬高自己的地位，既然如此，如果我不杀掉他，他最终也不会替我断掉这病根的。"直到后来他的爱子曹冲病危，曹操才感叹地说："我后悔杀了华佗，使这个儿子活活地死去了。"

华佗的故事很悲惨，医者被视为方士一类的贱业，尊严和权利也很难得到保护。华佗也曾感叹"然本作士人，以医见业，意常自悔"，可见在三国时代医师地位的持续下降使那个时代医生忍受多少社会的非议。即使医师的医疗行为没有过错，也不过是一个普通的下人，在封建权力面前毫无尊严。

14.2.2　同昌公主之死

唐代的开明与包容让医学理论与教育有了长足的发展。唐朝重新建立被战乱破坏的官方医疗体系，建立医政机构并设立官方医疗教育机构。自唐代起，解决医疗纠纷可以寻求法律途径。唐代重视药事管理，颁布了中国第一部药典《唐新修本草》。《唐律》上有处理医疗事故的专门条文，如"医合药不如方"条规定："诸医为人合药及题疏、针刺，误不如本方，杀人者，徒二年半。""其故不如本方，杀伤人者，以故杀伤论；虽不伤人，杖六十。"疏议中还特别重申，即便"于人无伤，犹杖六十"。即医生制药不按药方者，出现杀人、伤人的"以故杀伤论"，治以重罪。即便没有伤人但存在医疗过失的也要"杖六十"。制贩杀害人命毒药者，伤及人命的要判绞刑，卖假药者判处流放两千里；医生诊疗有欺诈行为者，以此获取财物的"以盗论"。《唐律》极大地保护了患者的利益。但在王权凌驾于法权的封建社会，医师的人身安全在统治者面前仍如草芥一般。中晚唐时期发生的同昌公主案，可谓是我国史上牵连范围最广的医疗纠纷案。

同昌公主是唐懿宗最喜欢的长女，咸通九年(868)嫁给了出身京城韦氏的新科进士韦保衡。次年，公主有疾，御医韩宗绍、康仲殷等为公主治病，八月，仍因病故亡，享年 21 岁。事后韦保衡向唐懿宗抱怨御医诊断不当，使得公主身亡。懿宗不疑有他，下旨将韩宗绍及康仲殷等御医全部斩首，又将其亲族 300 多人投狱，交给京兆尹温璋治罪。按照《唐律》中处理医疗事故的规定，医生失误将病人治死了，最多也只能处以两年半徒刑。中书侍郎刘瞻上书劝谏："绍宗穷其术不能效，情有可矜。陛下徇爱女，因平民，忿不顾难，取肆暴不明之谤。"失去爱女的唐懿宗根本听不进劝，反而迁怒于刘瞻，将他贬谪出中央。同昌公主之死导致以韩宗绍为首的二三十位参与诊疗的御医殒命，他们的家人近 300 人被流放云南，数位劝谏的官员被贬谪出京。医患关系及纠纷最终的解决仍然取决于双方的权势与地位。御医伴君如伴虎，虽然生老病死是自然规律，但也挡不住君王的迁怒。

14.2.3　宋代恶医徐楼台

宋代注重仁政，重视医学发展，完善了官方医疗机构。在中央设置太医署和翰林院分管医政与医疗教育。在地方设置惠民药局为百姓看病，可谓是中国公立医院的始祖。在医疗纠纷的法律保护上承接唐制，宋代也有误不如本方的罪名，但最高刑罚减至徒刑两年。宋代商品经济发达，也导致一部分医生开始腐化，只追求金钱而毫无职业道德。宋代民间故事集《夷坚志》中记载了恶医徐楼台的劣迹故事。

徐楼台出身医学世家，善于治疗痈疮。绍兴八年(1138)，溧水县有个叫江舜明的富人背上长了个痈疽，慕名请徐楼台医治。双方立约如果病治好了，治疗费和答谢金为三百两。然而徐楼台在手术做到一半的时候，竟然跟病人家属索要一半的赏钱。江舜明的儿子怒不可遏，坚决不肯给，双方争执不下。病人江舜明痛苦万分，徐楼台说："你看你父亲已经痛到不能忍耐了，不要为了一点小钱让他受苦啊！"江舜明的儿子无奈地给了徐楼台一半的赏钱。拿到钱的徐楼台这才接着为病人医治，可是争吵耽误太久了，敷在伤口流脓处的药膏刚一拔出，便血流如注，江舜明失血过多，没一会儿工夫就没了声音，再看的时候已经死了。令人惊讶的是，恶医徐楼台如此违背医德导致患者死亡的行为并未受到处罚。江舜明死后一年内，徐楼台也患上热疾，每天都在痛苦地哀叫："舜明莫打我，我纵然有不对的地方，可你儿子也有过错啊！"就这样过了几日，徐楼台不治身亡，他的两个儿子随母亲改了嫁，他的医生世家到他那儿也算是绝了后了。

14.3　近代法制缓解医患紧张

14.3.1　"皇帝杀手"刘文泰

大航海时代让中西方文明开始了剧烈的碰撞与融合。明清两代医学水平与医政建设承袭唐宋并进一步发展，且相较于前朝对医师过失的惩罚力度更为仁厚。侍奉过明宪宗朱见深和明孝宗朱祐樘两位皇帝的太医刘文泰就最好的例子。他先后治死了大明的两位皇帝，但却并没有被处死，唐懿宗的御医韩宗绍、康仲殷直呼生错了时代。

明成化二十三年（1487），明宪宗朱见深驾崩，其子朱祐樘即位，是为明孝宗。朱祐樘即位后，礼科给事中韩重上疏指出太医院掌院事、通政使刘文泰"投剂乖方，致殒宪宗"，希望皇帝陛下能将其"明正典刑"。朱祐樘派太医院查清，刘文泰药方确有瑕疵，但并不是宪宗死亡的主要原因。朱祐樘考虑到弹劾案掺杂有政治因素，最后只是将刘文泰降职处分为太医院院判而并未治罪。谁知道十八年后朱祐樘自己也会丧命于刘文泰之手。弘治十八年（1505）四月二十九日，明孝宗朱祐樘偶染风寒，让司设监太监张瑜去太医院商量如何用药。令人没想到的是，负责诊治的太医院院判刘文泰和御医高廷和根本就没有入宫为皇帝诊脉，只是根据张瑜的描述就开了药方。皇帝服药后一直不见好转，又命别的御医诊病。有刘文泰的风寒诊断在前，御医们步入了先入为主的治疗误区，八天后朱祐樘不治身亡。在服丧期间，群臣轮番上疏弹劾刘文泰，认为应该按照"合和御药误不依本方"这个罪名来定罪，也就是刘文泰误诊导致朱祐樘死亡。

虽然依据《大明律·刑律·人命》中"庸医杀伤人"条："凡庸医为人用药针刺，误不依本方，因而致死者，责令别医辨验药饵穴道，如无故害之情者，以过失杀人论。不许行医。若故违本方，诈疗疾病，而取财物者，计赃，准窃盗论。因而致死，及因事故，用药杀人者，斩。"也就是说，出现严重的医疗事故，医生要被砍头。但是最后通过调查以及刘文泰本身的人脉关系使他逃脱死罪，流放广西。刘文泰其实并非庸医，他主持编著的《本草品汇精要》对医学发展有重要作用。但是刘文泰大意疏忽，不亲自检查病人就得出诊断并开方治疗，确有不当之处。所幸他自身人缘好，朝中有人帮忙开脱才得以善终。

《大明律》在处理医患纠纷时还有不少亮点，如违规的医生"不许行医"，此即现代所谓吊销行医资格证；处理事故时，"责令别医辨验"，这"别医"就是其他医生，相当于现代医疗事故的第三方鉴定。清代继承明代，对于医疗过失的执法也更加宽厚。然而明清时期对于律法的更新与发展极为消极保守,不关注民间医疗纠纷,对于很多灰色地带并未有成文法进行规范。同时随着晚清官府的腐败,导致官方诉讼成本高昂且存在大量徇私舞弊,民间医疗多为熟人社会提倡的息讼思想所主导,致使清代更多的纠纷还是通过私下方式解决,医患关系反而更加紧张。

14.3.2　梁启超的肾

近代,西医的引进对中医造成了极大的冲击,但仍有许多人对西医缺乏信任,医患关系反而更加紧张,维新名士梁启超与北京协和医院的故事颇具代表性。

1926 年 1 月,梁启超因血尿症状来到北京德国医院就诊。克礼大夫为他做检查,排除了结石和结核,但因医疗设备不足,最终无法判定根因,于是梁启超转入协和医院。北京协和医院是由"石油大王"洛克菲勒捐赠成立的,医疗水平极高,且拥有当时世界上最先进的医疗器械。借助最先进的器械,很快确诊右肾存在肿瘤,需要立即切除。1926 年 3 月 16 日,梁启超被推上了手术台。主刀医生是协和医院院长、著名的外科专家刘瑞恒大夫。大夫很顺利地完成了手术,然而手术之后梁启超尿血依然,虽然血量减少,但化验表明病症并未消除。协和医院再次进行全面复查,无果;最后得出结论:无理由之出血症。直到 4 月 12 日,梁启超无奈出院。随后便有协和医院误诊割错了肾的消息传出,闹得满城风雨,沸沸扬扬,众人纷纷指责"西医害人";尤其是梁启超的学生陈西滢、徐志摩等人为老师"白丢腰子"鸣不平,陈西滢写出《尽信医不如无医》的文章,居然绘声绘色地描写医生们如何将任公当作手术试验品。他们作为报刊主编,占据有利地形,对协和医院进行口诛笔伐、兴师问罪,并扬言要告上法庭。然而梁启超坚决拥护协和医院,他写了一篇英文的声明《我的病与协和医院》明确表示对西医的肯定。

谜团一直围绕着有没有割错肾的问题。费慰梅、林洙等人认为诊断结果是左肾坏死,但因为医护的"孟浪"而错割右肾,并将真实情况作为最高机密隐瞒。然而作为当事人,梁启超明确表示,并未割错;其弟梁启勋在《病床日记》中说:"入协和医院,由协和泌尿科诸医检验,谓右肾有黑点,血由右边出,即断定右肾为小便出血之原因。任公向来笃信科学,其治学之道,无不以科学方法从事研究,故对西洋医学向极笃信,毅然一任协和处置。"梁启超逝世后,长子梁思成写就文章《梁任公得病逝世经过》,也提到"入协和医院检查多日,认为右肾生瘤,遂于 3 月 16 日将右肾全部割去,然割后血仍不止",确认了协和医院并未割错肾。梁启超笃信科学,坚持认为西医是科学的代表,希望自己能够维护西医,以便让中华民族能够坦然接受西医,接受科学。1928 年底,梁启超因肺病再入协和医院,然而终不能治。弥留之际,他嘱咐家人:"在病源未发现前,如其病不治,则以其尸身解剖,务求病源之所在,以供医学界之参考。"1929 年 1 月 19 日,梁启超与世长辞,享年 56 岁。

近代中国,德先生和赛先生与中国传统封建思想观念的矛盾冲突日趋激烈,但庆幸有一帮能正眼对待我们的短处、虚心学习西方长处的有识之士让中国逐渐摆脱封建愚昧的思想。虽然法制建设还不完善,但法制观念在逐渐形成。

14.3.3　中华医学会的出现

1840 年，英国人的坚船利炮击碎了天朝上国的国门，国人开始睁眼看世界。西方医学与法律制度开始主导中国医政体系和医事法律的建设。自百日维新起，政府开始学习引进西方司法制度。北洋时代及至南京民国政府时期，医疗相关法律及制度流程完全照搬西方模式。此时，中国的医师团体正式形成并在医疗纠纷的诉讼中发挥重要作用。1915 年，中华医学会成立。中华医学会是中国历史最悠久的西医学术组织，其主要功能在举办医药福利事业，向政府提供医学事业发展和管理的建议，向法院提供医学专业意见。1933 年，医师业务保障委员会成立，是中华医学会的特别委员会，在医患纠纷日益增多的背景下，旨在维护医师合法权益，针对医患纠纷及医事诉讼的判决向法院提供专业意见。其主办的《中华医学杂志》连续刊登医事诉讼案件，并设立"医业保障"专栏刊登保障委员会参与的医讼案件。其中记载了这么一则医疗诉讼案。

1934 年 5 月 21 日下午 2 时，陈左贞次女陈允之因患急性盲肠炎至中央医院诊治，7 时零几分经沈克非医师手术破右下腹割去盲肠，至 8 时送入病房，10 时死亡。后陈左贞一纸诉状告上法庭，控告沈克非医师过失致死。1934 年 7 月 7 日，江苏江宁地方法院经检察官吴绍昌提起公诉。起诉理由如下："一是惟破膜之前先打麻醉药针，使陈允之自膈脐以下均麻木以便割破，乃至割时又施用闷药，至有两重麻醉。二是割破后缝接该肠时，又未将血块或脂肪检净，以致血块由割口入血液将血管栓塞致患者身死。"在法庭调查中，沈克非医师口述如下："麻药与闷药并用，为现代外科医学家恒有之事。……至肺动脉栓塞身死症，中央医院开办迄今，大小手术六六零零次，本症死亡者仅此一人。"中华医学会业务保障委员会呈江宁地方法院文，认为家属控告医师的两点理由不能成立："麻醉蒙药同时并用，为外科习见之事，……因割治盲肠炎而致动脉栓塞而死，书籍记载，尚无其例。"因此，根据《中华民国刑法》第 276 条，沈克非不存在业务过失，更不存在故意的过错，所以判决无罪。

中国传统的熟人社会与西式冰冷的法治社会仍有巨大的差异与冲突。民国时期私下解决仍是主要的解决方式，只有少部分城市居民采用法律诉讼的方式解决纠纷。医学会等医师团体已经逐渐成为现今医疗事故鉴定委员会的前身，为法律仲裁提供客观专业的意见。

14.4　当代法律德法并重、以人为本

14.4.1　中式医闹碰上美国医院

改革开放以来，中国飞速发展为世界第二大经济体，但是医患关系、医疗纠纷与医闹事件仍不容忽视。医闹古已有之，而且随着社会经济的发展和信息传递的加快，医患纠纷

乃至暴力伤医事件时常出现在人们的视野中。我们该如何杜绝医疗活动中的暴力行为，还医师一个安全的工作环境呢？一对中国夫妻带孩子去美国看病并习惯性使用中式医闹的故事可能会给我们带来启发。

2015年末，一对夫妻远渡重洋带孩子去美国看病。可能是习惯了国内的医疗环境，在美国医院的长时间等待惹怒了夫妻俩，两人在急诊处与护士发生纠纷。患儿父亲情绪激动，直接动手掐护士的喉咙，即使在警察到达后也没有松手。警察为了保护护士，用枪托砸断了患儿父亲的前臂并将其逮捕。警方给出两种处理意见，要么立即递送出境遣返回国，护照盖黑章，20年内不允许入境，要么以二级谋杀罪起诉患儿父亲，给予刑罚。患儿母亲已被吓哭，但还是按照中国经验找人联系受害护士希望能够给钱私了，然而受害者并不领情，反而以贿赂为由导致患儿母亲被收押。后来夫妇俩同意遣返回国，孩子继续留在美国治疗，由他们自己出钱请护工照顾。

这场医闹直接偃旗息鼓的原因主要有三个：一是医闹的成本不同。国内法律对于医闹的处理常常以是医疗纠纷来解决，而忽略对刑事犯罪的处罚，以致打杀辱骂医务人员的违法成本很低。但在这场暴力冲突中，医院、医务人员和警察等依法行使，不给闹事者提供法外空间。二是警察在维护医护人员人身安全方面，措施更全面，执行更果断。警察执法权力很大，且有权动用武器，包括开枪，对依法造成的死伤不负法律责任。而在国内文化环境下，即或面对暴力行为，警察执法也常趋于宽容。三是美国有完善的医疗纠纷解决体系和医疗保险制度，如若出现医疗损害，双方更愿意联系保险公司，走法律程序"文闹"来争取自己的权益。而国内解决医疗纠纷的法律程序仍有待完善，商业医疗保险并未普及，无论是医方还是患方，在遇到医疗纠纷时不能从容应对。

近年来一系列伤医杀医案的悲剧，促使2022年新的《执业医师法》中明确规定要保护医务人员在工作中的安全。希望我国的医疗立法工作能进一步完善，明确暴力伤医的刑罚，提高医闹成本。在执法面能加强对医师人身安全的保护，面对暴力事件果断执法。当然不能光堵不疏，根本上仍需不断完善医疗诉讼和医疗纠纷调解体制机制，给医患双方一个可以沟通的平台去消除误会、解决问题。

14.4.2　患者主张，医师举证？

进入21世纪以来，医患关系逐渐紧张，矛盾激化。通过法律诉讼而非行政调解的方式解决医疗纠纷的案件越来越多，导致医疗体系需要承担的司法成本激增。医疗官司的热潮与我国医疗纠纷中实行的举证责任倒置制度有相当大的关系。

什么是举证责任倒置呢？通常法律实践中的举证责任是"谁主张，谁举证"，提出控诉的一方需要提供证据证明被告违法。但是在医疗纠纷中有趣的一幕出现了，患者只要提出产生了医疗损害，就可以向法院提起诉讼存在医疗过失。剩下的需要医院和医生自己举证来表明医疗方没有过错或医疗行为与患者的损害没有因果关系。这种"谁主张，对方举证"的方式就是举证责任倒置。设置举证责任倒置的初衷是好的。因为医疗行为中医患的信息具有严重的不对称性，医疗行为具有专业性，医方更容易接触病历、检查报告等证据。然而在实践中，举证责任倒置导致患者举证成本很低，这不仅抑制了医疗水平的发展，也浪费了司法资源。同时，对医师极为不利的举证制度导致医师们不得已采用防御性医疗策略，对于高风险的病人尽量避免。为了减少风险，医师们会安排大量医学上非必要但法律上必要的检查以保证有足够的证据证明自己没有医疗过错。举证责任倒置并没有促进医患关系的缓和，反而妨碍了医学的进步，这对于医患双方是个双输的局面。

发达国家医疗纠纷中，医患双方举证责任并不是机械的举证责任倒置。英美海洋法系中患方对医方的过失须承担举证责任，证明存在医疗过失的事实。大陆法系的德国采用表见证明方式，如医师在给患者注射后，被注射部位出现了化脓现象，患者因此受到了损害，按照一般的社会生活经验判断，如果医师在注射时没有过失，则注射部位不会出现化脓现象，由此即可认为医师存在过失，患者只需证明注射部位化脓这样的事实，而无须证明医师有过失，以及化脓与医师过失行为之间有因果关系。日本则采用"大致推定"原则。如果原告能够证明存在损害事实以及"如果没有过失损害不会发生"，则可初步推定被告有过失，对此，被告须提出反证证明自己没有过失，否则将有可能面临败诉的风险。

医疗活动的专业性及特殊性让医疗纠纷的举证责任不能简单地全部归于医患中的一方。2010 年，我国推出《侵权责任法》，规定在通常情形下适用"谁主张，谁举证"，由患方承担举证责任。如有下列情形之一的，推定医疗机构有过错：违反法律、行政法规、规章以及其他有关诊疗规范的规定；隐匿或者拒绝提供与纠纷有关的病历资料；伪造、篡改或者销毁病历资料。患方只要证明医方有上述三种情形之一，适用过错推定的归责原则，即可被推定存在过错，采用举证责任倒置规则，由医方举证证明自己不存在过错。

举证责任的改变在一定程度上增加了患者的诉讼成本和举证压力，同时法律也规定在医方明显具有过错以及不提供或修改病历资料时须进行举证，以保护患者的权益。但是这套举证制度是否能有效应对我国的医疗纠纷，仍需充分的实践予以检验。

14.4.3　对簿公堂与医疗调解

调解一直是解决医疗纠纷的主要途径。古代通过当地有威望的长者、官府或者邻里进行调解，现代也有不少医患纠纷通过医院或警察进行调解解决。改革开放后医疗诉讼案的增多，也让医疗纠纷调解变得更为重要。通过在法院进行诉讼的方式固然可以有效地解决医疗纠纷，但诉讼的时间和经济成本较高，同时医疗纠纷特有的专业性带来的事实、责任认定困难等问题，也使得人们在实践中更倾向于采取非诉讼的方式解决问题。目前全国出现了一些区域性的中立第三方调解机构来解决医疗纠纷，避免双方闹到对簿公堂。调解委员会大多会聘请或吸收具备医学专业、法官、律师、专业调解员或者复合型人才等，同时在调解的过程中，调解组织可以根据双方当事人的选择组建专家调解组，从理论和实践方面进行解析，积极维护双方当事人的权益，保证医疗纠纷第三方调解机构所具有的专业性。但第三方机构也存在难以真正中立、法院与调解机构缺少对接、医院投保积极性较低、社会知悉度不高等问题，相较于发达国家的第三方调解机构，还有很多需要改进的地方。

第三方调解是美国处理医疗纠纷的主要方式,也是医疗诉讼前必须执行的过程,只有调解失败才能进入法律诉讼程序。美国的医疗调解和仲裁机构具有极强的专业性、高效性和权威性,85%左右医疗争端是采用调解方式解决的。英国是全民医疗制度,医疗事故发生率相对较高。英国的法院会鼓励医患双方优先通过第三方调解的方式解决纠纷。调解是德国处理医疗纠纷的主要方式,调解处是其处理医疗纠纷的专业机构。当出现医疗纠纷时,患者和医疗方往往先会对争议进行协商,协商不成,再转向专门的调解处。调解处只有在征求患者和医生的同意后,才开始工作,但是这种调解不具有法律效力,只要有一方当事人不同意申请调解,该调解处就不会展开工作。德国法院对医疗事故的判决极其谨慎,需要的证据量大,对于患者来说举证负担重,同时法院诉讼审理时间长,导致通过调解盛行而诉讼较少。日本通过医师职业责任保险制度解决医疗纠纷,当医生有过失医疗行为出现医疗纠纷的时候,并不直接由该医生承担责任,而是由医师协会对医生的医疗行为承担责任。医师协会会组织由多位医学专家或具有法学专业背景的人成立赔偿委员会,委员会在听取医生和患者的报告后,进行责任的认定和赔偿的评估。

我国的第三方调解组织的权威性和统一性有待加强。建立由专业医学会和官方背景支持的全国性第三方调解组织,有助于患者选择以调解的方式解决医疗纠纷。同时,完善医疗事故保险制度,既可以为患者免去没有办法获得赔偿的后顾之忧,也能让临床医师从容地面对医疗纠纷。

(张　浩)

思考题

1. 简述中国古代医疗法律发展缓慢的原因。

2. 明清至民国时期,中西方文化交流加速,请归纳中国近代医疗法律的特点。

3. 和谐的医患关系助力医疗水平的提高,请结合西方的经验和优势,思考缓解中国医患矛盾的其他潜在方法。

4. 当冰冷的法条和人情世故的医疗碰撞时,请结合医疗举证责任分配制度,思考如何在医患案件中平衡法治和人治。

5. 社会调解是自古以来就存在的医疗纠纷处理方法,简述我国现行医疗调解制度尚需改进之处和未来发展方向。

参考文献

[1]程国斌.中国传统社会中的医患信任模式[J].东南大学学报(哲学社会科学版),2017,19(1):33-39.

[2]董春华.美国医疗纠纷仲裁发展困境的缘由与中国的选择[J].现代法学,2016,38(3):146-159.

[3]何平,王琦苑.德国医疗纠纷鉴定调解会制度概要[J].医学与法学,2019,11(2):91-94.

[4]霍荻,谭雪梅.浅话古代医患关系[J].中国中医药现代远程教育,2017,15(14):46-48.

[5]刘正强.民国时期医师法律规范概述:近代医师规范研究之一[J].辽宁医学院学报(社会科学版),2015,13(4):19-23.

［6］龙伟.清代医疗纠纷的调解、审理及其特征[J].西华师范大学学报(哲学社会科学版),2016(6):
　　　19-24.

［7］鲁进.医乃仁术源于人·仁思想[J].中国医学人文,2021,7(4):25-27.

［8］马青连.南京国民政府时期医患纠纷解决机制的动态考察[J].安徽农业大学学报(社会科学版),
　　　2015,24(6):127-131.

［9］汤啸天.从中美医患纠纷调解看医患关系的实质[J].医学与法学,2015,7(1):36-40.

［10］袁琦,胡立和.西方国家治理暴力伤医的经验与借鉴[J].湖南工业大学学报(社会科学版),2017,22
　　　(5):53-56.

第 15 章

医学与健康信息传播

本章提要

1. 本章介绍了古代中医信息传播特点、西医在我国的传播特点、新媒体环境下的健康信息传播特点。

2. 古代中医传播始于甲骨文记载,西方医学在我国的传播始于唐朝时期。19世纪初,西方医学对中国的影响逐渐扩大。

3. 新媒体时代的到来仿若给医学健康信息的传播插上了翅膀,除了传统的大众媒体电视、广播、报纸、电影等,网络、移动端、微信、微博、抖音、头条、公众号等社交媒体在医学健康信息的传播中开始扮演越来越重要的角色。

4. 对医患关系来讲,媒介与社会共生互动,特别在新媒体时代,媒介一定程度上影响着医患关系的走向。

导语

医学健康信息传播伴随人类信息传播活动,自人类产生之时就已出现,医学健康信息传播的方式、发展与人类信息的发展传播一致,实质是使用符号与传播方式的演变和进步。医学健康信息传播经历了非语言传播、语言传播、文字传播、电子传播与网络传播五个时代。本章重点介绍医学健康信息传播与医学发展、医患关系的演变。

15.1 古代中医信息传播

中医药的发生、发展与传播,自古时起就已开始。在不断的实践中,人们通过肢体动作、语言交流、刀刻器皿、文字、食补、诊治艺术等多种方式传播中医药信息,使得中华医药文化能够代代相传、发扬光大。

15.1.1　甲骨文与医学发展

甲骨文诞生于商朝时期,距今已 3 600 余年的历史,甲骨文中有关于中国最早的医学信息的记录。根据史料记载,甲骨文的发现与中医药有关。清朝末年,因病四处求医的金石学家王懿荣偶然发现药方中的"龙骨"实则是骨片,尽管骨片大小不一,但都能在骨片上看到刀具刻画出的符号,形同古代文字。随后,王懿荣对这些"龙骨"进行了认真的研究与比对,很快发现这些"龙骨"是龟甲和兽骨,并与历代铜器上的铭文进行比较,从而确定了这些甲骨上所刻的内容是中华民族祖先创造的一种早期文字。

伴随考古学家对甲骨文研究的深入,中医学史料研究学者也运用考古学、历史学等多学科方法对甲骨文同步进行比较全面系统的研究,发现甲骨文中记载着中医药学在病因、诊断、治法(药物、针灸、按摩、手术、祭祀等)、病案记载、生育档案、传染病的流行与收容等方面的内容,也有比对内、外、妇、儿、口腔、五官等临床疾病进行的辨析、考证、分类和论述等内容。如甲骨文的龋字""中有五颗牙齿,一只虫子正在蛀蚀其中一颗牙齿,以此表示牙齿出现问题的样子。

15.1.2　现存成书中最早的医学书籍——《黄帝内经》

《黄帝内经》是中国最早的医学典籍之一,其基本形成于公元前 800 年至前 200 年间。《黄帝内经》比较系统地将生命现象、身体健康与天地发展融合,形成了天人相应的、独特的中国人的生命健康观,即宇宙—生命一体观。《黄帝内经》的成书,也标志着中医体系的形成,中医学的"阴阳五行学说""脉象学说""藏象学说""经络学说""病因学说""病机学说""病症""诊法""论治"及"养生学""运气学"等学说在此书中均有表述,是最早的自然、生物、心理、社会"整体医学模式"的雏形。《黄帝内经》分《灵枢》《素问》两部分,与《难经》《伤寒杂病论》《神农本草经》共称为传统医学四大经典著作。全书共 18 卷、162 篇,是世界上现存最早的中医理论著作。

15.1.3　从道光皇帝废除针灸之法谈中医传播之路受阻

道光皇帝是清朝历史上最朴素的皇帝,他是一位纯粹的儒家子弟,他的一言一行均讲究君子之道,也正是由于这一原因,道光皇帝认为中医行针灸之时,要袒露身体、赤诚相对,不符合君子之道,更不是侍君之道。但最主要的一点原因,是他怕有人借针灸之术、医治之机来行刺自己。所以,他废止了这项医术。1822 年,也就是道光皇帝即位后的第二年,他下达圣旨:"针灸一法,由来已久,然以针刺火灸,究非奉君之所宜,太医院针灸一科,著永远停止。"

在漫长的历史长河里,针灸救死扶伤、破阴回阳、疗效神奇,曾经创造过很多奇迹,是医学发展中璀璨的瑰宝。但是由于道光皇帝的限制,针灸技术的发展受到了很大的打击,加之由于缺少政府的支持,也使得针灸技术发展受到了严重的阻滞。

15.1.4　中医传承受困于三代

中医的发展在过去很长一段时间主要是家族式发展或师带徒的方式传承，这是一种比较封闭的传播医学的方式。因为传播方式单一，一些好的中医药方和秘方并没有传承下来，中医对社会的发展影响有限。如出生医学世家的叶天问，他在青年时期就很有造诣，是当地非常有名的中医，甚至超过了其祖父与父亲，但在他离世后，叶家再无人与之媲美，历史上很多有名的中医世家，也基本都在三代后一蹶不振。

新中国成立后，特别是改革开放后，中医得到了较快的发展。近几年，中医药的发展实现了从"团结"到"并重"，从扶持到振兴的转变。

15.2　在传教中发展的西方医学

西方医学在中国的传播由来已久。自唐朝时期，就出现了景教徒（基督教聂斯托里派）在华开展医疗活动的历史记录。在当时的历史背景下，古代中医的发展地位导致西方医学在华影响甚微。直到 19 世纪初，西方医学的牛痘接种法、西医外科治疗技术的传入，才逐渐扩大了西方医学在国内的影响。随后一段时间内，西方医学取得的一系列新技术、新方法逐渐被引入中国，这为西方医学在中国的发展奠定了一定的基础。

15.2.1　西方医学的传入

西方医学早期传入我国时，起到至关重要作用的是传教士群体。1621 年，瑞士籍的耶稣会士邓玉函（P. Terrenz）到达澳门传教行医。1629 年，邓玉函受朝廷征召进京帮助修撰天文历法。与此同时，他也把西方的解剖生理知识介绍到中国，并编译了《泰西人身说概》、校阅了《人身图说》，这两部书是西医解剖学著作。当时，传入我国的主要是浅显的解剖生理知识，同时由于中医临床治疗技术优于西医，因此在那一时期西方医学并未引起强烈反响。

15.2.2　西方医学在华影响扩大

1840 年鸦片战争前后，近代西方医学逐渐正式传入广州、香港、上海等中国沿海地区，并随着越来越多的通商口岸开放和基督教等在中国的传播，近代西方医学在中国城乡特别是中心城市得到了广泛传播。西方医学作为一门完整的科学在中国开始传播，一家家近现代医院和诊所在中国相继建立起来。

1850 年后，英国传教士、医学科学家合信与中国学者陈修堂翻译出版了《全体新论》，与江宁人管茂材共同编译《西医略论》《内科新说》《妇婴新说》等多部西方医学著作。合信本人作为上海最老的西医院——仁济医院的第二任院长，其撰写的《西医略论》《内科新说》等多部著作的修复稿目前在仁济医院院史馆展出。

美国人嘉约翰(J. Kerr)在 1859—1886 年间,以临床医学为重点,编纂并出版了 20 多本西方医学书籍。1866 年,在他的主持下,中国第一所正式的西医学校在广州博济医院成立,男女学生都可以进入医学院。该学校为广东西医人才的培养作出了巨大贡献,培养了很多非常优秀的人才。

1886 年,在美国教会医生的倡议下,中国教会医学联合会在上海成立,命名为"中国博医会"。该会负责的《博医会报》主要报道西医在中国的传播和世界医学的发展现状,并在上海、东北、武汉、广州、福建等地设立了分支机构。这些教会的传教士支持中国年轻人到国外学习西方医学。如,广东人黄宽就得到了美国教士布朗及其妻子的支持,他在美国爱丁堡大学学习西方医学并获学士学位。1857 年,黄宽回到中国,主要在香港、广东等地行医,并开始培训中国学徒,这是中国人自己教授西医的开始。

15.2.3　西方医学的传播取得大发展

随着西方现代医学的传入,各类医学团体陆续建立起来。1904 年,中国红十字会创立;1907 年,留日学生在日本东京发起成立中国药学会;1909 年,由八位外籍护士在江西庐山发起成立中国护士联合会,后更名为中华护理学会,1920 年发行《护士季刊》。1915 年,中华医学会在上海成立,同时出版《中华医学杂志》。学会创办与医学期刊的出版,极大地促进了医药学术的交流和繁荣。

新中国成立后,在 1950 年举行的第一届卫生工作会议上,国家的卫生工作方针确定:面向工农兵,预防为主,团结中西医。西方医学与中医学开始共同快速发展。在第二届全国卫生工作会议上,又增加了与群众运动相结合一条,成为指导我国卫生工作的基本纲领,这也极大地促进了西方医学在中国的发展。

15.3　插上翅膀的医学健康信息传播

医学健康信息的传播在经历了非语言传播到语言传播,官方传播到民间传播,人际传播到大众传播后,传播方式也伴随 5G、AR、VR 等媒介技术的进步,在网络媒体、移动优先、社交优先的信息传播时代日趋大众化、电子化、信息化。

新媒体传播健康信息的方式越来越多样。除了传统的大众媒体电视、广播、报纸、电影等,网络、移动端、微信、微博、抖音、头条、公众号等社交媒体在医学健康信息的传播中开始扮演越来越重要的角色。国家和省市级卫生部门、教育健康机构开办了官方网站、健康教育类网站、商业型健康网站等,专业类健康媒体,群体和个人开设了微博、微信、公众号等传播健康知识与医学健康信息。新媒体时代的到来仿若给医学健康信息的传播插上了翅膀,已成为人们生活中不可或缺的部分。

15.3.1 新媒体对医学及健康信息传播的意义

15.3.1.1 发布传播健康相关信息快，覆盖面广，影响大

大众依靠卫生服务机构、各类媒体满足自身需要的健康信息，特别是专业健康相关媒体为公众提供医学科学知识信息，公开传播各种疾病防治政策法规，对提高公众健康意识、自我健康意识和疾病防治能力，促进人们改变不健康的生活方式等方面发挥着越来越重要的作用。在突发公共卫生事件中，政府部门通过新媒体的有效沟通，及时、快速地向公众通报政府决策，指导公众采取措施规避风险，及时遏制社会中流传的各种谣言。

15.3.1.2 提供健康咨询相关服务，推进预防和健康干预

基于数字互联技术的新媒体实现了用户的同步或异步互动信息，这一点为新媒体条件下健康咨询服务的兴起奠定了良好的技术基础。目前，我国有大量的专业健康类网站提供网民与医师线上直接沟通服务，特别在新冠疫情的大背景下，网上健康咨询、问诊、开药、随访等服务越来越多。我国医疗卫生领域的官方机构开始关注新媒体，各大医院纷纷开设云门诊等服务工作，网上预约门诊、问诊、开药、随访等工作正在有序推进。

15.3.1.3 打造有品质的信息交流平台，提升用户间归属感

新媒体的社区导向和互动性使得"同一社区"里的人寻找自我群体有了归属感，在交流健康信息，提供情感支持，集体进行个人诉求表达和权益争取中，新媒体为"同一社区"里的人更容易获得彼此间和群体外的认同和支持，在良好的交流氛围中达到了健康信息传播的最终效果。例如，新冠疫情中不少网友反映家中长辈不重视戴口罩，并由此出现一个热门话题"如何让爸爸妈妈戴口罩"，网友之间相互提供建议，建立起了归属感。新媒体平台还可以有效组织线下活动，对有特殊需求的用户进行健康干预，达到促进健康的目的。

15.3.1.4 主动设置公众关注议题，促进健康相关信息的优化传播

在新媒体平台中，"意见领袖"的存在价值不容忽视，他们通过微博、论坛、微信等手段发布医学及健康相关议题，围绕这些议题，相关健康信息会以最快的速度被最大范围的人群接受。这在医学及健康信息的传播中优势极为明显，这种方式也提高了健康信息传播的速度，扩大了健康相关信息的影响力。如一些权威专家的微博等。

15.3.1.5 拓宽传播面，促进健康相关信息的国际沟通与协调

健康问题是无国界的，以互联网为代表的新媒体平台打破了时空限制，以超越现实社会的管理边界将健康相关信息在最短时间内传遍全球，因而在健康相关信息的国际传播中发挥着越来越重要的作用。如在各类传染病暴发时，各国疫情信息公开，信息实时更新，对各国了解疫情变化和采取及时的防控举措均有重要意义。如新冠疫情信息的公开、猴痘疫情信息的公开等促进了国际沟通，对控制全球疫情起到了积极作用，也对制定促进全球健康的政策及实践计划有一定的助推作用。

15.3.2　新媒体时代的有效医学健康信息传播案例

15.3.2.1　丁香园

微信公众平台的完善,为自媒体的发展提供了一个优良的传播平台。"丁香园"作为传播医学信息、健康信息的新兴媒体平台,它的出现缓和了我国的医疗资源紧张,为看病贵、就医难的改善做出了一定的探索。"丁香园"凭借自身的权威性、科学性和责任感,获得受众的信任和更多的关注度,成为健康类自媒体的代表。目前,"丁香园"已拥有较为完善的内容矩阵,开设了丁香学术、丁香病例、用药助手、医院招聘、诊疗趋势等专题提供相应信息及咨询服务。特别在疫情期间,"丁香园"还增添了疫情地图、疫情日报、各省市数据等多个订阅产品,提供解读疫情态势、辟谣、在线问诊、防护知识科普等功能。

15.3.2.2　《新闻1+1》

《新闻1+1》是中央广播电视总台新闻频道一档"时事新闻评论直播节目"。节目力求以精度、纯度和锐度为新闻导向,呈现最质朴的新闻。在新冠疫情中,《新闻1+1》始终保持敏锐,走在了新闻节目的前沿,对疫情进展进行跟踪报道,对疫情走向进行分析,为社会有效应对疫情起到了积极的作用。《新闻1+1》展现了一个好的健康信息传播平台对公众健康至关重要,也体现出真正好的健康传播平台的价值、生命力和竞争力。

15.3.2.3　自媒体传播

自媒体传播是指普通大众通过网络等途径向外发布信息的活动。直播是目前自媒体传播的一种方式,是指利用互联网和流媒体技术,采用图像、文字、声音等方式向外实时发布和传播信息,这类传播信息的特点是直观、生动,有现场感。如有自媒体发布科普公开课,以短视频形式剖析了疫情的发展脉络和新型冠状病毒的感染传播原理,辅以扎实的数据作为支撑,可视化的信息增加了说服力,准确、灵活地转换了医疗专业术语与日常用语,极大地缓解大众的迷茫和焦虑情绪,消除了健康传播中的信息不对等,深受观众喜爱。自媒体极大地扩大了传播面、覆盖人群,对政府部门采取健康干预举措起到了很好的助推作用。

自媒体传播健康信息的案例比比皆是,如网络健身达人利用直播引导公众进行健身锻炼,直接将锻炼与健康、锻炼与减肥、锻炼与健康行为相结合,在疫情期间对缓解居民情绪紧张、树立健康观念、形成健康行为起到了助推作用。用好自媒体传播,对普及健康观念、推行健康行为有积极作用。

15.3.3　新媒体时代的虚假健康信息传播案例

健康信息的传播包括健康信息传播,也包括健康服务的配备,随着社会、经济、科学技术的快速发展,人们越来越关注健康问题。但限于医疗大环境、医疗水平以及全民对疾病的认知,许多慢性病、劳损性疾病并不符合人们的常识性认知,很多疾病是难以治愈的。但由于人们对健康的渴求,使得对医学健康信息的需求是刚性的,因此虚假的医学健康信息危害极大。

15.3.3.1　无中生有的虚假健康信息

（1）张悟本食疗养生门。这类虚假信息一般选用一种概念逻辑去混淆或捏造相关概念逻辑。最著名的事件就是北京针织厂工人张悟本的食疗养生,他号称是"中国食疗第一人",开设"悟本堂",并通过参加2010年湖南卫视《百科全说》名声大振。他推出了"绿豆汤包治百病""茄子吸油""生吃泥鳅可去虚火"等理论,并著书一本《把吃出来的病吃回去》。为此,一时间悟本堂的挂号费1 800元一位,康复训练营9 800元10天,绿豆价格疯涨到几十元一斤。但百人生吃泥鳅进医院等事实最终揭开张悟本的面纱,谎言仅持续3—4个月,卫生部门介入,张悟本被打下神坛。

（2）药品、保健品的虚假宣传。网络和一些自媒体发布的虚假医疗广告不少,这些虚假医疗保健品广告挖坑不浅,这里面有各种头衔的冒牌专家,宣称各种难治的疾病都可以治愈,白癜风可以治好、肿瘤可以治愈、药到病除的神药广告,保健品广告满天飞,特别是有些广告还选用明星代言,再通过新媒体传播,这种名人效应极大地扩大了这类虚假健康信息传播的覆盖面,也带来了极坏的影响,危害极大。如2022年5月22日河南新乡某养老服务中心,某公司以"艾灸体验"、小礼品为诱饵组织老年人听课,通过电视、电脑等播放推销产品视频,诓骗老年人购买保健品,后经该地市场监督管理部门检查,发现该公司涉嫌虚假宣传,且不落实疫情防控举措,引诱一批老年人上当受骗。

15.3.3.2　夸大影响的虚假健康信息

（1）魏则西事件。随着互联网产业化进程的推进,某些医疗机构在商业利益驱使下,打着传播健康信息的幌子隐瞒真实意图,以各类软广告夸大健康信息、健康服务的效果,误导用户做出选择,这也是虚假信息的来源之一。如2014年西安电子科技大学大学生魏则西体检获知罹患"滑膜肉瘤",为此一家人开始了北、上、广的漫漫求医路,均被告知希望不大,但一家人始终未放弃希望,后通过百度搜索找到北京某院,由此引出与百度关系密切的莆田系。在魏则西求医的过程中,因该医院医生声称从国外引进的治疗方法可"保20年"而投入大量资金在此治疗。魏则西则在接受4次治疗、花费20余万元后,仍没有明显效果,于2016年4月12日早上去世。

（2）抢购双黄连事件。新冠疫情期间,有知名媒体通过网络刊发一则中成药双黄连口服液可抑制新型冠状病毒的消息。随后,该消息被另外的知名媒体转载,引起社会公众高度关注,部分公众连夜出门抢购双黄连。一夜之间,双黄连成为"网红产品"被一抢而空。

15.3.3.3　断章取义的虚假健康信息

断章取义的传播,通常是指从完整的传播信息中截获片段,而不留下先决条件、环境因素、最终结果的信息传播。除了纯粹的恶意断章取义而引起耸人听闻的虚假健康信息外,还有在不同媒体渠道之间拦截剪辑的问题。特别是在碎片化传播时代,简单的分离和剪辑也带来了知识的破碎。如2016年一篇题为《转人民日报:请立即停止使用微波炉》的文章在微信圈流传,网传该文章出处是《人民日报》,文中详细列出微波炉对人体有害且会致癌的证据。但真实情况是《人民日报》从未发过此类文章,且曾发过为"微波炉致癌"

辟谣的文章。

实际上不仅名气很响的官媒被冒用,连政务新媒体也被造谣者盯上。如 2020 年 2 月 7 日,网络媒体上有人冒用"大连市新冠肺炎疫情防控指挥部"名义,伪造政务新媒体"大连发布"微信页面截图,在网络上发布并声称大连市延迟本市企业复工的消息。新冠疫情期间类似的案例还有很多。

15.3.4　新媒体时代加强医学健康信息传播,进行有效科普的对策及建议

新媒体环境下,信息传播主体的边界开始模糊,传播方式越来越多样。为此,有效健康信息的传播,不仅需要从媒体方入手,优化健康传播行为,也需要公众进行自我提升,多学习健康相关知识,同时更需要国家对网络等媒体加强监管,避免良莠不齐的信息混淆视听。

15.3.4.1　媒体方,提高网络编辑专业素养

在新媒体环境下,要提高健康传播的质量,提高传播者自身的专业素质和修养更为重要。新媒体的独特之处在于不同媒体的整合,这极大地减少了信息壁垒,大众有了更多的信息接收渠道,与此同时,这对信息整合提供方提出了更高、更专业的要求。

15.3.4.2　公众方,提高公众对健康类信息的警惕性

随着公众获取信息来源方式的不断增多,公众可获得的信息量几乎是呈几何式增长,使得人们分析和处理信息面对极大困难,导致公众总是被动地接收信息,甚至成为信息的"奴隶"。因此,公众在面对健康信息时要保持充分的警惕性,包括筛选卫生信息来源、简单的验证和短期实践。

15.3.4.3　完善健康信息的反馈、分享与监督机制

传统的信息传播常常忽视信息反馈,久而久之,大众形成了只输入不反馈的信息接受模式。在新媒体环境下,信息的双向流动变得越来越普遍和容易,受众在辨别信息之后的分享就显得格外重要。特别对健康相关信息,因涉及公众健康、自身健康,甚至会成为社会关注的问题,因此亟须完善健康信息的分享机制、反馈机制、监管机制。这一方面利于受众分享欲望、实现社交,提高社会精神文明建设水平,另一方面也是有效健康科普,形成与完善健康信息反馈机制的需要,对助推健康中国建设有积极的推动作用。最终对于受众长期的习惯养成和激励起到积极的作用,也会使得健康类信息传播的效率更高、更加完善。

15.4　新媒体时代下妖魔化的医患关系

医患从来就是命运共同体,在某些时候,医患关系为何会那样紧张,以至于医院需要设立警务室、安检,还需要全社会进行更深入的反思,拿出更好的解决办法。

15.4.1 医患矛盾

医疗纠纷一直是社会大众普遍关注的热点问题之一。现今医患矛盾依然存在,甚至比以前更容易显现,暴力伤医和索赔事件增多,医疗纠纷的大闹大赔、小闹小赔、不闹不赔等不良现象,使得医患信任缺失,医患关系的不和谐成为制约医学发展和进步,人民群众的利益难以得到公平维护的社会问题之一。

反思那些恶性伤医、杀医事件,我们不禁要问中国的医患关系到底怎么了?有人认为是流程化的诊疗模式加剧了医患矛盾;也有人认为医学科学的不断进步,治疗方式、治疗手段层出不穷,使得患者对疾病预后的期望值大大增加;亦有人认为,对各级各类卫生机构的设置入口把关不严,导致提供服务的卫生机构的医疗技术良莠不齐,以及一些虚假广告的宣传,使得医患矛盾被放大与暴露出来,特别在网络信息跨时代发展的大背景下,被新媒体报道出来的机会大大增加,加之一些自媒体的片面转发报道,使得各种医患矛盾事件被放大,扭曲了的医患关系被更多地报道出来。

15.4.2 新媒体时代下医患矛盾增多的成因分析

15.4.2.1 从医生话语到病人话语

生老病死是一种自然规律,医患关系古已有之。《礼记·曲礼下》记载,古人看病遵循"医不三世,不服其药",说明古代对好医生的要求很高,认为那些没有三代以上家传的医生难以信任。同样古代对医生的职业道德也有要求,古人认为"医乃仁术","仁者爱人",这既是古代医生对患者应有的态度,也是一种职业操守。尽管古代对大夫有种种要求,但是依然存在医患矛盾。

古言有云:"因时制宜,顺时而变则为顺。"医患关系也是如此。在古代,医生为了处理好医患关系,行医时会"挑病人",拒绝治不好、不好治的患者,如扁鹊就提出"病有六不治"。加之,古代很多医患纠纷大多是"私了",传播方式主要是口口相传,使得大众对医患矛盾的知晓度不高,医患矛盾的影响并未扩大。

20世纪70年代,有一小部分病人开始试图挑战医学的权威,尤其是一些受过良好教育、社会经济条件较好的人,他们开始关注自己的身体状况,并通过各种方式获取比以往任何时候都多的医学信息。这也使得患者在接受医疗之前,其本人或家人已通过各种方式武装上详细的疾病相关知识,而不仅仅是坐等医生将知识灌输给他们。为此,在医疗救治的过程中,患者赋权、医生后退模式产生,拥有了知情权、选择权的患者,开始参与医生的治疗方案,诊疗的过程也从过去的医生话语占主导权,演变发展为患者话语权增多。而这些患者是被赋权的健康"消费者"原型,他们中的部分人乐意并能通过查询信息资料和挑战医学权威来控制对他们的治疗。这在一定程度上消除了普通人面临的专业壁垒,让患者可以基于这些知识挑战医生的判断,但由于疾病发展的不确定性,也为医患关系的不确定增加了变数。

15.4.2.2 从医患"共享决定权"到病人维权意识增强

伴随经济社会的发展,居民对健康的关注度越来越高,特别是信息技术的发展、网络的开放,使得患者维权意识越来越强。为了减少医患纠纷,针对患者的维权意识,医学界给医患关系开出的新药方是"共享决定权"原则,也即是当我们去医院看病,医生会给患者及家属很多种治疗方案去选择。但是在医患医学相关知识信息不对等的条件下,这种提供众多治疗方案让患者去选择的方式,是真的尊重"共享决定权"吗?这种选择是否真的有效?2011 年,芝加哥大学的研究者访问了 8 000 名就过医的患者,其中三分之二的病人表示更愿意让医生对自己的医疗方案做出最终的决定。从本质上来说,面对疾病时,医生与病人不可能达成 100% 的平等,医患间不可跨越的知识壁垒决定了这一点,这也是医患矛盾产生变数的原因之一。

15.4.2.3　新媒体传播加剧了医患矛盾的发生

关于媒体对医疗、对医患关系的影响毋庸置疑。其正向作用在于新媒体有信息传播速度快、查询信息敏捷性高等特点,使得医生、患者都较容易获得需要的信息。但也有学者指出,近代庸医凸显,不良医生不良行为的媒体放大、披露因素起了一定的作用。一是新闻媒体对医生形象的报道对病家行为的影响不可小视,特别是新媒体的助力,使得这种对社会的影响被放大,医讼案成为公共话题,在很大程度上影响着医病纠纷的发生与解决,影响着医患关系。二是一些社会不良心态借助新媒体寻求宣泄,再被别有用心之人添油加醋,使得本就很微妙的医患关系雪上加霜。三是部分媒体报道失衡刺痛公众神经,为了刷新收视率、收听率,媒体发表有倾向性及煽动性的评论。

医患关系是复杂的社会问题,不是单纯的医疗问题。在医疗救治过程中,不可否认医生与患者仍然存在信息不对等的现实,但在对待医疗纠纷、处理医患矛盾时,很多媒体特别是新媒体一味地否定医生,强调医护人员在医疗纠纷中的主导作用,忽视患者疾病本身的发生发展转归规律,视而不见患者本身存在的隐瞒、不告知等问题,片面报道发布不真实的信息,用吸引眼球的报道转载不利于医护人员的信息,这不利于医患冲突的解决,只会加深医患矛盾。毕竟屡见不鲜的伤医事件并不是社会愿意看到的,在解决医患矛盾时,医护人员不应该成为最容易被侵害的群体。

人们常说,医生和患者是两个世界的人,但在全球新冠疫情中我们看到的却是双箭头的爱,医护人员白衣执甲逆行而上,这不得不让我们再次去审视,疫情过后我们该如何去化解医患之间的矛盾。新媒体环境下医患关系的和谐发展需要认真思考。

15.4.2.4　医学的真相,使得医患关系愈加复杂

伴随医学的发展和扩张,人们对医学的期望越来越高,临床医学的效果很好,但又远远不够好。面对疾病,我们习惯把医生当作神明,但无论是手术还是新药研发,都有失败的风险。现实中医生面对病魔并不总能起死回生,有时只能尽人事听天命。但人们对健康的关注,与人们对医疗水平的期待往往和自身对医疗科学知识的储备程度相关。医学不能满足人们对它全知全能的期待,医生也一样,在黑暗中一小片一小片的认识过程,同样意味着他们不可能给予每一个患者标准化的优良回报,这一切就是医学的真相,但它对于患者来说极为残酷。

所以,在处理医患关系时,医学知识壁垒并不只对医生有利,更多的时候,它意味着医

生和患者对医学角色与功能的看法有着巨大的不同,阻碍了医患之间共识的达成。医患关系中医生的主导作用始终没有变,而医患间的密切程度、病人在医患关系中的地位、自主权利却不断发生变化。这也导致医患关系的演变呈现两个趋势:一是医生与病人的关系越来越淡漠,二是病人的地位和自主权利越来越受到尊重。葛文德指出医患都无法逃脱的临床医学悖论:"如果一个体系的正常运作必须依赖完美的表现,那么很多错误会伺机冒出来。"即使人们能够从理智上接受孰能无过的事实,但从感情上他们能够接受由患者付出代价的现实吗?

医疗的本质是照护,全国人大代表、北京协和医学院校长王辰院士曾表示,医疗在本质上不是服务,更不是商务服务。在传统的医患关系中,医生通过提供医疗知识和技术来为患者服务,获得患者的信任和合作,并向患者收取医疗服务费用。医疗行业也受到公众的尊重,医患关系相对简单。现代医疗体系中的医患关系不同于传统的医患关系,医生从"治疗师"到"医疗服务提供者",患者则成为"医疗服务消费者",现代医患关系不再简单,而是愈加复杂。

15.4.3 新媒体传播与医患关系的展望

新媒体时代,移动互联成为推动信息交流的巨大引擎,在点对面、点对点构成的强关联信息交流网络下,信息传播具有更大的自主性、移动性、不确定性,这种信息交流的大背景也加大了舆论引导和管理的难度。对医患关系来讲,媒介与社会共生互动,特别在新媒体时代,媒介一定程度上影响着医患关系的走向。因此正确处理当今所处的新媒体环境与医患关系,对于变革医患关系有着重大的意义。

新冠疫情发生后,传统医疗模式受到了挑战,医疗卫生服务的提供方——医院和第三方开始以新媒体为渠道,搭建起各式各样的线上医疗平台,来实现一系列医疗服务功能,这种新型的服务模式,对构建和谐的医患关系同样也是挑战。为此,新媒体环境下如何营造和谐医患关系成为我们必须面对的课题。

影响医患关系的因素很多,为了营造健康的、和谐的医患关系,对媒体与医疗卫生机构来说,未来无论是医疗服务的提供方,还是接受医疗服务的患者,以及信息输送链上的任一环节、信息的输送环境,都应从关注健康、营造和谐医患关系、和谐社会的角度出发,进一步健全完善法治环境,加强法治建设,引导与监督新媒体对社会主义事业发展的导向作用,以搭建规范的诊疗环境,构建和谐的医患关系,营造风清气正的诊疗氛围,推动社会主义精神文明建设迈上新台阶。

第一,要进一步强化政府职能,健全完善医疗保健与监管制度,特别对医疗诊疗行为,要强化对其的监管,同时要加强对网络、媒体与医疗环境的监督与管理,要明确媒体与医疗卫生机构都不是法外之地。

第二,医疗服务机构、医务人员要主动提高服务意识,规范诊疗流程,以病人为中心,理顺工作运行机制,营造健康服务环境。

第三,患者要尊重医学发展规律、疾病转归规律,客观公正地对待疾病预后及结局。

第四,医院要畅通医患的沟通渠道,加强内部质量监督与管理,规范诊疗行为。

第五,要加大对自媒体环境的监督与管理,规范自媒体运营环境,通过客观公正报道健康相关信息,营造健康和谐的网络舆论环境和氛围。

（姚　萱、王　敏、王嘉丽）

思考题

1. 简述西方医学在我国的传播历程。

2. 立足新时代,简述我们应如何传播、传承中医药文化。

3. 结合实例谈谈新媒体对健康信息传播的积极作用。

4. 新媒体技术与工具不断更新迭代,我们应如何在巨大的信息量中分辨健康信息的真假与是非?

参考文献

[1] 崔诣晨,金阳,尹昊争. 舆情传播对医患关系的影响:基于社会融合的视角[J]. 中国卫生法制,2020,28(4):36-40,46.

[2] 侯震,童惟依,邓靖飞,等. 新媒体环境下健康科普视频的创作与传播策略研究[J]. 中国医学教育技术,2022,36(1):51-54.

[3] 李静. 对网络新媒体时代下健康传播力提升路径的深入探究[J]. 新闻研究导刊,2020,11(8):57-58.

[4] 李良松. 古代中医的传播形式与方法概论[C]//第五届中国中医药信息大会:大数据标准化与智慧中医药论文集.[出版者不详],2018:151-165.

[5] 阙红玲,刘娅. 从《黄帝内经》的英译看中医文化的传播[J]. 北方文学,2018(20):164.

[6] 袁竞. 西医的传播发展与云南卫生事业的近代化[J]. 学术探索,2019(10):127-134.

第 16 章

医 学 与 未 来
—— 科技发展推动未来医学变革

本章提要

1. 人类长期以来一直在探索永生的奥秘，长生不老、死而复生这些影视剧情节，在未来医学科技的助力下，有望成为现实。
2. 科技的进步推动手术方式产生了巨大的变革，换头手术、手术全机器人等天马行空的设想，未来可期。
3. 人都幻想拥有特异功能，借助组织工程和脑机融合等先进医学科技手段，断肢再生、远程操控等不再是梦。
4. 上医治未病，中医治欲病，下医治已病。随着医疗技术的发展，从一滴血诊断并预防疾病或将成为医疗常态。
5. 未来将有更多手段用于诊疗癌症，谈癌色变会成为过去式。

导语

　　医学是人类在长期与疾病作斗争的实践中产生的，在其漫长的发展过程中，大致经历了原始医学、古代经验医学、近代实验医学和现代医学等阶段。从古人取草汁治百病到今天青蒿素的提纯及精准治疗，从古代炼制丹药到今天的保健药，我国传统医学在不断地传承与发展；而欧洲传统医学与实验生物学的结合诞生了西医学。今天，我国传统医学和西医学的融合正在形成系统医学的模式。

　　尽管传统医学望闻问切的诊疗手段仍广为流传，但中西结合的模式已是大势所趋。得益于科学技术的迅猛发展，医学不断迎来变革，如今有越来越多的新技术被应用于医疗领域，让医生可以更加清楚地观察患者的病灶、更加实时地了解病人身体健康状况、更加便捷地掌握管理病人健康信息，从而帮助医生更精准、更安全、更有效地完成更多更复杂的高难度手术。许多前人幻想的甚至是不敢想的医学技术，在今天已经变成了现实。人类基因组计划的实施揭开了人类生命的本源，器官移植技术让患者的生命得以延续，器官打印技术赋予患者第二次生命。

当今医学科技仍在飞速发展,对于未来医学,我们抱有无限憧憬。未来医学会是什么样子,我们无从知晓,但结合当下的医学技术,我们不妨打开脑洞,畅想未来会有哪些医学黑科技带给我们惊喜。医学的进步是一个渐进的过程,它不仅只是医疗技术的进步,还需要病人和医生观念的更新,以及无数医疗从业者的前赴后继。医疗体制、意识形态、基本国情等因素,也会直接或者间接影响医学的未来发展。相信未来的医学手段会更加安全、简单、高效,今后的医疗卫生必将发展成人人都是医生、随时随地能够接受诊疗、所有人都能过上健康快乐的生活。当然,这需要无数当代人以及后辈参与到疾病发现和研究中去,才能不断地攻克疑难杂症,创造医学美好的未来。

16.1　永生的探索

未来医学是什么样子的,我们无从知晓。但结合当下的医学技术,我们不妨打开脑洞,畅想一下未来会有哪些医学黑科技带给我们惊喜。

16.1.1　人能长生不老吗?

长生不老这个话题,自古至今一直都是人们谈论的焦点。秦始皇为了实现不死的梦想,派徐福率领上千名童男童女,去东海寻求不死仙药,最终未寻得,抱憾而终。之后随着朝代的更迭,帝王将相对长生不老药更加痴迷,汉武帝刘彻、隋炀帝杨广、唐宪宗李纯、唐穆宗李恒以及明世宗朱厚熜等等,皆是因服用了含有汞铅的所谓长生不老药——"金丹"中毒而未尽天年。长生不老药的记载不只出现在我们东方的历史文献中,西方亦是如此,在《圣经》中就记载了伊甸园内有两种神奇的树——智慧之树与生命之树,人吃了生命之树的果实后就会永生不死。这样看来,在永生这一点上,全人类都有共同的目标。正是出于对永生的渴望,人们才将各种"仙丹""灵药"搬到荧幕上。不少人小的时候看《西游记》,以为吃了唐僧肉可以长生不老,以至于当时一款名叫唐僧肉的零食经常卖脱销。后来慢慢长大才发现,长生不老不过是人们的幻想,世上并不存在"唐僧肉"。

时至今日,医学科技突飞猛进,许多悬而未决的问题得到了答案,人类的平均寿命也在逐渐变长,那么长生不老在未来能变为现实吗?

我们知道人之所以变老,是因为身体里的细胞在慢慢衰老。如果我们把这些衰老的细胞用年轻的细胞代替掉,会不会永葆青春呢?目前科学家在动物层面已经证实:将年轻动物的血液注入年老动物的体内,可以实现年老动物的年轻化。这说明利用年轻细胞代替衰老细胞有望逆转人类的衰老。但是由于我们人体内许多衰老细胞是无法被替代的,因此这种方法只能延缓衰老,并不能实现真正意义上的长生不老。

若想实现长生不老,我们还要了解一个问题:什么原因导致人的寿命极限只有一百余年?我们都知道,整个人体是由数以亿计的细胞组成,这些细胞无时无刻不在进行着分裂生殖和死亡。近年来,科学家发现在人类的染色体顶端有一段没有任何记忆密码的物质(取名为端粒),这些端粒会随着细胞的分裂而逐渐变短,当端粒短到一定程度时,细胞就会彻底失去分裂能力。简而言之,这些端粒决定了细胞分裂的次数,也决定了我们的寿命极限。那么,有没有可能让细胞分裂的同时不影响端粒的长度呢?答案是肯定的。科学家发现癌细胞在分裂生殖的过程中,端粒没有发生变化,这便是癌细胞可以无限分裂生殖的原因。尽管目前的医学技术尚不能完全掌握癌细胞的这种能力,但我们相信在未来有希望实现这一技术,到那时,真正意义上的长生不老将变为可能。

16.1.2　人死还能复生吗?

死而复生,这是我们在影视剧中经常看到的景象,相信很多人梦想拥有这项本领,但同时也相信大多数人认为这是天方夜谭。从古至今,没有死而复生这样的真实事件报道,死而复生真的只是幻想吗?我们知道人体是由无数的各种各样的细胞组成的,这些细胞行使着各自的功能,使人的机体能正常运转。人体死亡的本质,其实就是这些细胞的死亡。那么,能不能通过使这些细胞死而复生达到人体死而复生的目的呢?

现如今,细胞冷冻复苏已经非常成熟,通过极低温的冷藏(如液氮),细胞可以处于冷冻休眠期,待解冻时,细胞又可以重新恢复生机。理论上,将濒死或刚死之人进行冷冻,待时机成熟时进行解冻,将有望实现真正意义上的死而复生。实际上,关于人体冷冻技术,目前已有公司在运作,如当前最大型的人体冷藏公司美国阿尔科生命延续基金(Alcor Life Extension Foundation)和人体冷冻机构(Cryonics Institute)。但当下的技术仍面临诸多难题,比如人体冷冻和细胞冷冻的过程完全不一样。细胞由于体积微小,冷冻和解冻都可以在瞬间完成,从而不影响细胞的结构。但人体组织体积庞大,不论从内而外还是从外而内都有一个漫长(几分钟或几十分钟)的热传导过程,在这个过程中会导致细胞大面积死亡。而解冻则更是一个难题,所需的时间更加漫长,在这个过程中几乎所有细胞都会死亡。此外,脑神经信号传导是动态的,大脑时时刻刻都在运动。而脑细胞的信号的传输并非无序,有序的信号才能构成意识(灵魂)。当大脑被冷冻之后,一切活动停止,即便重新复苏,复苏后的大脑细胞间的信号传输也是混乱的,也就是复苏后无法拥有正常人的思维能力。就现有技术而言,能低温保存的只有血液、细胞和人体器官,而且保存单个人体器官仍然非常困难,主流科学界还是在研究细胞和组织器官的保存。

无论如何,人体冷冻技术为实现人类的死而复生提供了一种理论上的可能,随着科技和认知的进步,上述难题或许将不再是问题,或许那时你我将在沉睡多年的液氮中苏醒,望着未来那个崭新的世界。

16.1.3　大还丹真的存在吗?

对于武侠迷来讲,每个人心中都承载着一个武侠梦。相信大家一定还记得各类武侠剧中大还丹的功效吧?主角每每受伤甚至垂死边缘,吃一粒大还丹,不但能快速愈伤,还能精进功力,真是灵丹妙药。那么,现实中真的存在大还丹吗?

与我们前面提及的长生不老药、仙丹不同,大还丹的主要功能是使病人能在短时间内得到康复。从这个层面讲,医学的发展史其实就是在不断寻求大还丹的过程史。比如,伤寒病在古代是极其可怕的一种病,我国历史上第一波伤寒大流行发生于东汉时期,不到10 年的时间,人口死了三分之二,其中有七成死于伤寒,也因此,当时的名医张仲景著述了世界上第一部总结性临床医学著作《伤寒杂病论》。而在今天,只需一粒药物胶囊(如左氧氟沙星)便能很快地治好伤寒病。再比如疟疾,在古代是非常可怕的传染病,无药可治。即使是在当今经济落后的非洲,仍有数亿人遭受它的困扰,每年有数百万人因此而丧生。得益于我国诺贝尔奖得主屠呦呦的贡献,青蒿素已可以快速有效地治疗疟疾。以上提及的胶囊、青蒿素等药物,我们在一定程度上可以将其认定为大还丹,但距离我们的期待还有差距。有没有可能发明如武侠小说所讲的大还丹呢?

当下最有可能实现的便是靶向治疗技术。顾名思义,就是有靶子的治疗方法,即药物进入人体后,会针对特定的目标或伤病部位,快速、准确、高效地治疗伤病。比如,人体某个部位长了一个肿瘤,可以通过服用靶向药物,药物进入体内后如追踪导弹一般直达肿瘤区域,快速清除肿瘤。再比如,人体受伤流血,服用的靶向药物可以快速游走到受伤部位止血并让伤口快速愈合。这些已不是空想,随着靶向技术的发展,以上很快会成为现实。这距离想象中的大还丹是不是又近了一步呢?

近些年科学家还提出了纳米机器人的概念。纳米机器人的设想,是在纳米尺度上应用各种医学、信息等技术,研制出智能型微小机器人。打个比方,将我们的身体比作一座城市,那么城市街道上堆积的各种垃圾便是我们身体里各种伤病的根源,纳米机器人扮演的角色便是城市清洁工。想象一下,当我们将这些纳米机器人服用到体内后,它们在我们身体里穿梭自如,遇到问题立马就地解决,是不是很炫酷呢? 这是不是你期待的大还丹呢? 相信随着医学的进步,大还丹将成为现实,而每个人的武侠梦也将成真。

16.2　手术的困境

16.2.1　人可以变得完美吗?

人类从出生那刻起,就对完美有着一种执念。

《天龙八部》中的段誉是无数男孩子的梦,男孩子们幻想着自己是段誉该有多好,英俊潇洒、风度翩翩,甚至百毒不侵,真是堪称完美。当然,如今的整容技术已经能达到变脸的程度,但相信没多少人会心甘情愿地动刀子。而基因编辑技术可能要颠覆你的认知了,至少在我们的后代中有希望应用。

基因编辑(gene editing),又称基因组编辑(genome editing)或基因组工程(genome engineering),是一种能对生物体基因组特定目标基因进行修饰的基因工程技术。基因编辑意味着能够人为改造遗传物质,特别是对特定片段的敲除、加入等,与基因工程有一些类似之处。

目前,植物基因的靶向修饰是基因编辑应用最广泛的领域。比如,将两种除草剂抗性基因(烟草乙酰乳酸合成酶 SuRA 和 SuRB)引入作物,可以产生耐除草剂作物。基因编辑技术还被应用于改良农产品质量,比如改良豆油品质和增加马铃薯的储存潜力。

2019 年 8 月,美国科学家借助基因编辑技术制造出了第一种经过基因编辑的爬行动物——小型白化蜥蜴,这是该技术首次用于爬行动物。此次动物上的尝试,有助于帮助研究基因缺失如何影响视网膜发育。

2020 年 12 月,日本利用基因编辑技术生产了一种改良的西红柿,含有更多营养成分 γ-氨基丁酸。这是该技术在植物领域的应用给人类带来的益处。

2021 年 8 月,中国香港科技大学副校长叶玉如领导的团队研发出一种新型全脑基因编辑技术,在小鼠模型中证明可改善阿尔茨海默病的病理症状,有潜力发展成阿尔茨海默病的新型长效治疗手段。

真正让基因编辑技术成为爆炸性新闻的当属基因编辑婴儿事件。2018 年 11 月,中国科学家贺建奎在深圳宣布,他们团队创造的一对名为露露和娜娜的基因编辑婴儿已顺利诞生。这对双胞胎的一个基因经过修改,使她们出生后就能天然抵抗艾滋病。这个世界首例基因编辑婴儿的横空出世,迎来了从科学家群体到普通民众对人类实施基因编辑伦理的正当性甚至事件真实性的普遍质疑。最终,贺建奎被判处有期徒刑。这次事件,也让人体伦理在实验中得到了又一次审视。

尽管目前该技术被禁止用于人类,但至少在技术上我们相信它可以实现完美。相信在不久的将来,该技术成熟时,我们可以通过它将我们的瑕疵剪掉,将美好的保留,变成心目中完美的人。

16.2.2 换头术会成为现实吗?

换头术,顾名思义,就是把病人的头移植到新的身体上,使其"重获新身"。在科幻电影中,经常出现这样的桥段:反面角色因身体疾病或因不满自己的身体构造而寻求健康完美的身体,进行身体和头的互换,以达到精神和肉体俱佳的效果。那么,现实中的换头术离我们还有多远呢?

在动物身体上完成换头手术,已经有许多报道。其中,我国哈尔滨医科大学任晓平医生团队在这方面是最为活跃的。该团队自 2013 年到 2015 年短短两年时间里,对 1 000 余只老鼠进行了换头手术,术后最长存活时间能达到 1 天。之后,该团队又进行了猴子的换头术,尽管最终实验失败,但这为灵长类换头术开了先河。真正具有轰动意义的实验是该团队进行的人体"换头术"。2017 年,经过长达约 18 小时的手术,该团队成功将两具遗体的脊椎、血管及神经进行了接驳。尽管是尸体的换头术,但在世界范围内仍是历史性的突破。至今,对于活人的换头术,仍未有报道。

若想实现真正意义上的换头术,还有许多难点需要攻克。不同于换肝脏、肾脏等其他人体器官,换头需要切断颈部,而我们知道,颈部对于所有脊椎动物来讲是连接头颅和身体最重要的要塞。颈部的大动脉吻合不好,会导致脑缺血或者脑水肿;颈部的大静脉吻合不好,会导致脑血液回流障碍;颈部的神经吻合不好,术后运动功能将停摆;颈部的气管、食管吻合不好,则无法呼吸和进食;手术时间过长,术中出血太多,大脑会因缺血缺氧而导致不可逆的损伤坏死;此外,还有术后感染、并发症等等。以上任一环节失败,都会导致手术的失败。因此,换头手术要突破的技术要点不但多而且非常复杂。

还需思考的问题是,即使"换头术"取得了成功,这个人究竟属于谁?是属于头部的提供者,还是躯体的提供者?换头之后的个人如果孕育了后代,那他的后代是属于身体拥有者的,还是属于头部拥有者的?尽管大脑主宰着身体,但躯体提供者提供的是主要移植物。因此,换头术还要面临一系列法律和伦理学的争论。

16.2.3　手术可以全机器人化吗?

你是否因为性别或个人隐私而对手术医生有心理排斥?你是否因为手术造成的大块伤疤而无助自卑?你是否因为手术感染而遭受痛苦折磨?你是否幻想有一天手术时不再是医生盯着你做、手术伤疤很小、感染概率很低?

手术机器人是一种高级机器人平台,其设计的理念是通过使用微创的方法,实施复杂的外科手术。手术机器人通常由三部分组成:外科医生控制台、床旁机械臂系统、成像系统。通俗来讲,即医生通过远距离操控机器人对病人实施手术。这样一方面可以消除患者对自己隐私的心理顾虑,另一方面,由于手术机器人更加小巧灵活且不带任何病菌,所以手术伤疤小、感染率低。

还记得《西游记》中孙悟空为朱紫国国王悬丝诊脉的剧情吗?据史书记载,药王孙思邈就是利用悬丝诊脉为长孙皇后诊断了病情,因此名扬天下。可见,在我国古代便已经出现了借物隔空诊疗的技术。这种借物隔空诊疗的手段,可以被认为是手术机器人的雏形。真正意义上的手术机器人是在 1985 年于美国问世的,第一台手术是神经外科的活检手术。尽管当时只能实现简单地定位切割等操作,却为手术机器人的发展奠定了坚实的基础。随着医学技术的不断进步,手术机器人经常被用于更多其他的科室手术,如妇产科、泌尿外科等。我国首批机器人手术是在 2014 年 4 月 4 日,由中南大学湘雅三医院率先开展的国产手术机器人胃穿孔修补术及阑尾切除术。

尽管机器人手术已经被用到了诸多场合,但手术机器人的时代才刚刚开始,距离实现手术全机器人化还有很多难题需要解决。比如信息传输,我们知道许多手术是在争分夺秒的操作中才能成功完成的,而手术机器人的操作需要先将信息经设备输送到医生眼前,这显然会增加手术预判时间,这便要求信息在传输的过程中一定要保证无延迟卡顿、画面清晰,以尽可能缩短医生的判断时间;再比如设备灵敏度,手术中一刀一线的轻重快慢,如同弹钢琴时手指的轻重缓和,如果控制不好,会直接影响手术的效果,因此手术机器人的灵敏度要与医生的操作保持高度一致。

总之,手术机器人涉及多个学科,随着医学、信息学、光学等学科的飞速发展,更多新的技术将被更广泛地应用于不同的疾病中,相信不久的将来手术全机器人化将成为可能。

16.3　器官的再造

16.3.1　断肢可以再生吗？

小时候，每每看动画片，看到卡通人物断了的胳膊可以重新长出来，内心就无比期望自己也有这样的能力。然而，长大了之后才发现，我们人类虽然站在地球食物链的顶端，但我们身体的功能反倒不如一些低等生物，比如壁虎、蝾螈等两栖爬行动物断尾后可以重生，螃蟹、蜘蛛等节肢动物断肢后可以重新长出完好的新肢，蚯蚓被截成数断不但不死反而可以重新长成等数量完整的个体。与之相比，我们人类缺根手指、掉只耳朵，甚至是碰掉颗牙齿，都会成为一生的缺陷。惊叹于这些动物强大再生能力的同时，我们难免会反问：我们人类的进化到底输在哪里？

众所周知，动物的生命是从一粒干细胞开始的，这粒细胞有着无限的潜力，它可以通过自身增殖实现数量上的指数增长，这为动物体型和重量的增加提供了保障；同时，它也可以通过自身分化变成其他种类的细胞，实现各个组织器官的功能化，比如，它可以分化成血管类细胞，长成血管，可以分化成软骨细胞，长成耳朵、鼻子等等。实际上，相比于低等生物，我们人体的细胞在功能上得到了更深层次的进化，但与此同时，细胞失去了再分化的能力。这也就解释了为何人类的断肢不能像低等生物那样具有再生能力。那么，这是否意味着我们只能束手无策呢？答案是否定的。

与低等生物不同，人类是具有主观能动性的，具有观察事物、分辨事物、分析事物的能力。有了这些能力，我们一方面可以通过分析、模拟组织的形态和成分，构建新的器官，实现"再生功能"。比如，上海交通大学曹谊林教授团队模拟人的耳朵，利用 3D 打印和组织工程技术制备出了栩栩如生的假耳，将这些假耳植入到缺耳的患者身上，这些假耳最终变成真耳，目前已成功让 5 名儿童长出新耳朵。同时，我们还可以从低等生物再生功能中进行学习、挖掘，找出其功能背后的规律，为我们所用。比如，人类身体倾向于在受伤的地方长出大量疤痕，这有助于止血、防止感染，但同时也阻止了肢体再生组织。近期有研究表明，青蛙在截肢后立即用含有多种药物成分的硅胶软帽覆盖伤口有助于中断结痂过程，会抑制导致疤痕的胶原蛋白的产生，促进神经纤维、血管和肌肉的新生长，最终，青蛙长出了近似于"真的"肢体。这项研究或许会对人类的断肢再生提供启发。

16.3.2　特异功能离我们远吗？

随着科学的进步，人们的想象越来越活跃，各种科幻偏向的文艺作品也是层出不穷。如科幻小说《三体》《银河之星》《流浪地球》等，科幻游戏《生化危机》《植物大战僵尸》《方舟：生存进化》等，科幻电影《星球大战》《X 战警》《阿凡达》等。在这些作品中，最吸引人的就是主角团的超能力或特异功能。医学界也对这些超能力者有着浓厚的兴趣，最近一项关于预测漫威电影宇宙中超级英雄衰老轨迹的论文,分析了五位超能力者(钢铁侠、绿巨人、黑寡妇、黑豹和蜘蛛侠)的个人特征和健康行为。那么随着医学的发展,这些超能力是否能出现在人类身上呢?

金刚狼可以说是《X 战警》系列电影里的代表性角色,在角色专题电影《X 战警前传:金刚狼》中,金刚狼进行艾德曼金属注入手术,将全身骨骼与艾德曼金属结合,变成了名副其实的"铁骨铮铮"的硬汉。在现实中,金属钛和艾德曼金属非常相似,另外还具有很高的医用价值。效仿电影剧情,将钛植入人体骨骼,人体是不是会变得更加强大? 除此之外,金刚狼还拥有极强的伤口愈合能力,可以肉身硬抗轰炸机轰炸。无独有偶,同系列电影角色死侍甚至具有断肢重生的能力。这说明人们对组织再生能力十分向往,学术上也不例外,每年关于组织工程的论文数以万计。人体全身各种组织器官的修复都有大量研究,包括心脏、肌肉、骨骼、皮肤、神经等等。除了人体本身的超能力,人们对人体之外的超能力也十分向往。比如以思想控制物体,类似《星球大战》中的"原力",或者《阿凡达》中的远程操控异种生命体。在医学上可以通过脑机融合技术实现。这一技术可以将机器智能的海量存储、快速搜索及精确数值计算等优点和人类智能的抽象思维、推理、学习等高级智能活动结合起来。目前,脑机融合已成功实现猴子通过脑信号控制机械手完成抓、握、勾、捏四种不同的手部运作并完成了抓取杯子喝水动作。除此之外,浙江大学还设计了脑控大鼠机器人系统。系统使用者佩戴脑电信号采集帽,大鼠机器人携带微型无线摄像头。系统使用者通过观察交互界面上显示的鼠载摄像头视频做出路径决策(向左走、向右走、向前走)。该脑机融合系统综合了微型摄像头对环境的感知功能、计算机的计算能力以及人类的决策能力,可以实现大鼠机器人在复杂地形的运动等。

虽然现有的医学水平无法达到文艺作品中特异功能的效果,但是随着新的科学技术赋予人类的器官功能,这些都有可能变成现实。

16.4　诊疗的挑战

16.4.1　癌症会一直是绝症吗?

在社会飞速发展的 21 世纪,人们仍然是"谈癌色变"。但是大多数人却并不了解癌症。癌症,又称为恶性肿瘤。相对而言,良性肿瘤在人体内不会转移,通常通过手术切除后基本可以治愈。而恶性肿瘤的恶在于其会转移到淋巴系统、血液系统甚至各个器官中,难以通过手术切除,并会破坏人体正常工作的组织、器官的结构和功能,最终导致患者器官衰竭而死亡。

千百年来,人们都在努力征服癌症,不断探索癌症的病因。随着研究的不断深入,科学家们将癌症的发生归咎于人体细胞遗传密码(基因)突变。我们知道细胞是一切生命活动的基本单位,而细胞的功能则是由一系列基因进行调控的。人体内存在着癌基因和抑癌基因,两者相互协调以控制细胞的分裂和生存。一旦一方中的重要基因产生基因突变,日积月累,就可能导致癌症的发生。而基因突变与内部的生物因素和外部的环境因素有关,是数年来生物进化的选择,是人体内无法修复的系统缺陷。我们可以总结为:只要人体细胞不断分裂、更新,那么癌变则成为必然。基于癌与基因突变的两面性,Siddhartha Mukherjee 在科普著作《众病之王·癌症传》中写道:"癌是我们自身的一个更完美的版本。恶性生长和正常生长,在遗传基因层面是紧密地交织在一起的;要把这两者分开,可能是我们这个物种面临的最重大的科学挑战之一。"

既然癌变是必然,难道我们就要一辈子笼罩在随时患癌的阴影下吗? 实际上,人体内存在着非常强大的"护卫"——免疫系统。当基因突变产生功能异常的细胞时,大多数会在早期被我们自身的免疫系统识别并及时清除,很难发展成癌症。在少数情况下,突变细胞会进化出免疫逃逸机制,即逃脱免疫系统的清除,积累形成癌症。同时针对癌症的病因(基因突变/免疫逃逸),科学家们也研制出了部分打击突变基因的靶向药,抑制突变细胞免疫逃逸的 PD-1/PD-L1 抑制剂、Car-T 免疫疗法等。

但是,癌细胞是何其狡猾。虽然治疗方案不断改进,但仍然难以彻底治愈癌症。目前,癌症治疗方面的难题主要集中于以下几点:癌症早期无明显症状,大多数患者确诊即为晚期,错过最佳治疗时期;癌症的多转移性;癌症并不是由一种癌细胞组成,很难有一种药物同时清除所有的癌细胞;癌细胞会不断突变、进化,产生抗药性;患者自身心情影响。

不过对于癌症的治疗也无须太过灰心。随着医疗水平的进步,各种治疗方案的出现,将癌症变成可控的慢性病指日可待。早发现、早治疗可以大大提升癌症患者的生存率。所以目前对于癌症,关键在于早期的筛查和预防。

16.4.2 滴血能诊断疾病吗?

血,相信大家都不陌生,每个人在成长的过程中或多或少都与之打过交道。谈到血,你想到的是第一次受伤流血带来的疼痛,可能还是第一次打针流血带来的恐惧吧? 其实,早在古代,血便被当作是一种既神秘又神圣的东西来使用。比如,歃血为盟,将牲畜血涂在嘴边,以示信守誓言、宣誓缔约;又比如,血祭,宰杀牛、羊、马等动物作为牺牲来敬献给神灵。直到现在,这些形式仍然在某些部落或民族中传承。

除了对血的敬畏,人类也在不断地认识并利用它。比如,影视剧中经常出现的滴血验亲情节,即出自宋代法医宋慈所著的法医著作《洗冤录》,这也是世界上第一部系统的法医学著作。尽管以现代科技来看,滴血验亲并没有科学依据,但这不妨碍其为人类对血认知的一次巨大进步。

随着医学技术的发展,时至今日,我们对血已经有了更深层次的认知。我们知道血分为 ABO 和 Rh 两种血型系统,每种血型系统又分为若干血型;我们已经将古代的滴血验亲变为了现实——亲子鉴定;我们已经能够通过血液检测出疾病状况——血常规检查。从以上这些来看,我们似乎对血已经有了足够的掌握并加以了利用。但站在"顾客"的角度,这仅仅只是解出了难题,而并非最优解。比如,当你去体检血常规时,内心有没有这样的独白：为什么要抽这么多管的血？可不可以少抽一点？能不能一滴血就能检查出来问题？我相信无数人的内心闪过这样的独白。那么，滴血诊断疾病有望成为现实吗？

要回答这个问题，我们还要从血液的成分讲起。血液中除了含有我们所熟知的红细胞、白细胞、血小板外，还含有大量的酶、激素、基因、代谢产物等物质。如果我们身体健康，那么所有这些物质的浓度都在一个正常范围内浮动，但当我们患有疾病后，某些物质的浓度会超出正常浮动范围，通过测量这些物质的浓度，便可以知晓我们的身体状况，这也是血常规的原理。那么，为什么血常规需要这么多血呢？这是由于即使我们在疾病状态，所测的物质浓度仍然很低。拿早期癌症患者为例，癌细胞释放到血液中的基因片段含量极低，极端情况下只有不到 0.1% 来自癌细胞，因此要检测出癌细胞释放的基因片段绝非易事，需要我们的检测设备具有极高的灵敏性。而要通过一滴血来实现诊断检测，在技术层面，要有更高、更精细的要求。打个比方，如同路人甲在河里滴了一滴药，要求路人乙从河下游取一滴水，然后判断路人甲滴的是什么药。目前的技术还达不到滴血诊断。

然而，关于滴血诊断的奇闻轶事却一直在上演。最出名的当属美国 Theranos 公司创始人伊丽莎白·霍姆斯。霍姆斯对外宣称，只要在指尖采集一滴血，用一台小型设备就可以判断出到底有没有患癌症或者糖尿病等疾病。这个概念一出，霍姆斯摇身一变成为"女版乔布斯"。直到后来，东窗事发，霍姆斯的欺诈行为被公之于众，滴血验癌被认为是一场骗局，最终神话破灭，而霍姆斯本人也面临 20 年牢狱监禁。

尽管目前的技术还做不到滴血诊断，但从理论上来讲，滴血诊断是可行的。这需要后人不断开发新的技术，提高设备检测灵敏度，尝试新策略，相信未来滴血诊断会成为现实。

（耿　振）

思考题

1. 你认为人有可能长生不老吗？
2. 如果可以选择，你最希望自己拥有哪项特异功能？
3. 最有希望攻克癌症的手段有哪些？
4. 如果未来换头手术非常成熟，你愿意和他人换头吗？
5. 未来如果你需要做手术，你更希望人给你做手术，还是手术机器人？

参考文献

［1］CHENG S W, WANG J L, ZHANG L K, et al. Motion imagery-BCI based on EEG and eye movement data fusion[J]. IEEE Transactions on Neural Systems and Rehabilitation Engineering, 2021, 28(12): 2783 – 2793.

［2］DUAN Y Y, YE T, QU Z, et al. Brain-wide Cas9-mediated cleavage of a gene causing familial Alzheimer's disease alleviates amyloid-related pathologies in mice [J]. Nature Biomedical Engineering, 2022, 6(2): 168 – 180.

［3］JUNE C H, O'CONNOR R S, KAWALEKAR O U, et al. CAR T cell immunotherapy for human cancer[J]. Science, 2018, 359(6382): 1361 – 1365.

［4］QUAIL D F, JOYCE J A. Microenvironmental regulation of tumor progression and metastasis［J］. Nature Medicine，2013，19(11)：1423 - 1437.

［5］ZHOU G D, JIANG H Y, YIN Z Q, et al. In vitro regeneration of patient-specific ear-shaped cartilage and its first clinical application for auricular reconstruction［J］. EBio Medicine，2018，28：287 - 302.